ANDREA BALLSCHUH

Mit TV-Gartenexperte Elmar Mai

Gärtnern ist mein Yoga

Gummistiefel meine Pumps

BOOKS4SUCCESS

Gestaltung, Satz und Herstellung: Johanna Wack
Lektorat: Hildegard Brendel
Druck: fgb – Freiburger Graphische Betriebe

ISBN 978-3-86470-173-3

Bibliografische Information der Deutschen Nationalbibliothek:
Die Deutsche Nationalbibliothek verzeichnet diese Publikation in der Deutschen Nationalbibliografie; detaillierte bibliografische Daten sind im Internet über <http://dnb.d-nb.de> abrufbar.

BÖRSEN MEDIEN
AKTIENGESELLSCHAFT

Postfach 1449 • 95305 Kulmbach
Tel: +49 9221 9051-0 • Fax: +49 9221 9051-4444
E-Mail: buecher@boersenmedien.de
www.books4success.de
www.facebook.com/books4success

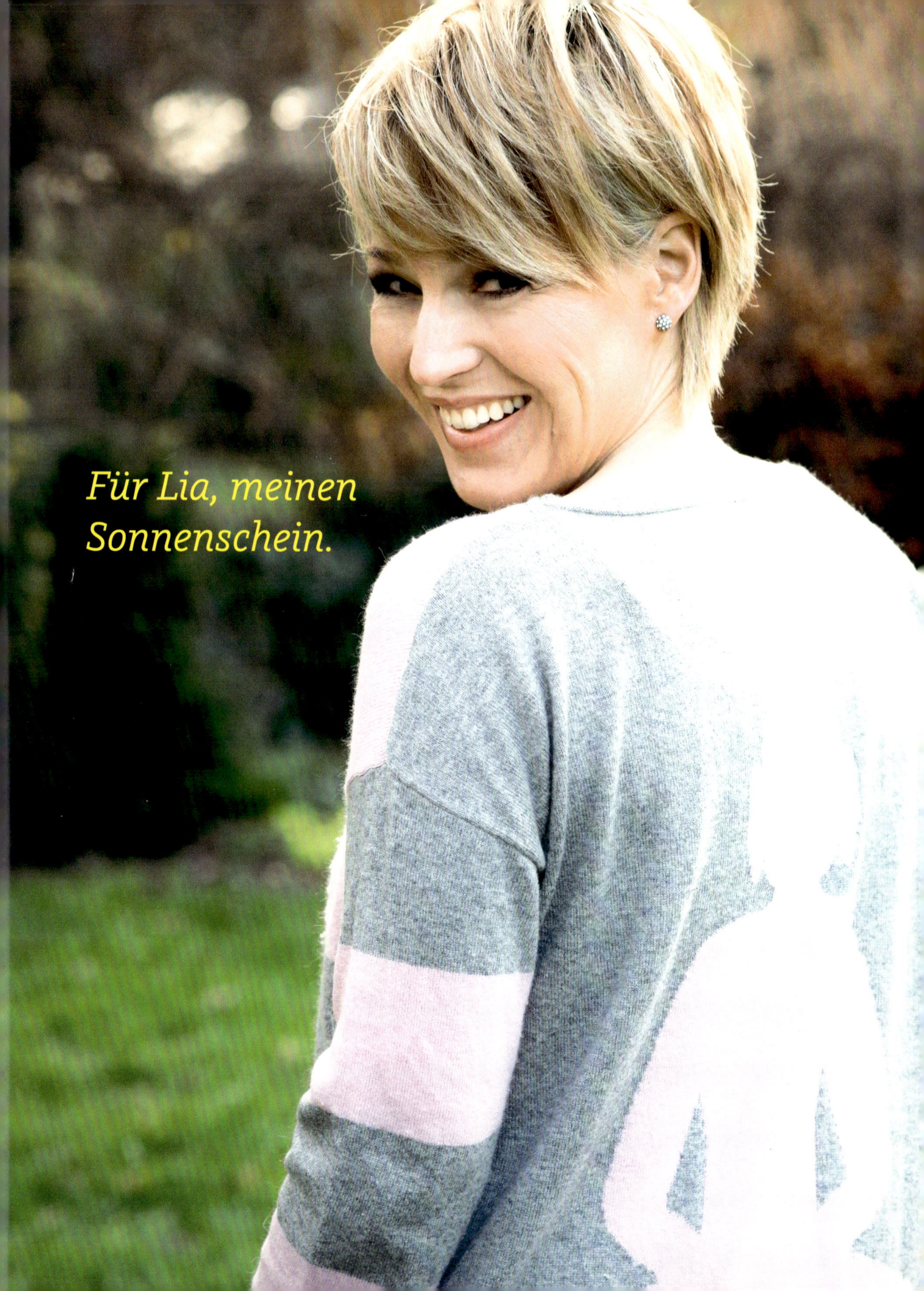

Für Lia, meinen Sonnenschein.

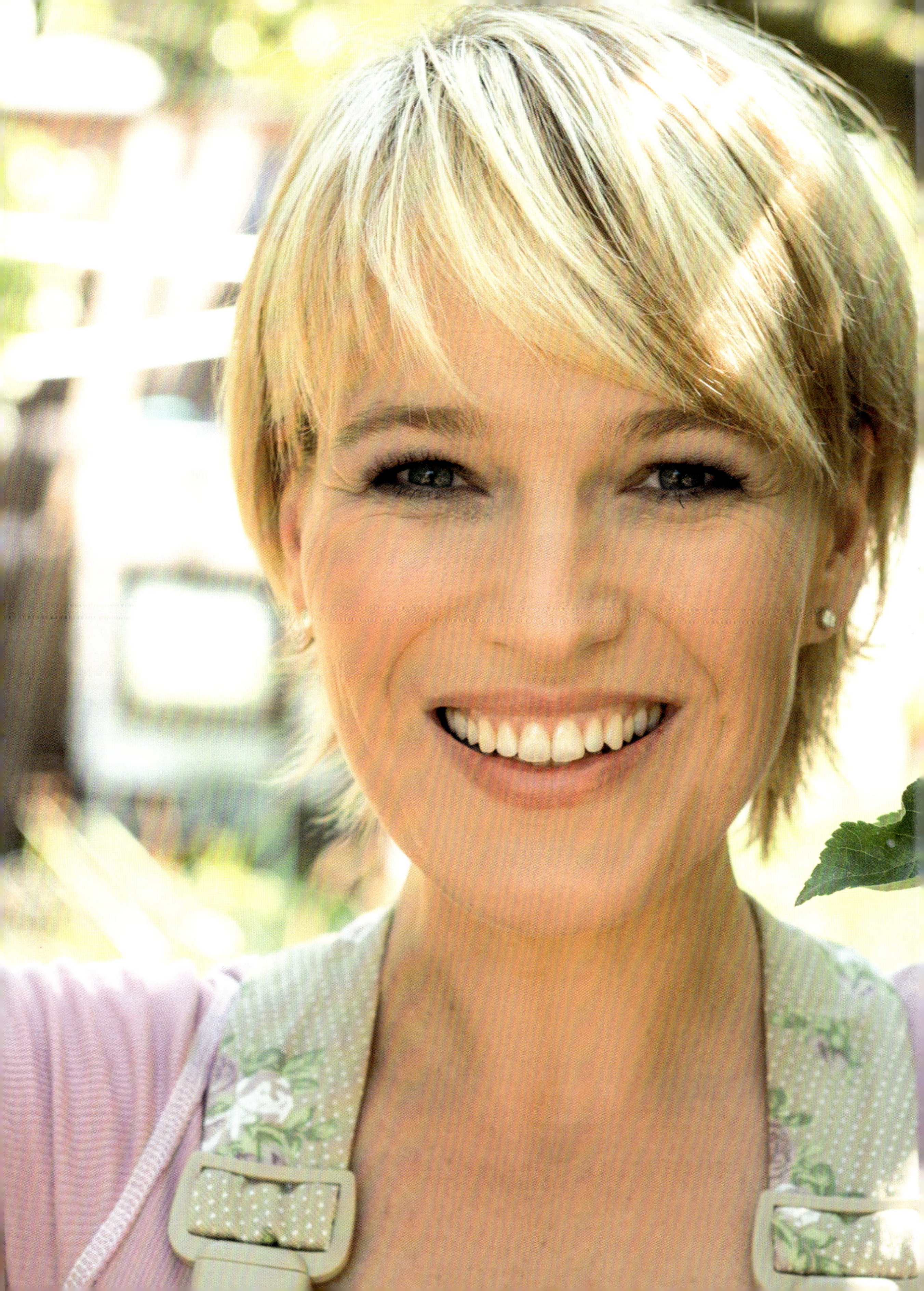

INHALT

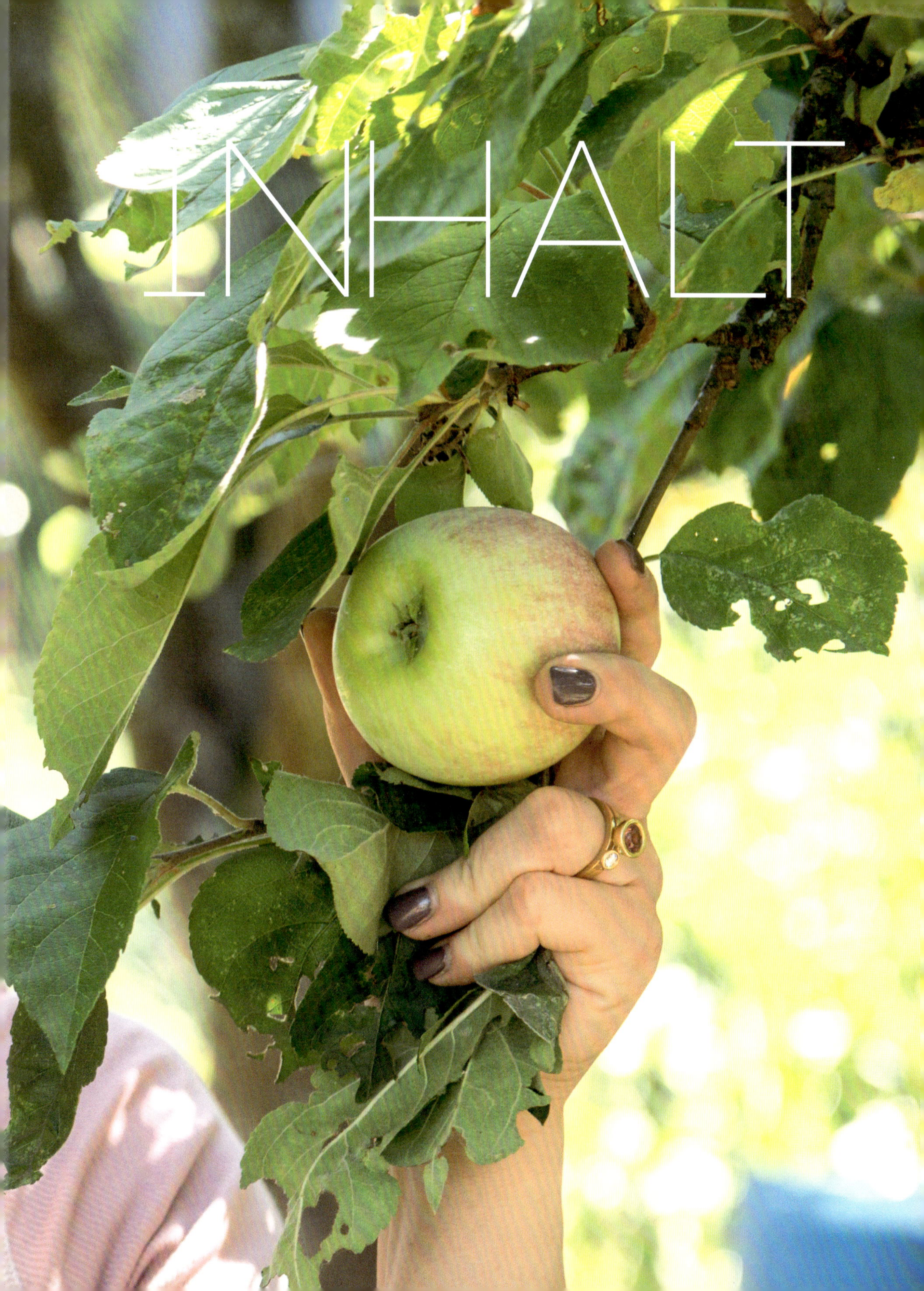

Vorworte

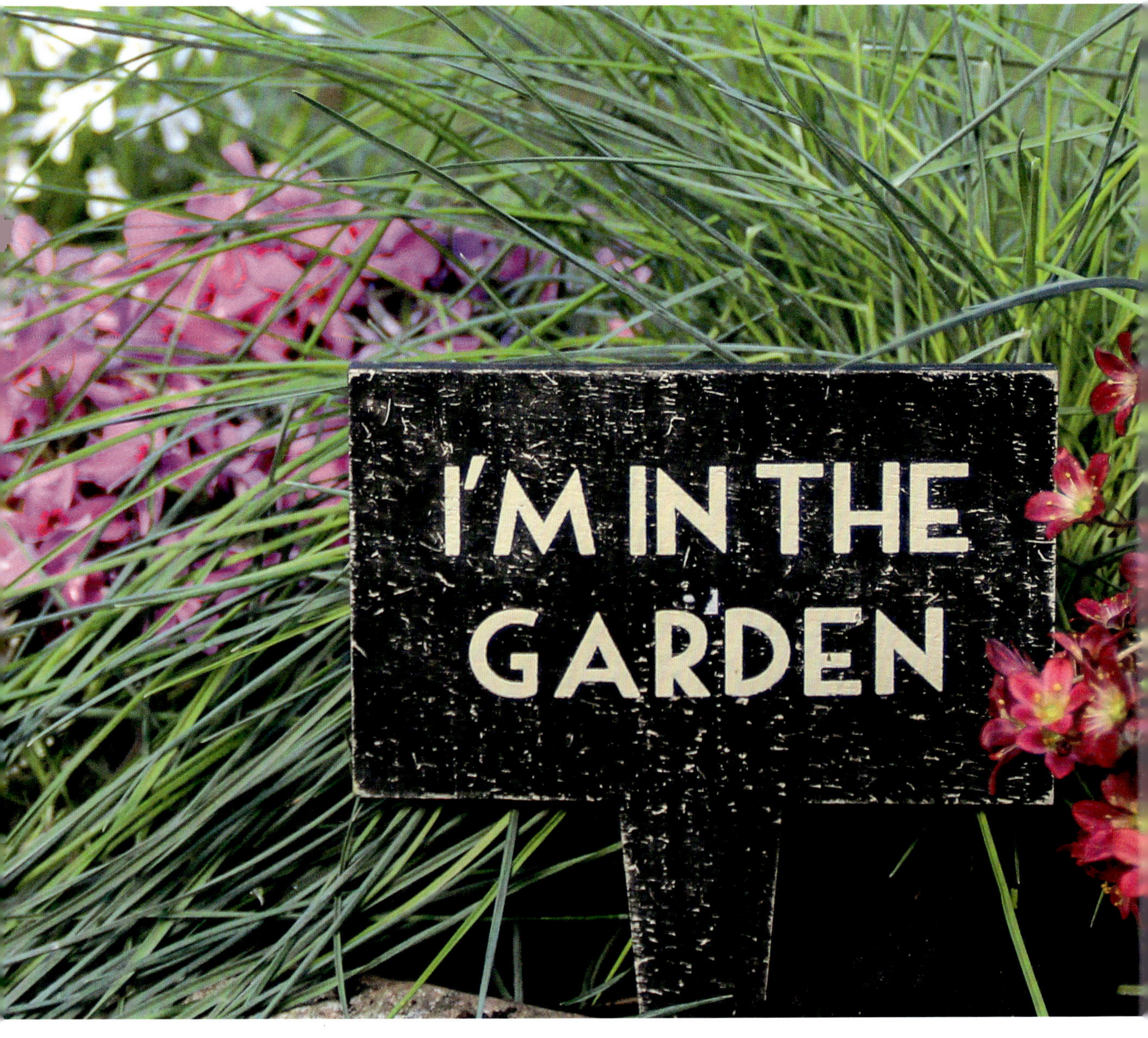

Frühling

Im März grassiert das Gartenfieber.
Die Symptome: Ungeduld und Tatendrang.
Die Therapie: Raus in den Garten!

März

April

Mai

Sommer

Wirst Du Gärtner, lerne warten. Der Dumme rennt – der Kluge schreitet in den Garten! – *Karl Förster*

Juni

Juli

August

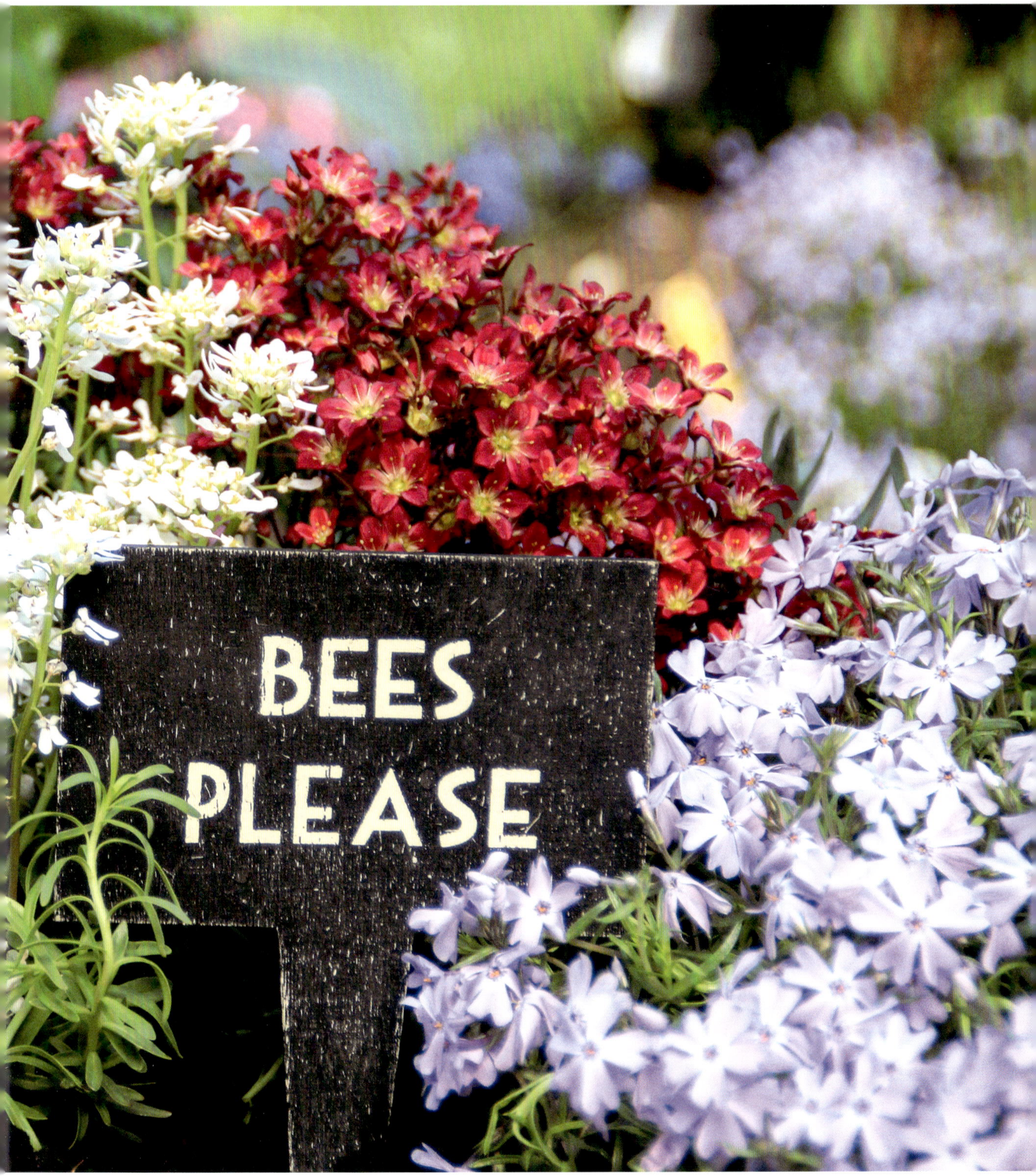
BEES
PLEASE

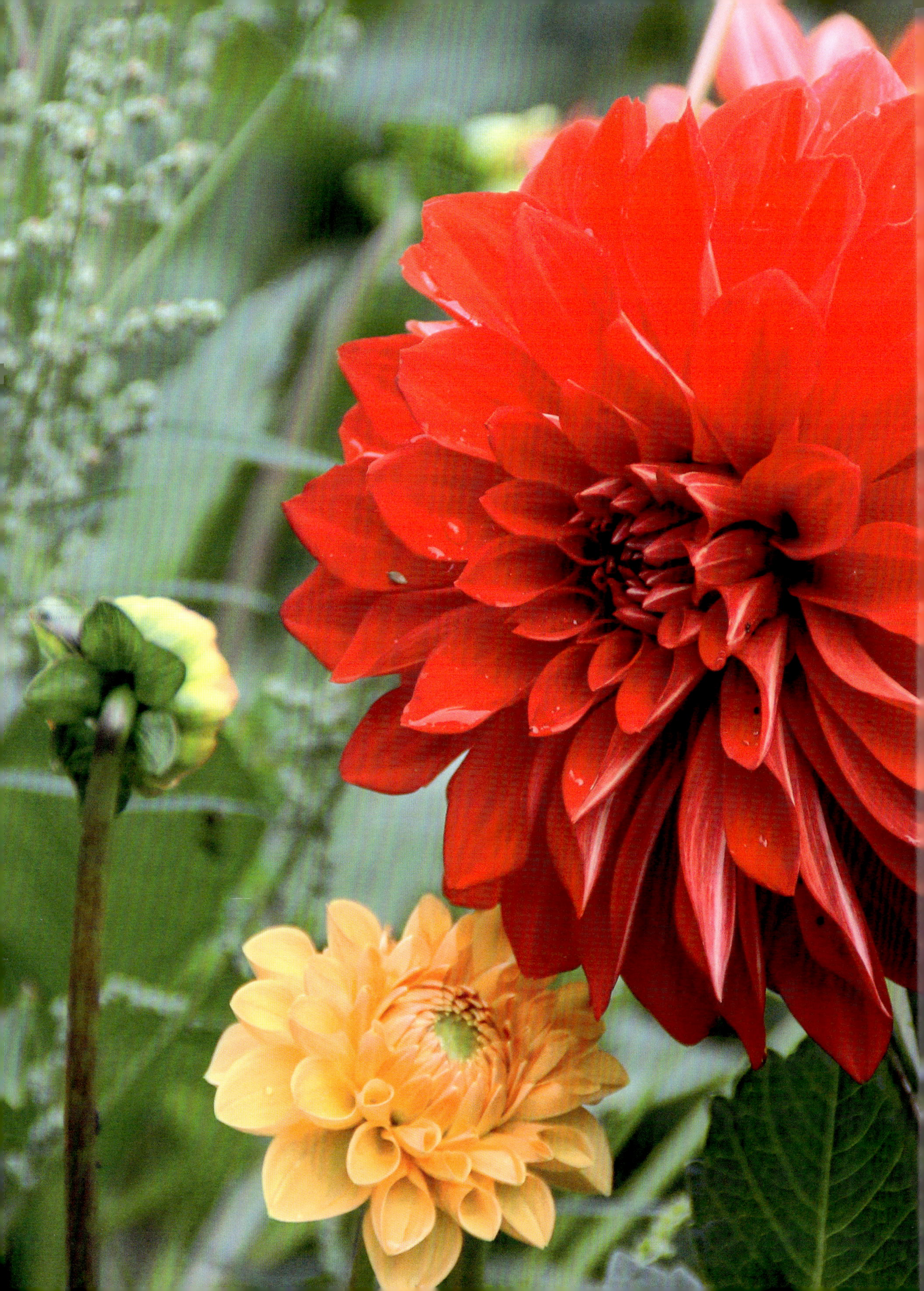

Herbst

Jetzt wird man mit einer reichen Ernte für sein Engagement während des Sommers beschenkt.

September

Oktober

November

Winter

Zurückblicken, verschnaufen, nach vorne schauen, planen und vor allem Kraft sammeln

Dezember

Januar

Februar

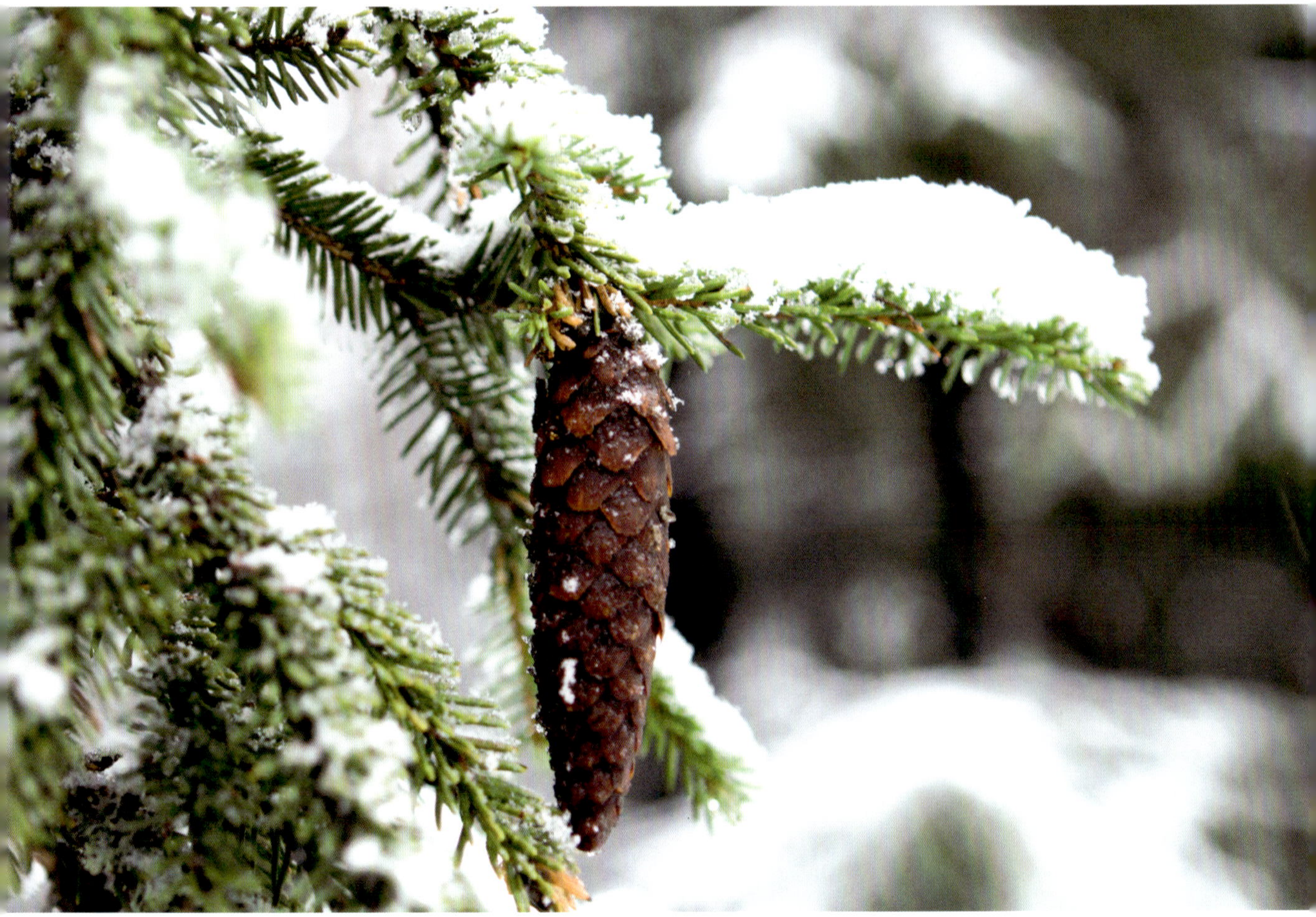

Basics

Service

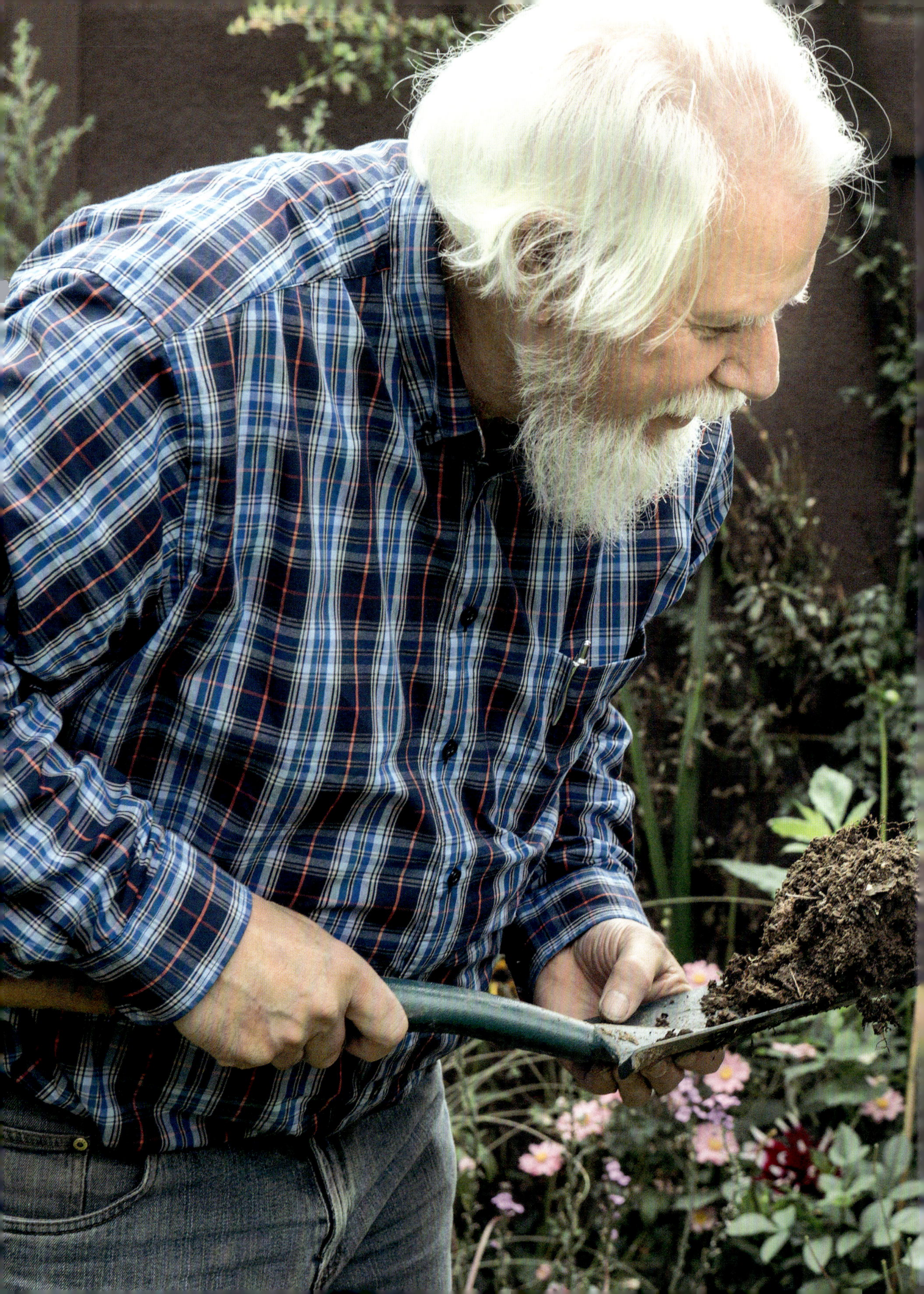

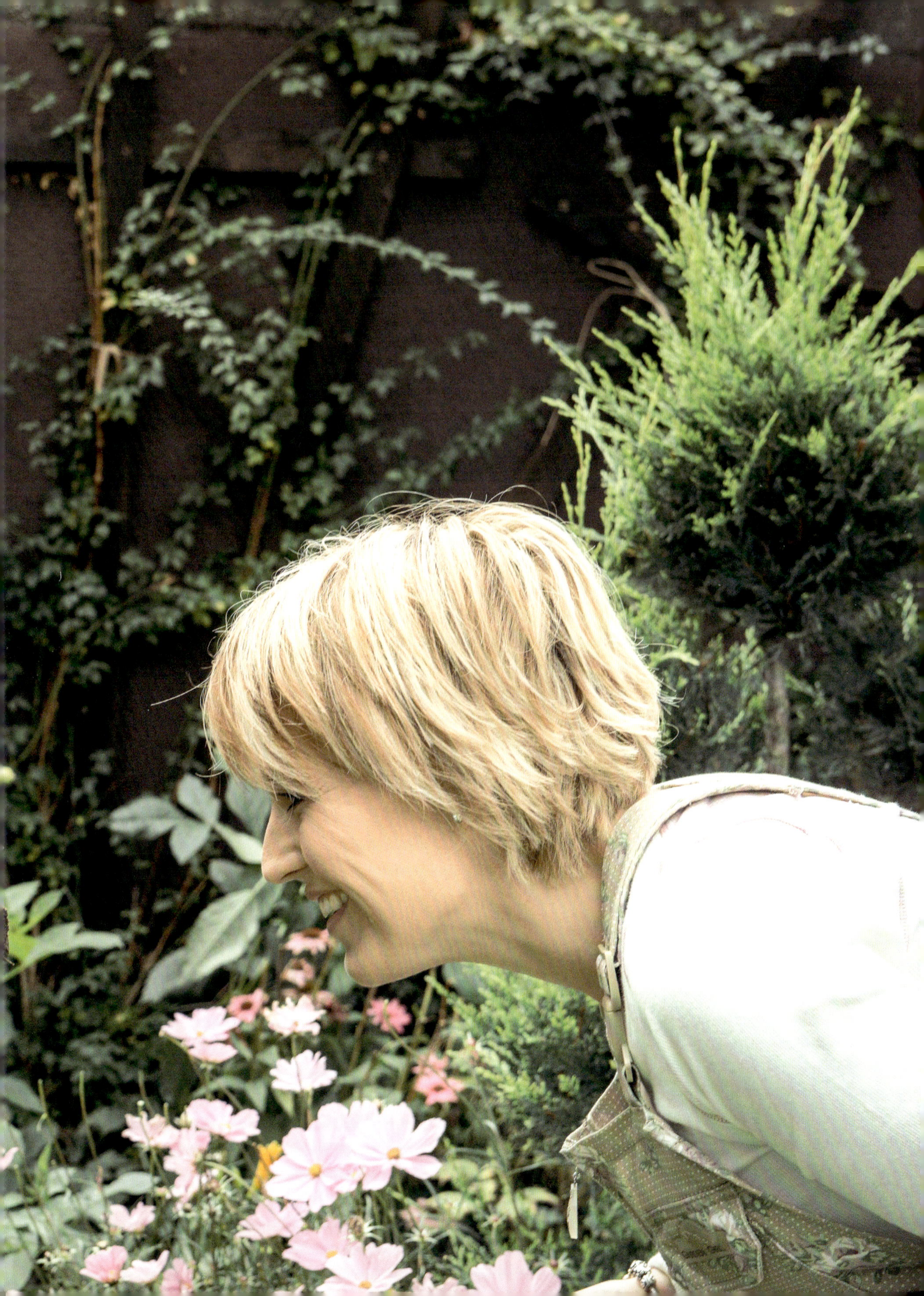

VORWORT

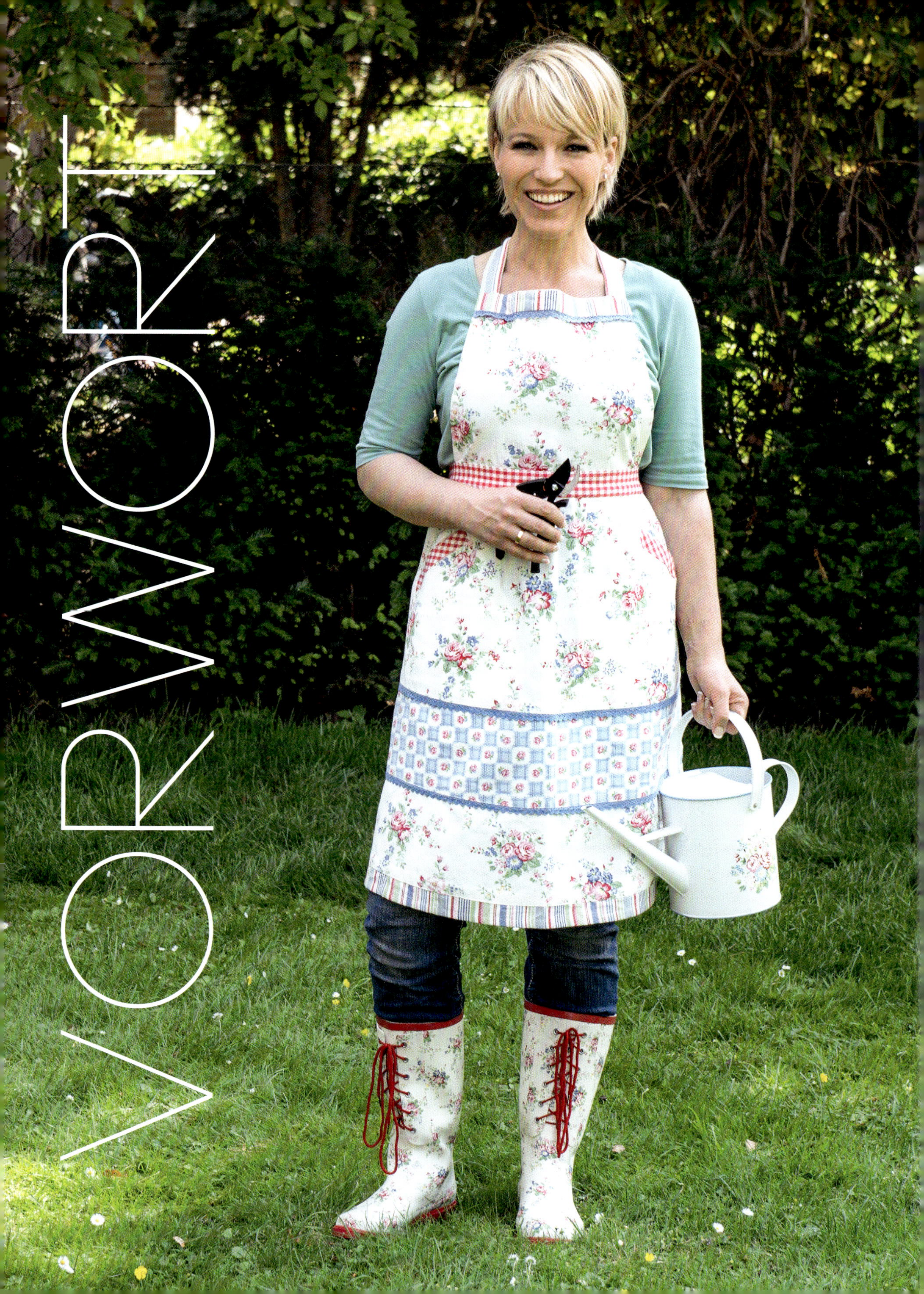

Ich bin ein Stadtkind. Groß geworden in einer Betonwüste in Berlin. An einer vierspurigen Hauptstraße im 16. Stock. Löwenzahn, der aus den Asphaltritzen wuchs, brachte mich als Kind zum Strahlen. Dieses leuchtende Gelb der Blüten zwischen all dem Grau machte mich glücklich. Ich wollte dieses Glück festhalten, habe die Blumen abgerissen und zu Hause in eine Vase gestellt. Und mein Meerschweinchen Johnny war froh über die frischen Löwenzahnblätter.
Später dann, nachdem aus den gelben Blüten Pusteblumen wurden, habe ich beim kräftigen Pusten immer Dutzende Wünsche in den Himmel geschickt. Und mit meinen Freundinnen habe ich getestet, wer die meiste Kraft beim Pusten hat, wer es schafft, gleich beim ersten Pusten alle Fallschirmchen fliegen zu lassen. Dazu gab es im Kinderfernsehen immer Peter Lustig mit der Sendung „Löwenzahn". Das durfte ich aber erst schauen, wenn ich mein Zimmer aufgeräumt hatte. Löwenzahn war für mich stets etwas Besonderes. Ich konnte nie verstehen, warum so viele Gärtner ihn als lästiges Unkraut verfluchen. Löwenzahn weckte in mir schon immer die Sehnsucht nach einem eigenen Garten, in dem ganz viele dieser gelben Blumen blühen. Ich war eben ein Kind. Ich hatte keine Ahnung.

Den ersten eigenen Garten hatte ich 20 Jahre später. Ich hatte immer noch keine Ahnung. Über den ersten Löwenzahn in meinem Garten habe ich mich gefreut wie ein kleines Kind. Weil er so viele schöne Erinnerungen weckte. Allerdings teilte niemand in meiner Nachbarschaft diese Freude. Ich wurde höflich gebeten, dieses lästige Unkraut aus meinem Garten zu entfernen, denn die Samen, die ich immer noch mit großer Freude in den Wind blies, lösten bei meinen Nachbarn nur Wutausbrüche aus. Schließlich wuchsen aus den Samen viele kleine Löwenzahnableger, die den mühevoll und in stundenlanger Arbeit gepflegten akkuraten Rasen verunstalteten. Ich dagegen fand's schön, genau wie die Gänseblümchen, aus denen ich immer noch Haarkränze flechte. Aber keine Chance – ich musste mich geschlagen geben. Die Macht der Nachbarn war stärker als die Liebe zum Löwenzahn.

Wie ich schnell lernte, darf man beim Entfernen des Löwenzahns nicht oberflächlich sein. Man muss tief graben. Das erforderte in meinem Garten viel Zeit. Und viel Geduld. Von beidem hatte ich nicht viel. Aber wenn ich es mir mit den Nachbarn nicht verscherzen wollte, musste ich mich dieser Herausforderung stellen. Ich begann also, den Löwenzahn in stundenlanger Arbeit auszustechen, die Löcher mit Erde aufzufüllen und Grassamen zu streuen, die von den Vögeln schnell weggepickt wurden. Es gab viele Rückschläge. Auch bei der Bearbeitung des etwas verwilderten Beetes, das durch sein liebevolles Durcheinander in mir Sehnsüchte nach Südfrankreich weckte, für das meine Nachbarn aber nur verächtliche Blicke übrig hatten. Es dauerte zwei Sommer, bis ich alles einigermaßen im Griff hatte. Und mein Umfeld stellte fest, dass ich in den Sommermonaten irgendwie ausgeglichener war.

Ich gebe zu, ich bin ein fauler Mensch. Um Sport zu machen, muss ich jedes Mal einen langen Kampf mit meinem inneren Schweinehund austragen. Viel zu oft gewinnt er. Da ich gern esse, besteht mein Leben seit Jahren aus einem ewigen Kampf mit dem Gewicht. Es gibt Menschen, die sagen, ich würde zu viel arbeiten und sei deshalb zu angespannt. Ich solle es doch mal mit Yoga versuchen, wenn ich schon zum Ausgleich nicht laufen gehe. Beim Yoga kann ich aber nicht entspannen, sondern nur schwer atmen, bin immer viel weiter weg von meinen Zehenspitzen als die „Mitturner" und habe Mühe, mir das Lachen zu verkneifen. Dafür bin ich keine gute Kandidatin. Glücksgefühle durch Sport blieben bei mir also aus.

Ich stellte aber bald fest, dass ich beim Ausstechen von Löwenzahn, beim Beschneiden der Sträucher, beim Unkrauthacken im Beet, beim Neupflanzen und beim Rasenmähen die Zeit vergaß und mich stundenlang bewegen konnte, ohne zu murren. Ich war völlig in die Gartenarbeit versenkt, ich verschwendete keinen Gedanken an die Arbeit und an Aufgaben, die ich noch erledigen musste. Ich hatte dreckige Hände, war ungeschminkt, trug Schlabberklamotten und war TOTAL glücklich. Was andere Frauen beim Kaufen von Schuhen und Handtaschen erleben, fühle ich beim Betreten eines Gartencenters. Das Gartencenter wurde zu meinem Paradies, in dem ich mich stundenlang aufhalten und viel Geld loswerden kann. Ich merkte bald: Gärtnern ist mein Yoga. Gummistiefel sind meine Pumps.

Nach einem Tag im Garten falle ich abends hundemüde ins Bett. Es gibt kein besseres Schlafmittel. Am nächsten Tag habe ich heftigen Muskelkater. Aber ich bin glücklich. Und das Glücksgefühl hält an. Jeden Morgen beim Blick aus dem Fenster freue ich mich. Jeden Abend, wenn ich meine Blumen gieße, schalte ich ab von der Hektik des Alltags. Mein Umfeld freut sich, weil ich ausgeglichener bin. Und weil alles so schön bunt ist. Bis es aber auch für längere Zeit bunt blieb, musste ich erst einiges lernen.

Ich hatte als absoluter Laie einen Garten übernommen und keine Ahnung vom Gärtnern. Ich wusste nicht, wann ich wie was im Garten machen musste. Ich ließ Unkräuter im Beet, weil ich sie für schöne, interessante Pflanzen hielt. (Nur Löwenzahn und Disteln konnte ich eindeutig zuordnen.) Ich vertikutierte meinen Rasen zu einem Zeitpunkt, an dem er leise vor sich hin weinte, weil ich ihn quälte, und er sich dafür an mir rächte, indem er ewig brauchte, bis er wieder ansehnlich aussah. Blumen verblühten, weil ich sie zu viel goss oder weil sie zu viel Sonne bekamen, Kräuter gingen ein. Ich gab so viel Geld für den Garten aus und so vieles lief anfangs schief!

Ich merkte, es reicht nicht, beim Gärtnern NUR nach Gefühl zu gehen, auch wenn mein Bauch in vielen anderen Dingen ein guter Berater ist. Man muss jemanden fragen, der sich damit auskennt. Und dafür gibt es keinen Besseren als Elmar Mai, den dienstältesten Gartenexperten im deutschen Fernsehen. Zusammen haben wir schon viele Themen beim Servicemagazin „Volle Kanne" im ZDF moderiert. Er ist ein wandelndes Lexikon. Und ich kenne keinen Gartenexperten, der seinen Job mit so viel Leidenschaft ausübt. Ich könnte ihm stundenlang zuhören.

Dank seiner Tipps wurde aus meinem einst verwilderten Versuchsfeld ein ansehnlicher Garten, über den sich jetzt auch die Nachbarn freuen. Der Garten möchte zwar Zuwendung haben, aber es ist gerade so viel, dass es mir in meinem manchmal zeitraubenden Job nicht zu viel wird. Der Garten schenkt mir für die Zeit, die ich ihm widme, Ausgeglichenheit, Entspannung und Glücksgefühle. Mein innerer Schweinehund jault, wenn ich in den Garten gehe, denn dann läuft die Kalorienverbrennungsmaschine an, weil ich nicht so schnell aufhören kann. Dadurch habe ich sogar die Lust auf Bewegung im Allgemeinen und am Laufen wiederentdeckt. Und meine Tochter isst endlich Tomaten, weil sie sie allein gezogen hat und findet, dass die aus dem Garten im Gegensatz zu denen aus dem Supermarkt ja richtig lecker schmecken.

Haben Sie keine Angst davor, etwas falsch zu machen. Legen Sie einfach los. Und verzweifeln Sie nicht, wenn Ihnen eine Pflanze eingeht. Rückschläge gehören dazu, ich hatte einige zu verkraften. Aus Schaden wird man klug. Ich lerne beim Gärtnern jeden Tag dazu. Auch über mich.

In diesem Buch finden Sie all die Fragen, die aufkommen, wenn Sie sich zum ersten Mal ernsthaft mit dem Gärtnern, auch auf dem Balkon, befassen möchten. Es richtet sich an Menschen, die zwar keine Gartenprofis sind, aber gern einen Garten hätten, der bunt ist, gute Laune verbreitet und im besten Fall auch noch etwas für die Küche hergibt.

Das Buch richtet sich an Leute, die zwar gern Zeit mit Gärtnern verbringen, aber nicht unendlich viel Zeit haben. Es ist für Menschen, die ins Gärtnern erst noch hineinwachsen, so wie ich. Hier finden Sie Antworten auf all die Fragen, die man als Gartenanfänger so hat. Experimentieren Sie ein bisschen herum in Ihrem Garten und auf dem Balkon. Sie werden bald merken: Gärtnern kann manchmal sogar besser sein als Yoga.

VORWORT

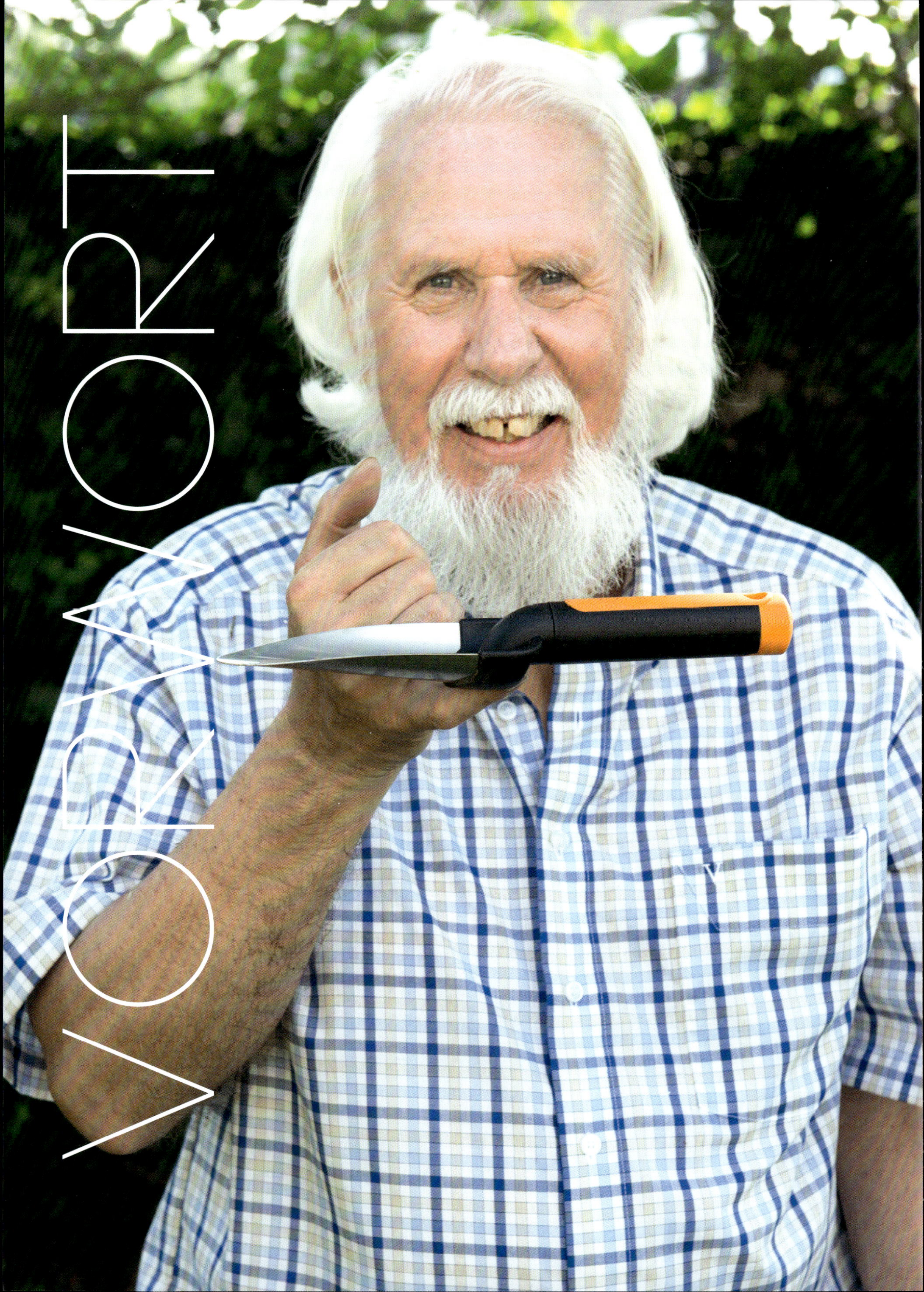

Wenn ich mich an meine Kindheit erinnere, ist es gleichbedeutend mit „draußen". Es war für mich das Größte, mit fünf Jahren in den langen Sommernächten bis zum Dunkelwerden im Hinterhof spielen zu dürfen, auch wenn ich dann mutterseelenallein war, weil alle anderen Kinder schon seit Stunden im Bett lagen. Egal, Hauptsache draußen! Meinen toleranten Eltern sei Dank. Und ich war und bin ein Nachtmensch. Ich wollte nie ins Bett, ich hatte immer „noch zu tun", ich fand nie ein Ende. Die Neugier trieb mich um, das ist heute noch so, sechzig Jahre später.

Ich habe, als ob es gestern gewesen wäre, noch das vorwurfsvoll blickende Gesicht meiner Mutter vor Augen. Als sie mir, als ich ungefähr sieben Jahre alt war, die Frage stellte, ob ich wüsste, wo ihre Stecknadeln aus dem Nähkorb geblieben sind. Nur zögernd gestand ich ein, dass ich sie alle für meine Schmetterlingssammlung gebrauchen konnte, hauptsächlich Nachtfalter, die ich bei offenem Fenster mit angeknipstem Licht ins Kinderzimmer gelockt hatte. Und die ich alle sorgfältig in Pappschachteln aufgespießt verwahrte. Die Nachtstunden mit dem Warten auf neue Beute vertrieb ich mir mit Malen.

In der Stadtbücherei gab es ein Buch mit tropischen Schmetterlingen, das bei mir als so eine Art Dauerleihe im Kinderzimmer lag. Zu dieser Zeit gab es keine Fotokopierer, geschweige denn Scanner, also machte ich es wie die Mönche früher: Ich schrieb akribisch die Texte ab und brachte Nacht für Nacht die Fotos der Schmetterlinge naturgetreu zu Papier. Ein großer Kasten voller Buntstifte war mein Kopierer. Ansonsten verbrachte ich mit einem Freund, der von mir mit „Schmetterlingsfieber" infiziert wurde, jede freie Minute draußen. Und die Kreise, die wir zogen, wurden immer größer, erst zu Fuß, dann mit dem Fahrrad. Wir kannten jeden Wald.

Ich wuchs zwar mitten in Würzburg auf, aber die Gegend war noch vergleichsweise grün und bot meinem Forscherdrang genügend „Objekte der Begierde". Außerdem besitzt Würzburg den wohl schönsten Grüngürtel aller deutschen Städte, der dem berühmten Würzburger Botaniker Philipp Franz Balthasar von Siebold viele imposante asiatische Baumarten zu verdanken hat. Die musste ich natürlich kennenlernen. Aber nicht, weil mich plötzlich die Botanik reizte, sondern weil ich exotische Schmetterlinge züchten wollte, die nur exotische Futterpflanzen fressen.

Mittlerweile war ich ins Gymnasium gekommen. Mein Biolehrer erkannte schnell meine Leidenschaft und wurde mein heimlicher Gönner. Er besorgte immer wieder Schmetterlingseier und vertraute sie mir an, in der Hoffnung, dass ich alles richtig machte. War ich stolz, als bei mir Raupen vom Atlasspinner, dem zweitgrößten Schmetterling der Welt, schlüpften, fast 30 cm von Flügelspitze zu Flügelspitze! Und die Raupen fraßen und fraßen. Jeden Tag schleppte ich immer größere Bündel von Liguster heran. Und eines Tages flatterten tatsächlich diese Riesenfalter durch mein Kinderzimmer. Was für ein Erlebnis für ein Kind!

Mit dem Züchten von immer mehr verschiedenen Schmetterlingen wuchsen auch die botanischen Kenntnisse, quasi als „Abfallprodukt". Die Liebe zu den Schmetterlingen sollte mich mein Leben lang begleiten, aber zunehmend nur als „Vorwand", um die Natur, das Drumherum zu begreifen. Schmetterlinge sind wunderbare Indikatoren.

Einschneidend war für mich, als mein Biolehrer den Kontakt zu einem berühmten Schmetterlings-Forscher herstellte. Und mit zwölf Jahren ging ich bereits „an die Uni", wo Professor Wohlfahrt gerade die Tafeln zu einer Monographie über europäische Schmetterlinge zeichnete und ich ihm nach der Schule, wann immer ich wollte, über die Schulter schauen durfte. Dieser Kontakt war prägend, weil mir Professor Wohlfahrt ständig kleine Aufgaben stellte, die ziemlich vertrackt waren und deren Lösung jedes Mal aufs Neue im Gelände mühsam erarbeitet werden musste. Ohne dass ich es merkte, wurde ich zu einem ökologisch denkenden Jugendlichen geformt.

Mein Weg führte mich nach Köln und nach dem Biologie-Studium kam ich als ökologischer Gutachter über gewisse Umwege zum Fernsehen, wo ich als Tierfilmer vor nunmehr 30 Jahren bei der „Sendung mit der Maus" anfing. Das war für meinen Wissensdurst wie gemacht! Dazu kamen andere Natursendungen, erst über Ökologie, aber schnell auch solche, die in Richtung Garten gingen. Dafür durchstreifte ich 15 Jahre lang die Anlagen der berühmtesten Gartenspezialisten Deutschlands und berichtete über deren Kostbarkeiten und Raritäten.

Schließlich landete ich 1999 bei „Volle Kanne" als Gartenexperte. Hier entwickelte sich eine tiefe Freundschaft zu der Moderatorin Andrea Ballschuh, die mich immer wieder aufs Neue mit ihren Fragen aus der Reserve lockte und die sich von einem anfänglichen „Garten-Nobody" zu einer wissbegierigen Garten-Enthusiastin gemausert hat. Da bedurfte es gar keiner Überlegung, als sie mich als Koautor für das vorliegende Buch gewinnen wollte.

Mein Lebensweg hat eine entscheidende Wende genommen, als ich vor mittlerweile zwanzig Jahren zum ersten Mal in die Dominikanische Republik geflogen bin und mich sofort in die Vielfalt der dortigen Natur verliebt habe. Aus einem Winterurlaub ist ein Projekt entstanden, das getreu dem Motto „Natur verstehen und neu erleben" in einem 500-seitigen Buch geendet ist und mein Verständnis für Natur und Ökologie intensiviert hat. Wenn man Pflanzen in ihrem ursprünglichen Lebensraum studieren kann, die einem von der heimischen Fensterbank her vertraut sind, stellt man plötzlich Quer verbindungen her, die einem zu Hause im Garten von ungeheurem Nutzen sind und den Blick selbst für Kleinigkeiten schärfen.

Natur macht auch an der Gartenpforte nicht halt. Und dieses Buch soll dem Leser die Grundlagen geben, seinen Garten oder seinen kleinen Balkon zu verstehen und ihn mit offenen Augen zu erleben, um dann mit einem anderen, ganz neuen Blick hinaus in die Natur zu gehen. Wir, Andrea und ich, nehmen Sie dabei gerne an die Hand, genauso wie ich das Glück hatte, die richtigen Menschen im Leben getroffen zu haben, die mir ihre Hand gereicht haben, auf dem langen Weg vom schmetterlingsbesessenen Kind zum Gartenexperten.

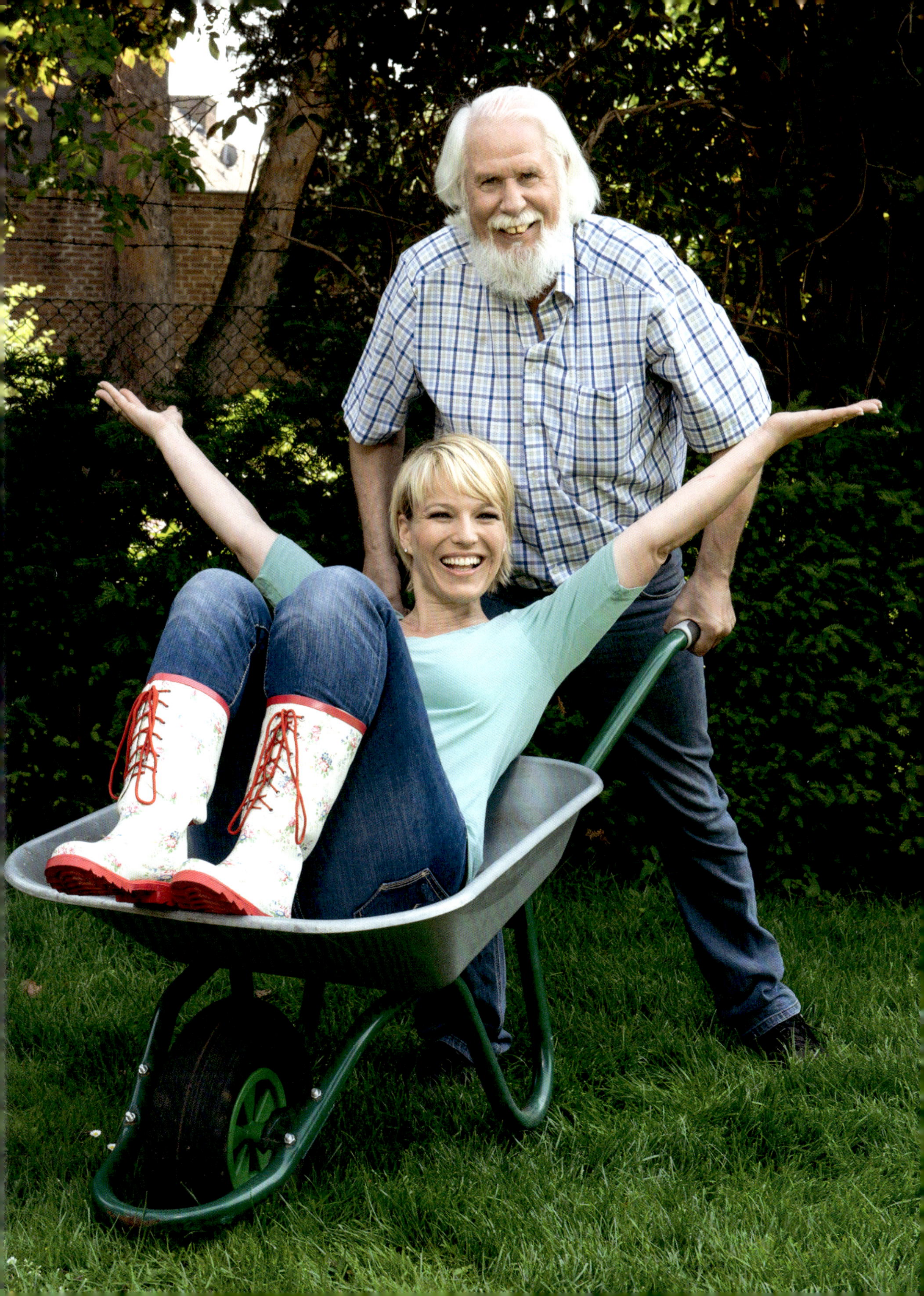

Die richtige Erde

Viele sparen bei der Erde. Dabei ist die Erde im Topf oder im Balkonkasten der einzige Lebensraum für die Wurzeln. Der ist ohnehin schon knapp bemessen. Billige Torferde klatscht aber schnell zusammen, vernässt, die Hohlräume kollabieren und das bedeutet Luftmangel! Gärtner bezeichnen eine gute Erde dann als „strukturstabil", wenn sie auch nach längerem Gebrauch noch locker und porenreich ist. Gute Erde kann zudem viele Nährstoffe speichern und enthält dank verschiedener zugesetzter Tonmineralien viele Mikronährstoffe – das leistet billige Erde nicht. Ton trägt außerdem zur Wasserspeicherfähigkeit der Erde bei, ohne dass ihre Poren verstopfen. Ein gutes Wurzelraumklima ist aber die Garantie für ein gesundes Pflanzenwachstum!

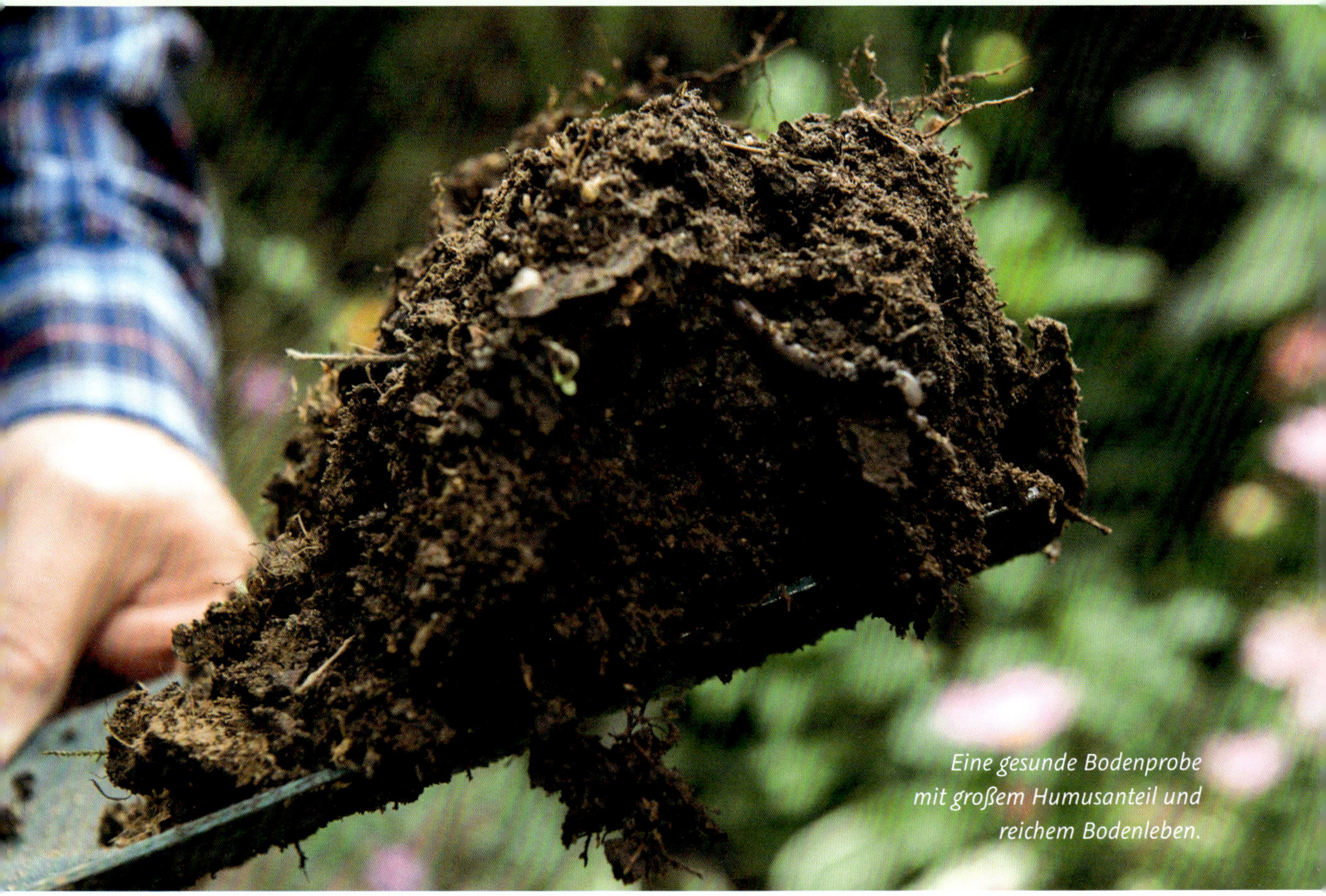

Eine gesunde Bodenprobe mit großem Humusanteil und reichem Bodenleben.

Torf ist nach wie vor „die heilige Kuh“ vieler Gartenfreunde, die leider nicht wissen, welcher ökologische und soziale Schaden durch die Torfgewinnung entsteht. Torfabbau vernichtet Lebensraum für darauf spezialisierte Pflanzen und Tiere und führt zu deren Aussterben. Torf setzt beim Abbau klimaschädliche Gase frei und Torf muss mittlerweile vom Baltikum über große Entfernungen herangekarrt werden, was gewaltige Energieressourcen verschwendet.

Dabei liegt die Lösung auf der Hand! Man kann ganz einfach aus häuslichen Grünabfällen in Kombination mit Holz- und Rindenabfällen aus der Forstwirtschaft ein hochwertiges Pflanzsubstrat herstellen, ohne dabei weite Wege zurücklegen zu müssen. Das bedeutet im Gegenteil sogar ein sinnvolles Recycling von Biomasse aus der Region.

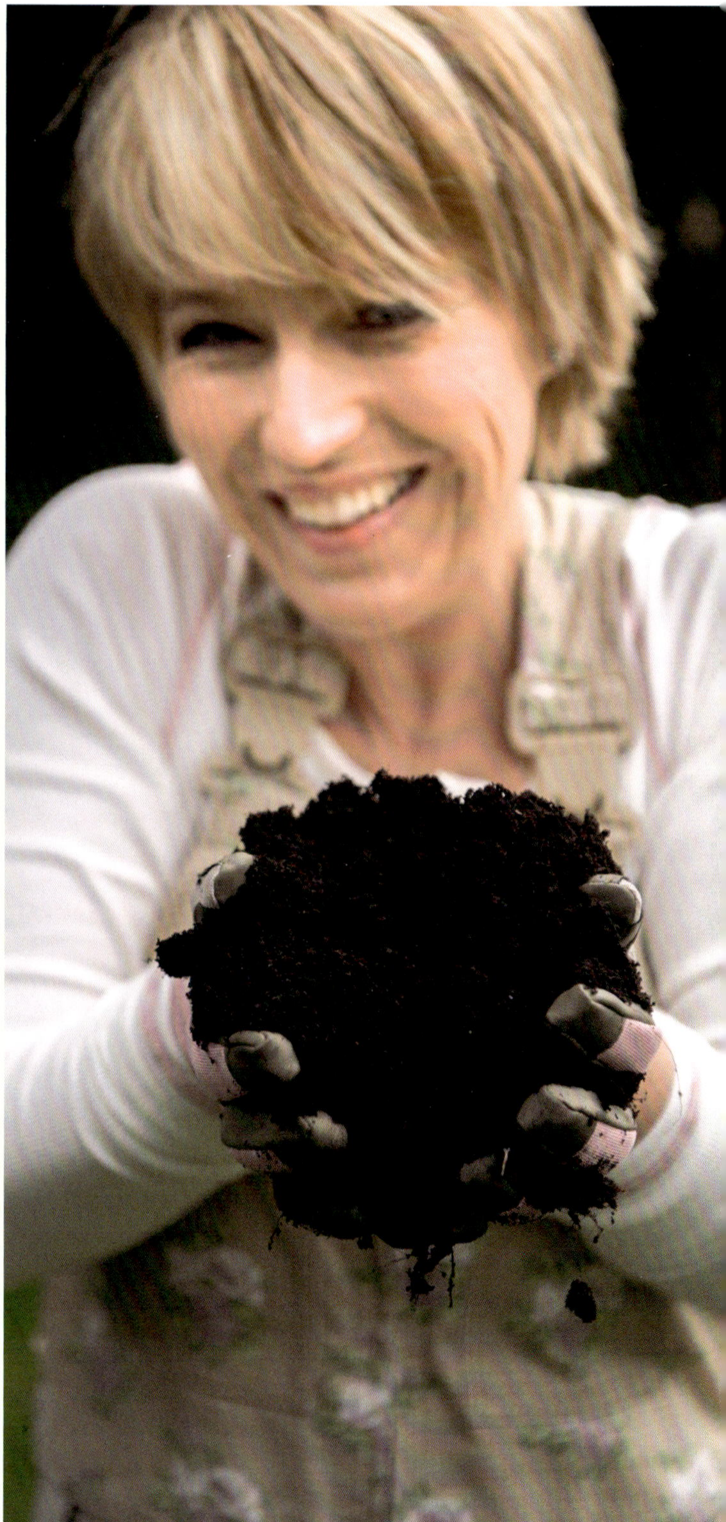

Immer schön locker, lautet die Devise.

Das richtige Gartenwerkzeug

Welche Werkzeuge braucht man im Garten oder auf dem Balkon wirklich? Die spontane Antwort lautet: keine billigen! Denn Billigprodukte sind meistens nicht strapazierfähig, oft gar nicht funktional und in aller Regel auch nicht lange haltbar. Was aber noch fataler ist: Sie sind nicht ergonomisch. Schlechte und ungeeignete Werkzeuge gefährden die Sicherheit, die Gesundheit und verderben die Lust am Gärtnern, etwa wenn eine Handschere bei einem dickeren Ästchen schon die Arbeit verweigert, wo eine Qualitätsschere noch durchgeht wie durch Pudding. „Lust statt Frust“ muss hier das Motto lauten. Ergonomische Qualitäts-

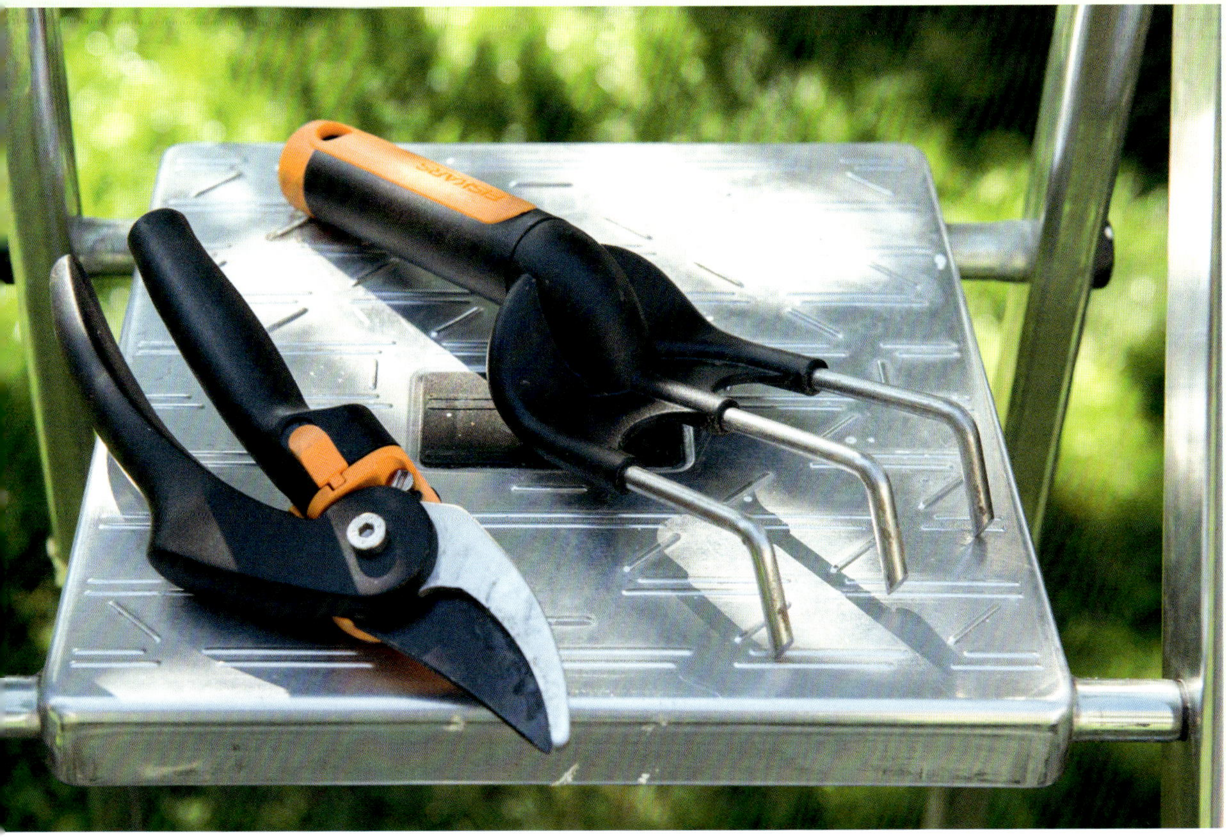

werkzeuge liefern nicht nur ein besseres Arbeitsergebnis, sondern sind vor allem so geformt, dass der Bediener seine Muskeln und Gelenke schont. Ergonomische Gartengeräte sind zwar auch für Menschen mit einem Handicap geeignet, viel wichtiger ist jedoch, dass sie bei Gesunden erst gar keine Handicaps aufkommen lassen. Vorbeugen statt heilen! Das gilt eigentlich in allen Lebenslagen.

Woran aber erkennt man ergonomische Geräte? Bei ihnen verwendet man zum Beispiel moderne Werkstoffe mit geringem Gewicht. Warum in aller Welt soll man eine Heckenschere mit weit über einem Kilo Gewicht ein oder zwei Stunden lang auf Kopfhöhe stemmen und damit arbeiten, wenn eine ergonomische Schere mit nur der Hälfte des Gewichts genau die gleiche oder sogar bessere Arbeit leistet? Und wenn diese Schere noch viel bessere Gummipuffer hat, die beim Zuschnappen den Schlag auf die Gelenke optimal dämpfen, dann kann man sich ganz aufs Heckenschneiden konzentrieren, ohne zu schnell zu ermüden. Noch Fragen?

Ergonomie heißt auch rückenschonend arbeiten. Dazu gehört zum Beispiel, dass der Gerätestiel auf die individuelle Körpergröße eingestellt

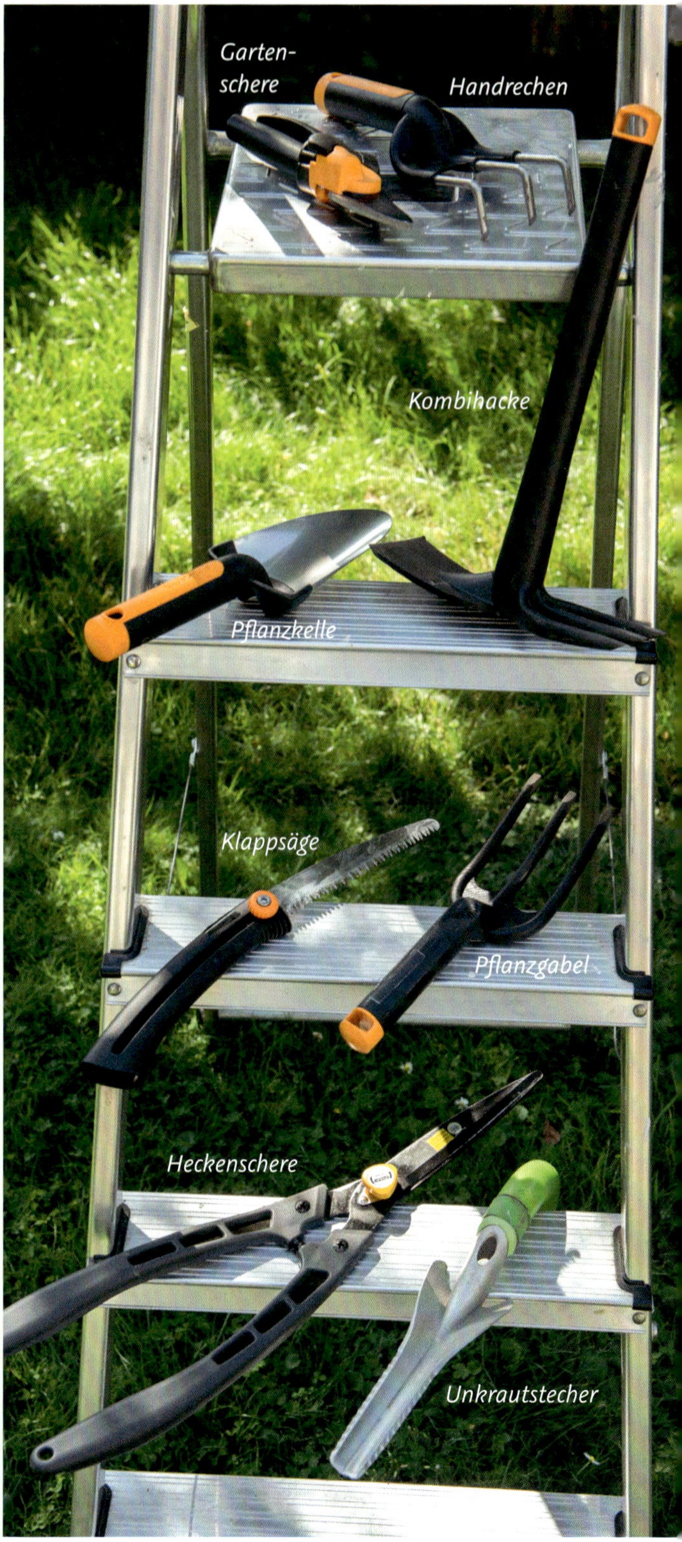

werden kann. Ein leichter Spaten mit der optimalen Stiellänge erfordert weit weniger Kraft für die gleiche Arbeit als der herkömmliche schwere Spaten. Zu kurze Stiele sind ein Fall für den Orthopäden!

Ergonomie und Sicherheit gehen Hand in Hand, speziell wenn man Überkopfarbeiten statt von der Leiter mit Teleskopwerkzeugen vom Boden aus erledigt. Die meisten tödlichen Gartenunfälle passieren beim Einsatz von Leitern. Sind die Geräte dann auch noch leicht und wird die Kraft durch intelligente Technik umgesetzt, ist die Arbeit nicht nur viel sicherer, sondern macht auch mehr Spaß.

Beim Gerätekauf also auf Folgendes achten: Kleinwerkzeuge wie Pflanzkelle, Handgrubber, Unkrautstecher oder Handharke sollten leicht sein, der Griff muss gut in der Hand liegen. Ist er gebogen, wird außerdem das Handgelenk geschont. Gartenscheren müssen der Handgröße angepasst sein, also

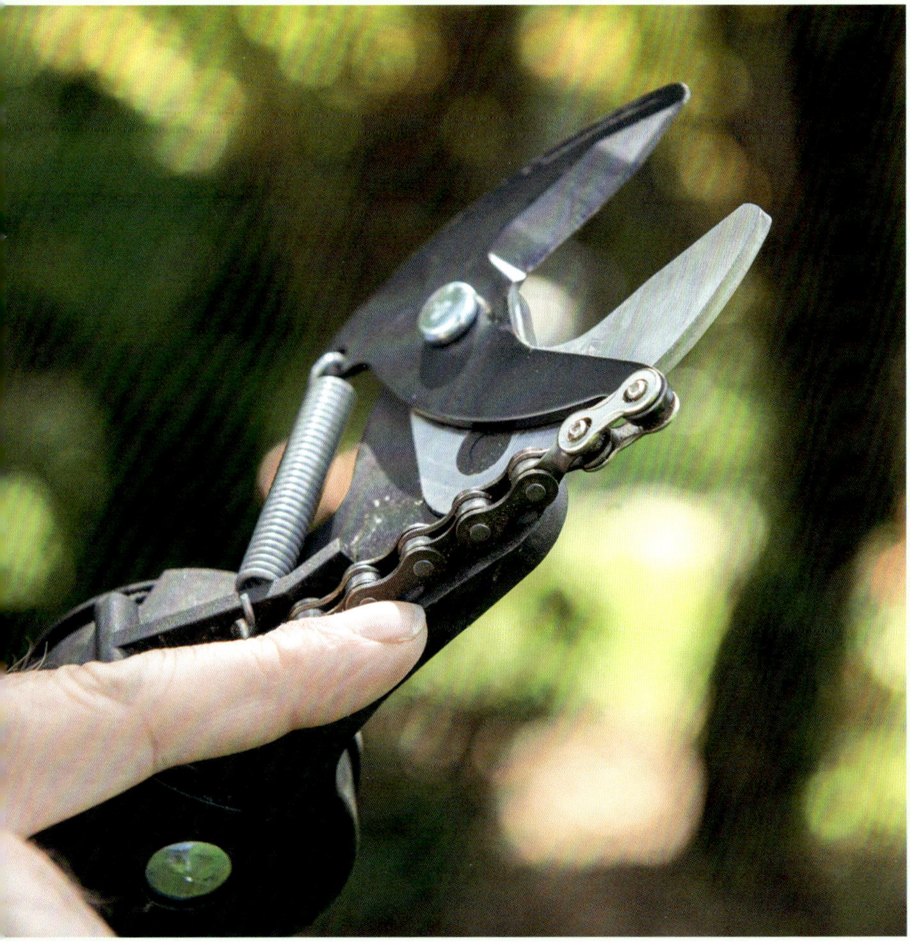

Optimale Übersetzung und ein intelligentes Getriebe entwickeln ungeahnte Schneidekräfte.

die Lage in der Hand VOR dem Kauf sorgfältig prüfen. Gute Gartenscheren haben eine intelligente Kraftübertragung. Die nützt aber nur dann, wenn die Klinge scharf gehalten wird! Pflege ist wichtig. Astscheren müssen lange Holme und eine Kraftverstärkung in Form eines Getriebes besitzen und leicht sein, sonst werden die Arme schnell schwer. Stielwerkzeuge wie Spaten, Rechen oder Besen müssen so lange Stiele haben, dass man mit geradem Rücken arbeiten kann. Es gibt höhenverstellbare Stiele. Speziell beim Umgraben ist oft die Gabel viel kraftschonender als ein Spaten, zumal Umgraben meist überflüssig ist. Boden lockern reicht aus, dann kann man auch locker bleiben. Und es gibt Spezialwerkzeuge, etwa Unkrautstecher oder Rasenkantenschneider, die man im Stehen bedienen kann. Das spart also den Kniefall bei der Arbeit.

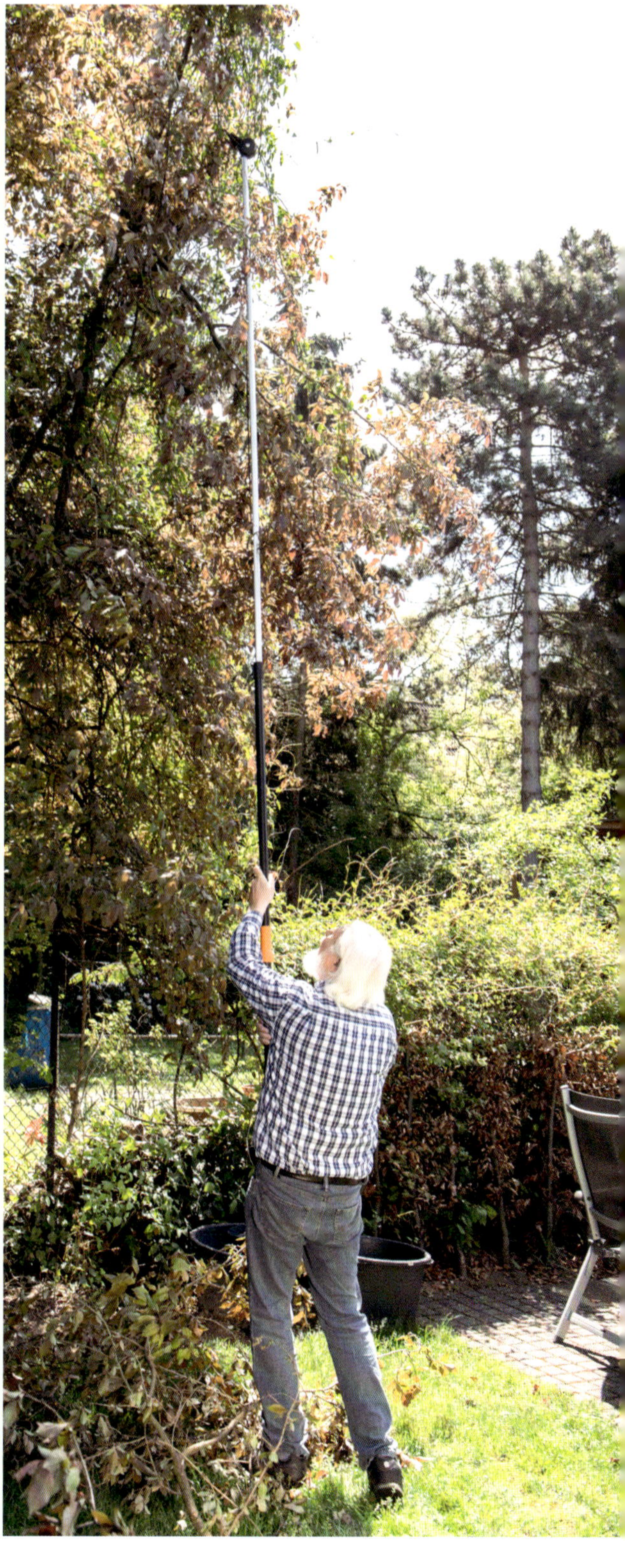

Teleskopwerkzeuge erleichtern die Arbeit, fördern die Sicherheit und sparen viel Zeit bei größtmöglichem Überblick.

Beet neu anlegen

Bei einer Neuanlage muss man systematisch vorgehen und jede Pflanze, so gut es geht, mit allen Wurzeln ausgraben. Genügend Arten können selbst aus kleinsten Wurzelstücken wieder ausschlagen, daher ist größte Sorgfalt geboten. Diese Arbeit zahlt sich später mehrfach aus, dafür sollte man sich also viel Zeit nehmen! Erst jetzt wird die Fläche mindestens spatentief umgegraben, auch hier noch einmal sorgfältig auf Wurzeln achten. Leichter geht es mit einer Grabegabel, weil man weniger Kraft aufwenden muss und man die Wurzeln besser sieht. Natürlich sollte dafür der Boden gut abgetrocknet sein. War vorher schon ein Beet vorhanden, reicht es aus, den Oberboden entweder mit der Grabegabel zu lockern, indem man sie einsticht und etwas hin und her bewegt, oder mit einem Kultivator den Boden tief aufkratzt. Auch hier auf Wurzeln und Unkraut achten und nicht nach Regen mit der Arbeit beginnen.

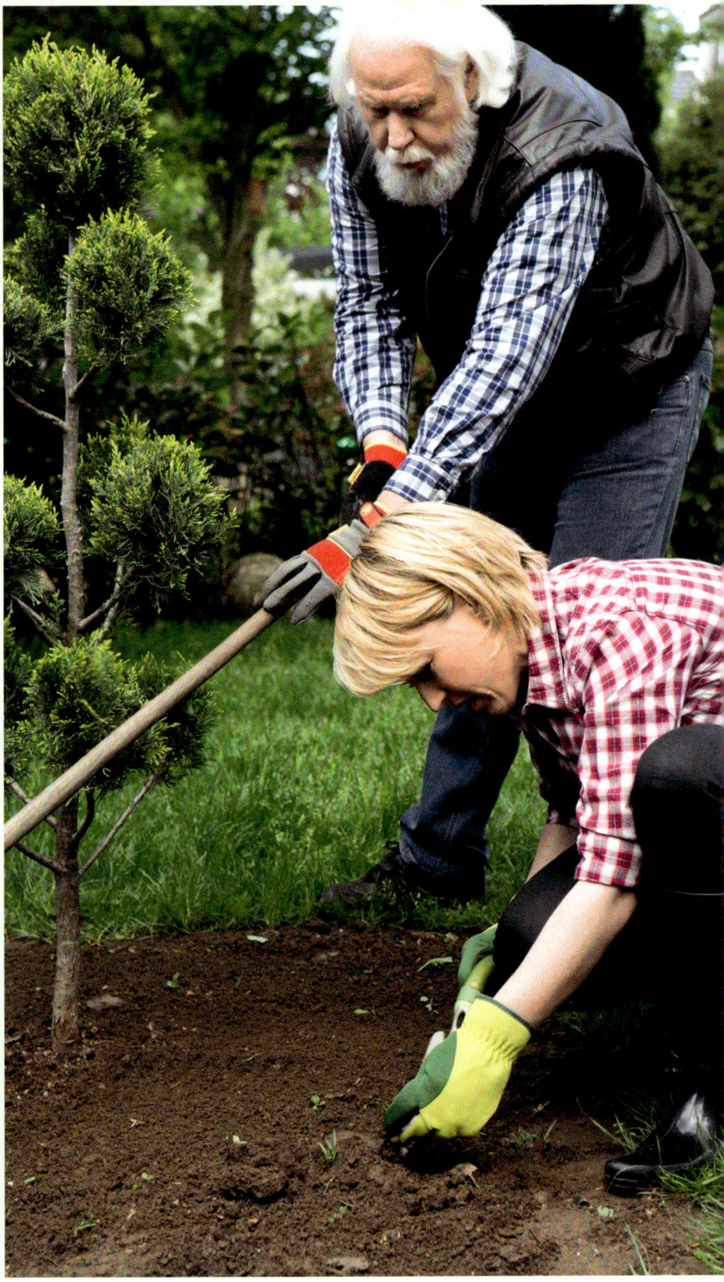

Ist das Beet dann vorbereitet, sollte man es erst mal zwei bis drei Wochen brachliegen lassen, denn erfahrungsgemäß keimen jede Menge Unkräuter. Es können, speziell bei einem neu angelegten Beet, Tausende

Wehret den Anfängen! Unkraut darf keine Chance erhalten, denn die wird gnadenlos genutzt.

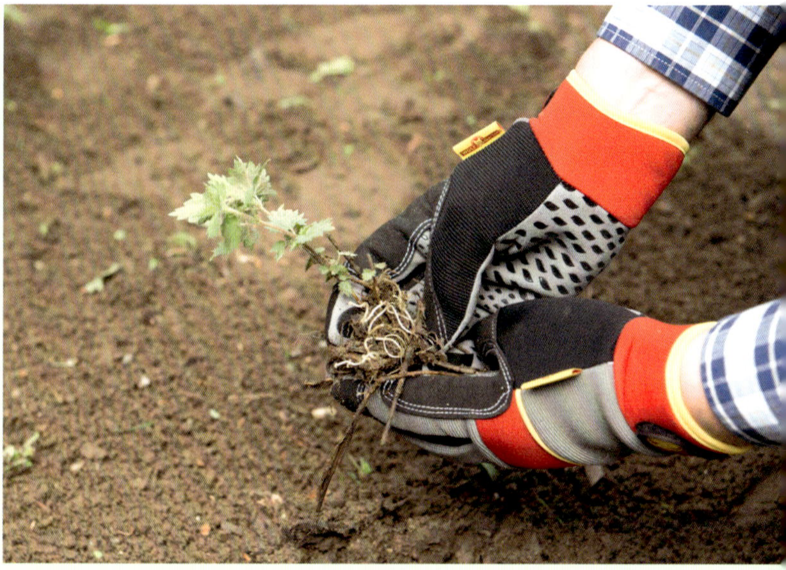

von Unkrautsamen pro Quadratmeter in der Erde schlummern und keimen, sobald sie ans Licht hochbefördert werden. Daher die kleinen Sämlinge mit einer Bügelhacke nur wegkratzen, ohne den Boden wieder zu wenden, um nicht neue Unkrautsamen an die Oberfläche zu holen. Unkrautsamen können jahrzehntelang keimfähig im Boden liegen, daher macht es im Garten immer Sinn, den Boden nur zu lockern und nicht jedes Jahr neu umzugraben.

Ist der Boden dann vorbereitet, sollte man nach Plan vorgehen. Bevor man etwas einpflanzt, immer erst die Wuchseigenschaften studieren. Es gibt Stauden, die beachtlich hoch werden können und tendenziell eher in den Hintergrund müssen, es sei denn, man will sie bewusst hervorheben. Andere Stauden entwickeln sich mit der Zeit zu breiten Horsten, denen sollte man von vorneherein Platz für den Zuwachs geben. Andere Stauden, etwa Türkenmohn, blühen im Frühjahr wunderschön und werden danach unansehnlich. Diese Stauden muss man natürlich etwas verstecken, indem man davor eine andere Staude, zum Beispiel eine Funkie, setzt, die sich erst später entwickelt, dann aber den Mohn verdeckt, wenn er braun wird. In gleicher Weise sollten einziehende Zwiebelpflanzen „vermogelt" werden, denn man darf sie keinesfalls nach der Blüte abschneiden. Also auf Wuchshöhe, Platz- und Lichtbedarf und natürlich auf passende Farbkombinationen achten.

Abwechslung und Leichtigkeit erreicht man durch unterschiedliche Blattformen und Blattfarben. Gräser sind dabei in ihrer Wirkung wertvolle Helfer. Eine gute Planung spart jede Menge Arbeit und Frust.

Und noch ein Praxistipp: Bevor man wild drauflos pflanzt und dann plötzlich merkt,

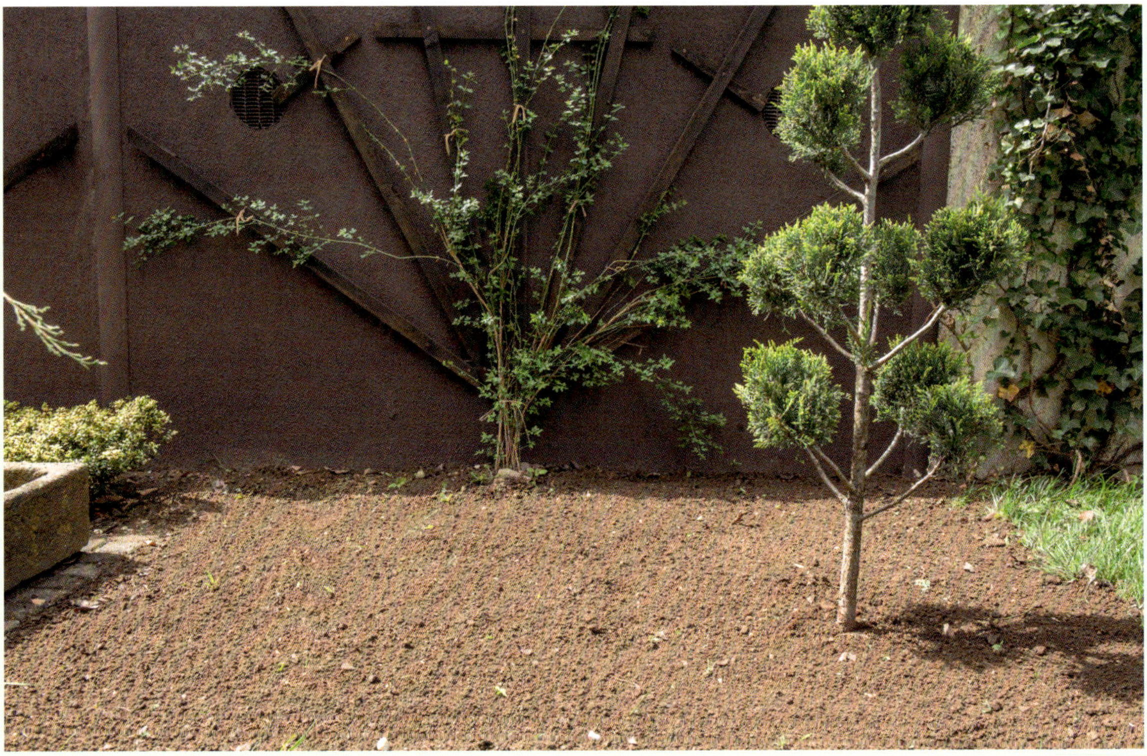

Je sorgfältiger der Boden vorbereitet ist, desto weniger Arbeit und Rückschläge hat man hinterher.

dass manches zu eng steht oder farblich nicht passt, erst alle Töpfe an ihren vorgesehenen Platz stellen und aus der Distanz betrachten. Einen Topf zu verrücken ist kein Problem, eine Pflanze wieder ausgraben aber schon. Etwas kniffelig ist es, die Anzahl der Pflanzen pro Fläche zu ermitteln. Haben Pflanzen mehr Raum, entwickeln sie sich üppiger. Pflanzt man enger, bekommt man zwar schneller ein geschlossenes Gartenbild. Dann muss man aber mehr düngen und ggf. die Stauden früher teilen, um wieder Platz zu schaffen. Beides hat sein Für und Wider. Erst, wenn man mit dem Gesamtbild zufrieden ist, jeden Topf der Reihe nach nehmen, ihn ein paar Minuten in einen Eimer

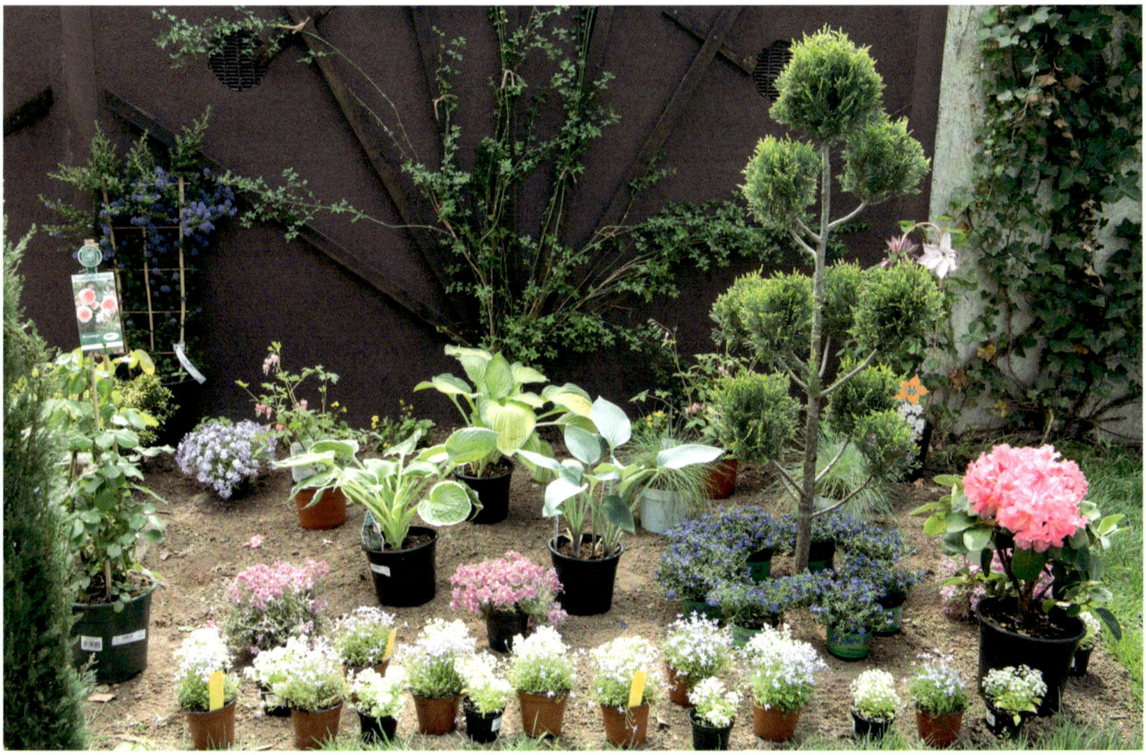

Zuerst Töpfe aufstellen und die Wirkung überprüfen, jetzt sind noch leicht Korrekturen möglich.

Wasser tauchen, bis keine Blasen mehr aufsteigen, und dann die Pflanze an der Basis zwischen den gespreizten Fingern kopfüber halten. Durch Kneten mit der anderen Hand den Topf vorsichtig lockern und abziehen. Den Topf als Schablone erst mal aufbewahren. Jetzt das Loch an der markierten Stelle mit einer Pflanzkelle oder bei größeren Töpfen mit dem Spaten ausheben, die Abfallerde in den Topf füllen und zwischendurch prüfen, ob das Loch passt, indem man den Topf in das Loch stellt. Wenn es passt, das Loch mit einem kräftigen Schwall Wasser aus der Gießkanne fluten und die Pflanze praktisch ins Wasser setzen. Die Erde aus dem Topf dazu füllen und andrücken. Durch diesen Trick bekommt der Wurzelballen, den man am besten vor dem Pflanzen noch mit einem Messer außen leicht angekratzt hat, sofort innigen Kontakt mit dem Gartenboden. Aber bitte immer nur so tief einpflanzen, wie die Staude im Topf gestanden hat, nie tiefer oder höher setzen! Das ist wesentlich effektiver als Angießen, auch wenn die Hände dabei etwas schmutzig werden. Die Wurzeln können jetzt jedenfalls viel leichter anwachsen.

FRÜHLIN

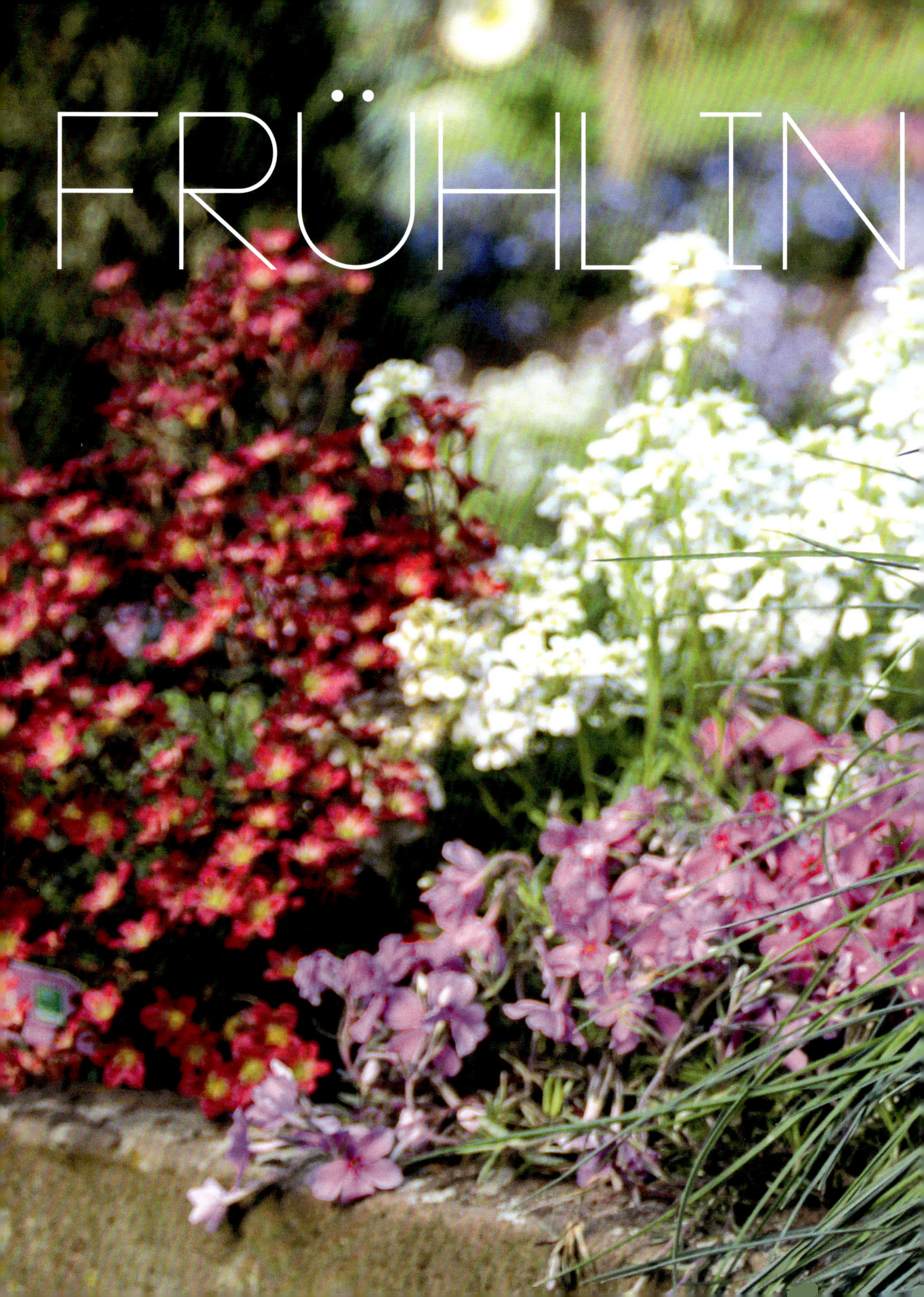

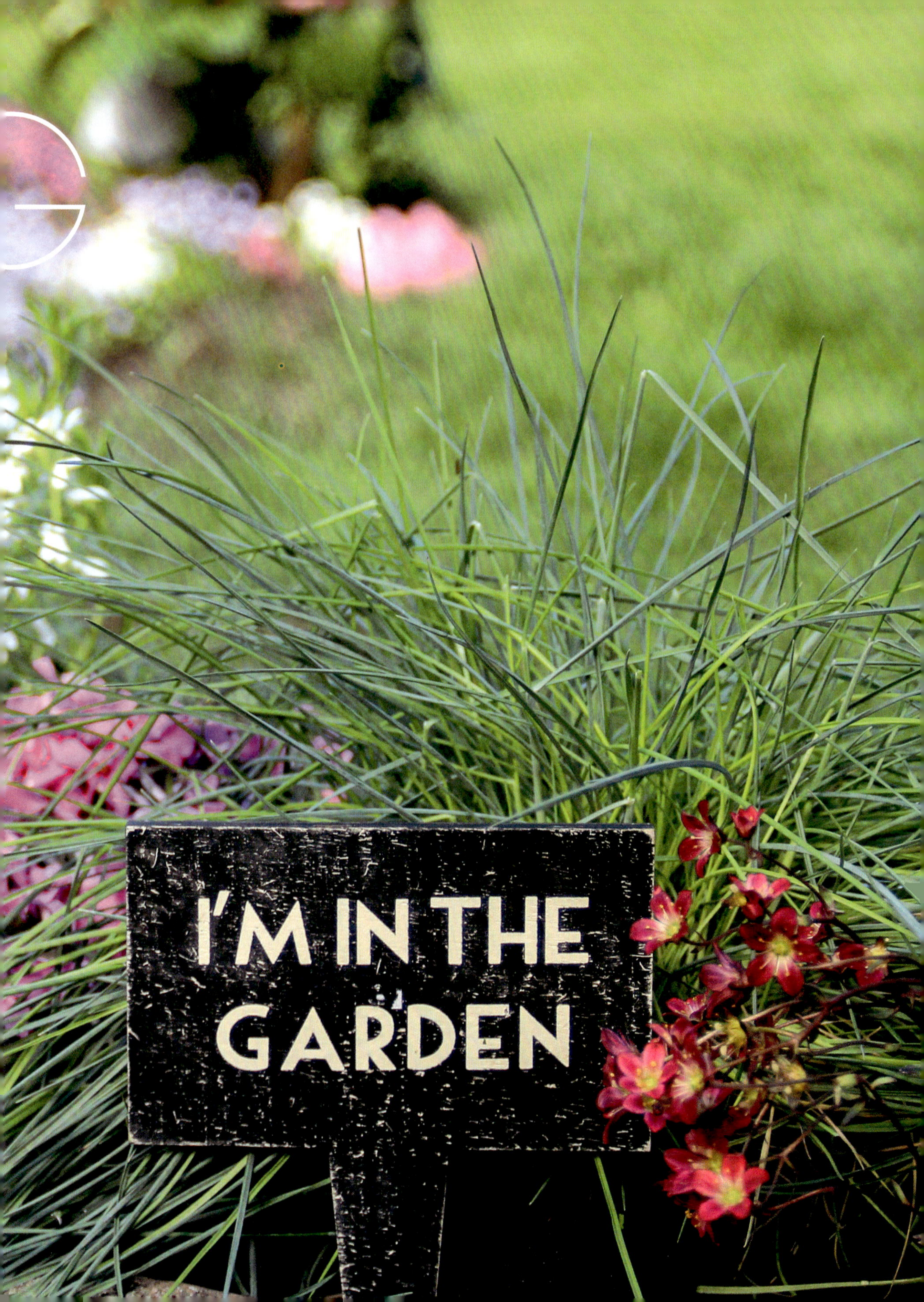
I'M IN THE
GARDEN

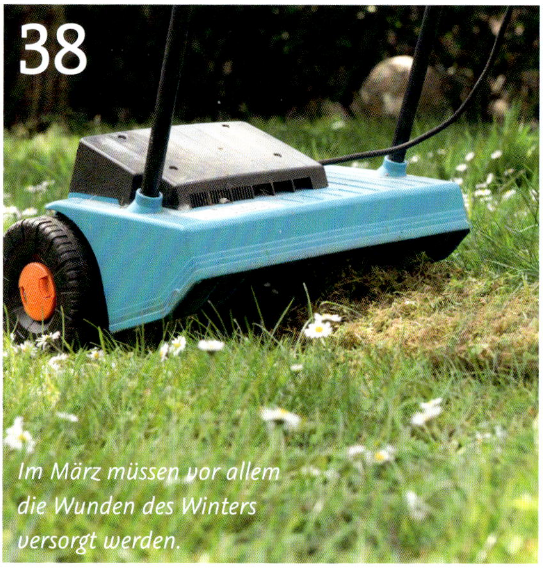
38

Im März müssen vor allem die Wunden des Winters versorgt werden.

März

Der Winter ist endgültig vorbei und jeder Gartenfreund scharrt schon mit den Hufen …

- Winterschutz entfernen
- Bodenfilz aus Rasen harken und düngen
- Beete lockern
- Kompost auf Beeten verteilen
- Schädlingskontrolle durchführen
- Frühjahrsblüher düngen
- Kompost umsetzen und sieben
- Weinreben schneiden
- Erstes Gemüse (Kaltkeimer) aussäen
- Lavendel zurückschneiden
- Kranke Äste von Rosen entfernen, Triebe kürzen
- Rosen pflanzen

April

Es gibt kein Halten mehr, der Garten lechzt jetzt nach vollem Pflegeeinsatz und nach Zuwendung.

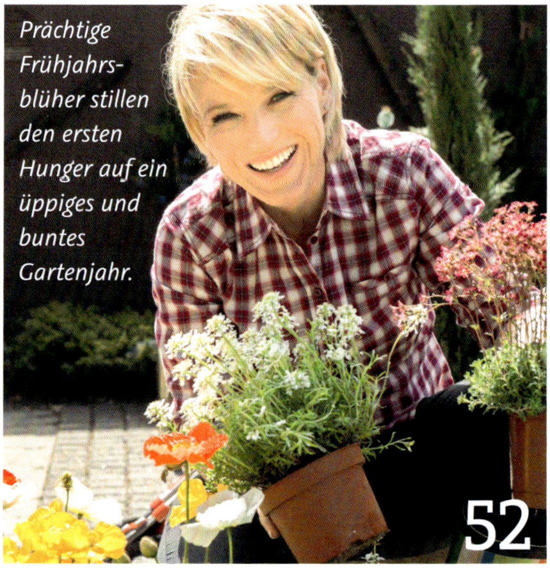
52

Prächtige Frühjahrsblüher stillen den ersten Hunger auf ein üppiges und buntes Gartenjahr.

- Früh blühende Gehölze nach Blüte schneiden
- Früh blühende Stauden pflanzen oder ggf. teilen
- Beete düngen
- Sommerblumen im Beet aussäen
- Rasen vertikutieren
- Kübelpflanzen umtopfen
- Kartoffeln setzen
- Buchsbaum in Form schneiden

Mai

Der Garten explodiert förmlich. Wo soll man anfangen?

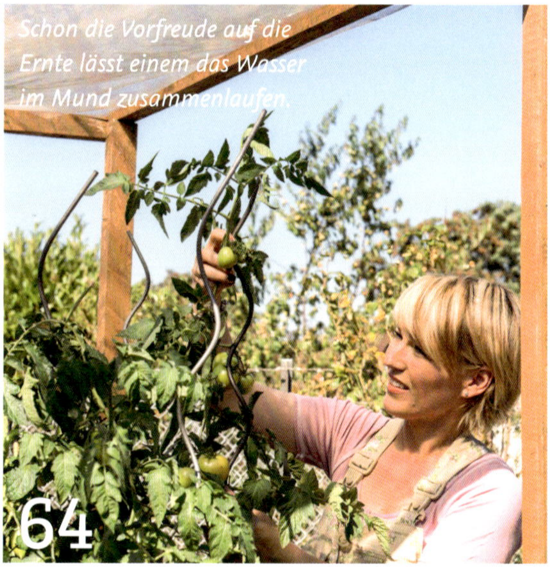
Schon die Vorfreude auf die Ernte lässt einem das Wasser im Mund zusammenlaufen.
64

- Stauden, Sommerzwiebeln und wintergrüne Hecken pflanzen
- Balkonkästen bepflanzen
- Wärmebedürftiges Gemüse im Beet säen und pflanzen
- Frühjahrsblühende Ziergehölze auslichten
- Regelmäßig Unkraut jäten und Boden lockern
- Verblühtes von Tulpen und Narzissen ausbrechen, Blätter stehen lassen
- Wildtriebe von Ziergehölzen entfernen

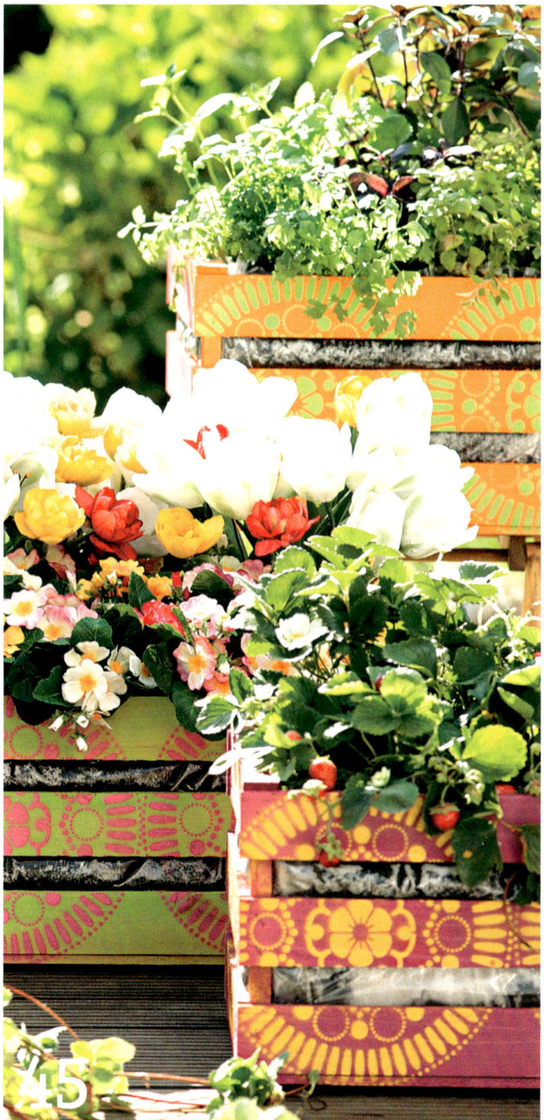
45

Extratipps

MÄRZ

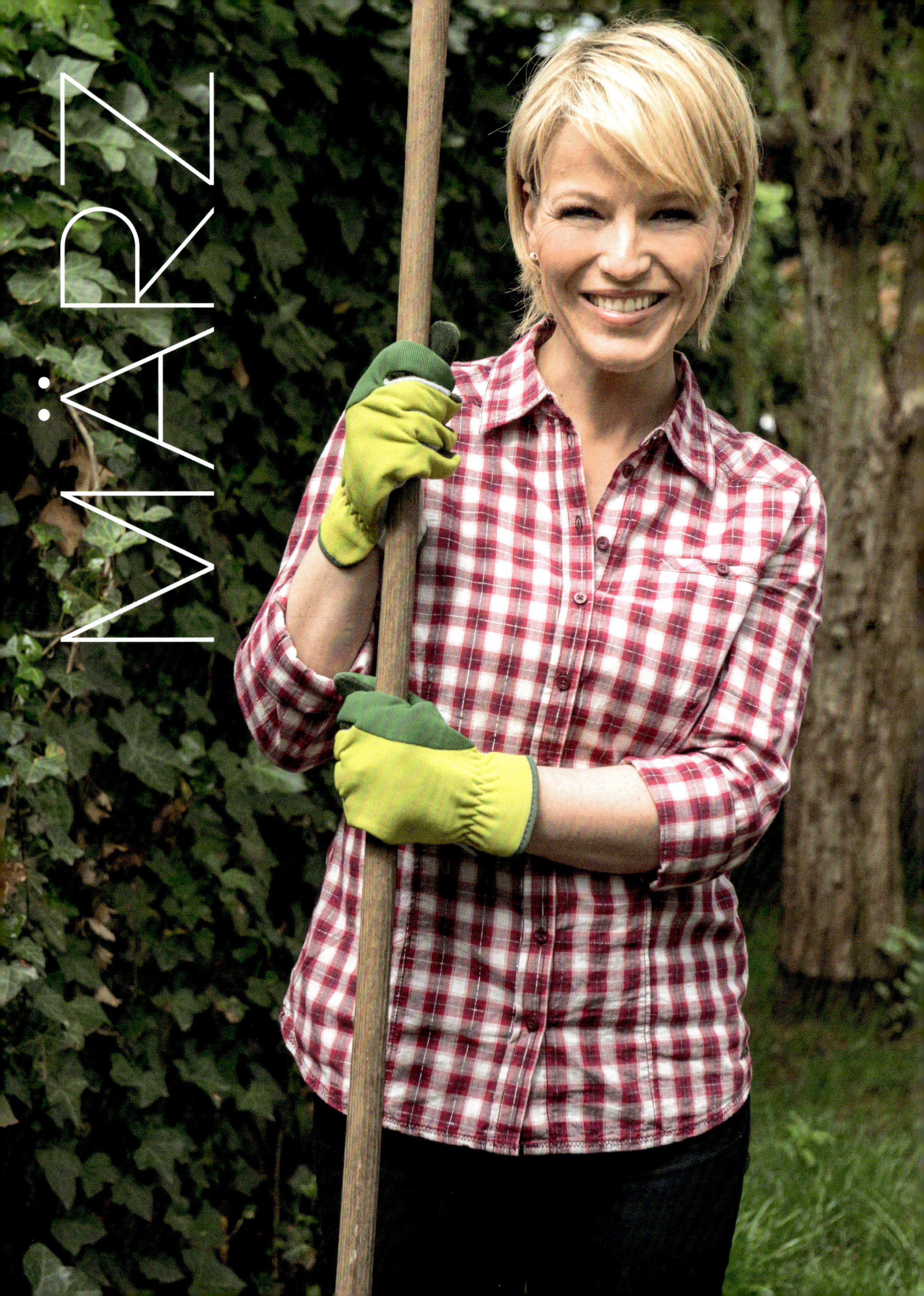

Andrea Ballschuh: Ich habe Entzugserscheinungen. Und das ewige Grau da draußen geht mir auf die Nerven. Jetzt treiben langsam die ersten Blumenzwiebeln aus und ein Hauch von Frühling ist zu spüren. Wann kann ich endlich das erste Mal im Garten arbeiten und was genau ist zu tun?

Elmar Mai: Jetzt ist es höchste Zeit, den Winterschutz von den Pflanzen zu entfernen. Sie wollen atmen und vor allem Sonne tanken, denn Licht ist für Pflanzen mehr als nur ein Lebensgefühl – es ist Nahrung! Kein Licht heißt kein Wachstum! Aber auch wenn Ende März Frühlingsanfang ist, den Winterschutz nicht zu weit weglegen, denn bis Mitte April, gelegentlich sogar bis in den Mai hinein, können immer noch plötzliche Kälteeinbrüche einen schnellen Schutz erfordern. Zumal in Wärmephasen manche Pflanzen schon ausgetrieben haben und dann doppelt empfindlich sind. Heimische Pflanzen brauchen so einen Schutz nicht, weil sie einen inneren Kalender haben und sich automatisch richtig verhalten.

Warum muss man aber dann vor dem Winter die Pflanzen einwickeln, wenn sie doch Sonne brauchen?

Der Winterschutz hat in den Frostmonaten vor allem die Aufgabe, die nicht heimischen Pflanzen vor zu viel Licht zu schützen, weil sie sonst Stoffwechsel betreiben würden. Das wäre höchst gefährlich für sie! Denn wenn der Boden gefroren ist und sie kein Wasser bekommen, würden sie regelrecht vertrocknen. Auch werden sie durch Lichtentzug daran gehindert, in einer etwas wärmeren Phase auszuschlagen, weil die empfindlichen Blättchen dem nächsten Frost ohnehin wieder zum Opfer fallen würden. Im März aber, sobald der Boden aufgetaut und Wasser verfügbar ist, muss ich diesen Schutz entfernen, damit die Pflanzen anfangen können zu leben, zu treiben. Hauptkandidaten für solche Schutzmaßnahmen sind vor allem immergrüne Exoten wie Rhododendren, Kamelien und Kirschlorbeer sowie alle Immergrünen in Gefäßen auf der Terrasse oder dem Balkon.

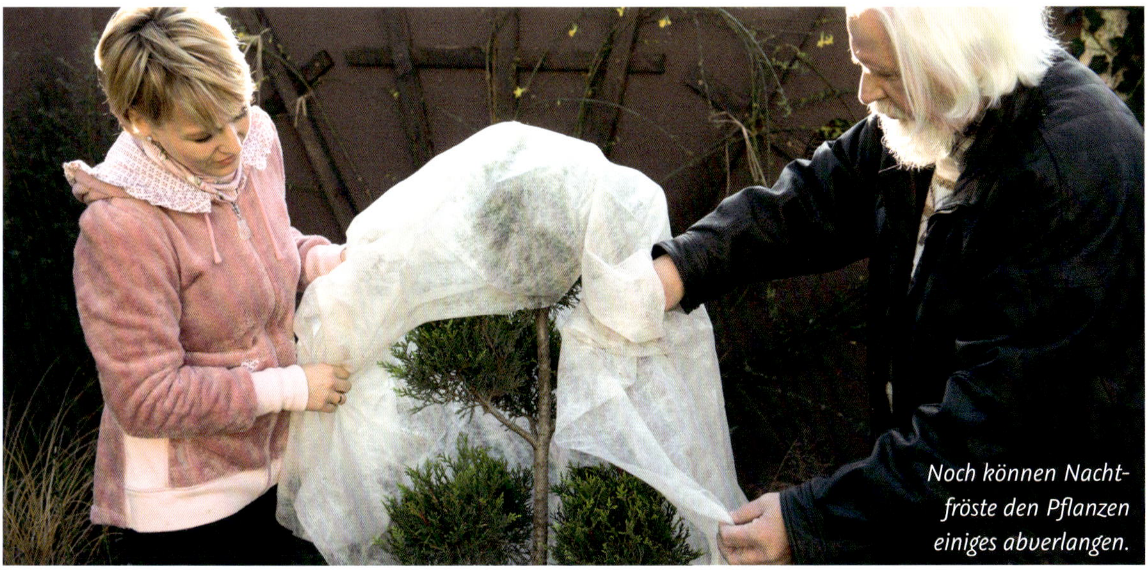

Noch können Nachtfröste den Pflanzen einiges abverlangen.

Laub und Fichtenzweige, die auf dem Boden als wirksamer Schutz vor starkem Bodenfrost aufgebracht wurden, um ihn am tiefen Eindringen zu hindern, sollten jetzt ebenfalls vorsichtig entfernt werden, so kann die Sonne den Boden schneller erwärmen. Die Winterabdeckung wird auf den Kompost gebracht. Damit sie sich schneller zersetzt, ist es ratsam, sie vorher am besten mit einem Häcksler so fein wie möglich zu zerkleinern. Beim Entfernen der Laubdecke darauf achten, dass nicht die vorwitzigen

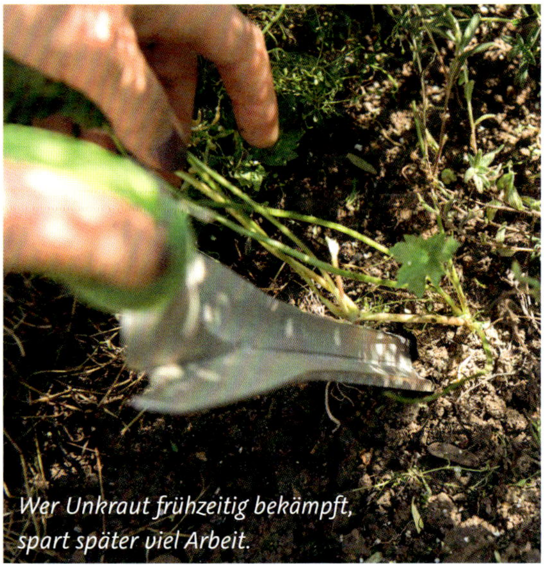

Wer Unkraut frühzeitig bekämpft, spart später viel Arbeit.

Zwiebelgewächse beschädigt werden. Diese kleinen Kraftpakete sind nämlich trotz Kälte schon sehr aktiv!
Bei dieser Gelegenheit sollte man auch schon auf Unkraut achten und Ausschau nach Schneckeneiern halten. Man erkennt sie an schneeweißen Bällchen, die so ein bisschen an Klumpen aus „weißem Kaviar" erinnern. Übrigens ist auch eine dicke Schneedecke ein hervorragender Schutz vor Bodenfrost! Das merkt man daran, dass nach einem schneereichen Winter schon vor der Schmelze viele Samen gekeimt haben.
Es gibt sogenannte zweijährige Unkräuter wie Weidenröschen oder Nachtkerze, die kleine Winterrosetten bilden. Im nächsten Jahr, sobald es das Wetter erlaubt, geben sie dann Vollgas und wachsen und blühen wie bezahlt. Solche Unkräuter jätet man am besten im März, sie sind dann gut zu sehen, weil viele Stauden noch nicht aus dem Boden ragen, die man später verletzen könnte.

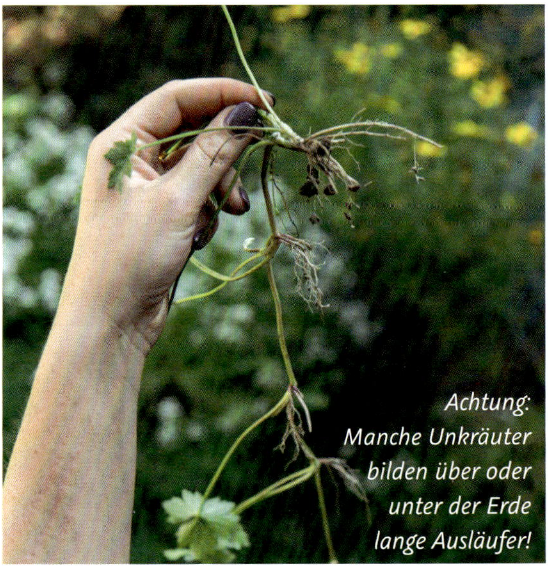

Achtung: Manche Unkräuter bilden über oder unter der Erde lange Ausläufer!

Zweijährige Unkräuter keimen im Vorjahr oft versteckt zwischen anderen Pflanzen und sind nur mit Mühe zu entdecken.
Daneben gibt es noch einjährige Unkräuter, die im gleichen Jahr keimen, blühen und fruchten. Viele davon, etwa Gänsekresse, beginnen schon im März zu keimen und sollten so schnell wie möglich entfernt werden.

Mein Rasen sieht nach dem Winter fürchterlich aus. Ich habe von einem meiner Nachbarn mal gehört, der müsse im Frühjahr vertikutiert werden?

Bloß nicht! Der Rasen leidet in jedem Winter unter dem vielen Schnee und der Kälte. Außerdem sind die Tage kurz und die Sonne steht tief, der Rasen darbt also gewaltig unter dem extremen Lichtmangel, was gleichbedeutend mit Riesen-Kohldampf ist. Um den Schaden nicht noch mehr zu vergrößern, sollten die Flächen jetzt schnellstens mit organischem Langzeitdünger mit hohem Stickstoffanteil versorgt werden. Zuvor den Rasen mit dem Rechen von allen Laubresten befreien und den tiefen Bodenfilz herausharken.
Aber keinesfalls vertikutieren, denn das würde dem ohnehin schwachen Gras den Rest geben. Also bei beginnendem Graswachstum, je nach Winterverlauf zwischen Anfang März und Mitte April, den Rasenmäher erst einmal auf höchste Stufe stellen und ein bis zweimal wöchentlich nur die obersten Grasspitzen mähen. Das regt den Rasen dazu an, dichter zu wachsen. Wenn es das Wetter erlaubt, kahle Stellen ggf. nachsäen. Das Saatgut dünn (!) mit Sand bestreuen, um es vor Vogelfraß zu schützen, und bis zum ersten Mähen permanent (!) feucht halten. Vertikutiert wird frühestens dann, wenn sich der Rasen vom Winter komplett erholt hat und er deutliches (!) Wachstum zeigt.

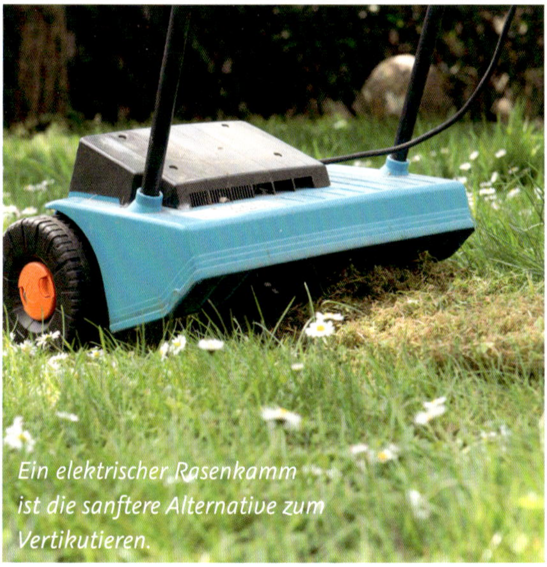
Ein elektrischer Rasenkamm ist die sanftere Alternative zum Vertikutieren.

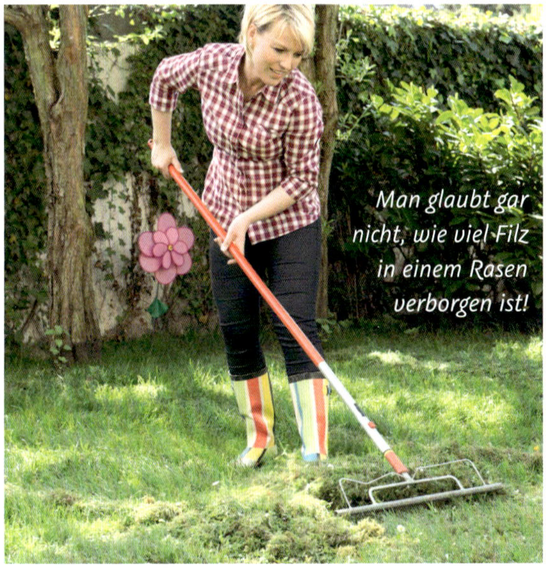
Man glaubt gar nicht, wie viel Filz in einem Rasen verborgen ist!

Wann kommt der Kompost auf die Beete?

Man sollte den Kompost schon frühzeitig auf den Beeten verteilen, weil er dann noch ohne Störung durch Blätter auf den Boden fallen und oberflächlich leicht eingeharkt werden kann. Später ist es nämlich mühsam. Dazu sollte er vorher mit einem Gärtnersieb fein abgesiebt werden. Die groben Reste wieder in den Komposter zurückschütten. Achtung:

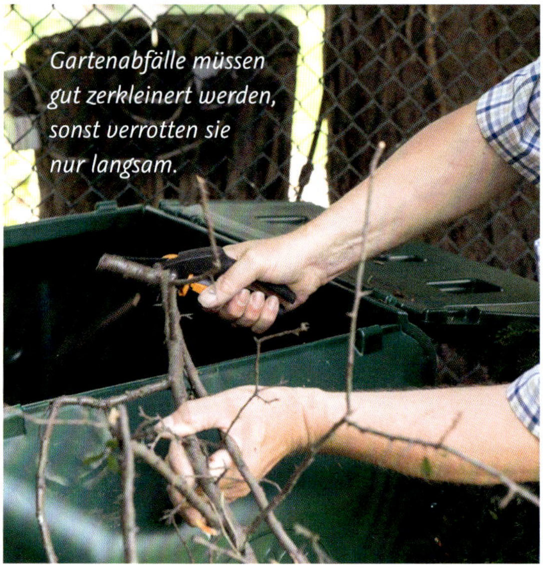

Gartenabfälle müssen gut zerkleinert werden, sonst verrotten sie nur langsam.

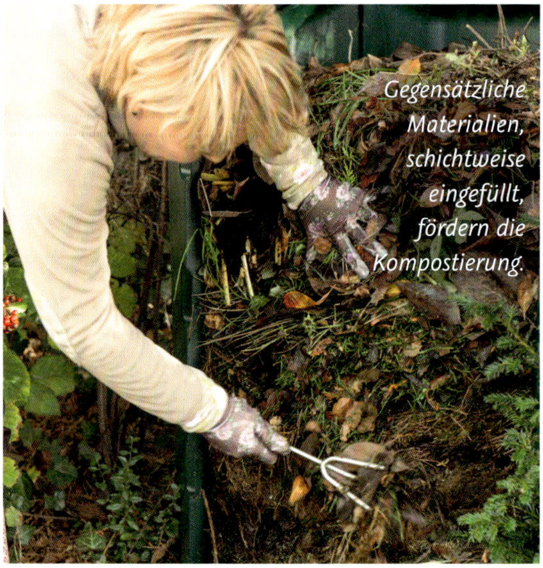

Gegensätzliche Materialien, schichtweise eingefüllt, fördern die Kompostierung.

Kompost ist je nach Ausgangsstoffen Dünger und muss gegebenenfalls sparsam verwendet werden. Hier gilt wie immer im Leben: Nicht zu dick auftragen!

Wo sollte ein Komposter idealerweise stehen?

Kompost möchte in Ruhe unter gleichmäßigen Bedingungen reifen. Er sollte auf gewachsenem Boden leicht schattig stehen und vor starkem Regen geschützt sein. Allerdings darf er auch nicht austrocknen. Fachgerechter Kompost erzeugt keine unangenehmen Gerüche, also kann er ruhig in Hausnähe oder nahe der Grenze zum Nachbarn stehen. Am besten in der Nähe einer kleinen Hecke oder eines großen Baumes, denn da fühlen sich Bakterien und Kompostwürmer sehr wohl und beschleunigen die Umsetzung der Stoffe.

Was gehört in einen Komposter?

Es dürfen alle Gartenabfälle auf den Kompost, also Blüten, Blätter, Früchte, Wurzeln oder Äste. Allerdings ist es ratsam, weder krankes Laub noch Samen tragende Unkräuter oder Unkrautwurzeln zu kompostieren, weil sie den Prozess meist überleben und später wieder Pflanzen infizieren bzw. keimen können. Nur wer größere Mengen auf einmal in einen Komposter einfüllt, kann die nötige Temperatur von 70°C erzielen, die erforderlich ist, um Samen oder Krankheitskeime abzutöten. Auch Reste von gekochten Speisen gehören nicht in den Kompost, weil sie sowohl zu viel Kochsalz enthalten als auch Tiere wie Ratten oder Fliegen anlocken. Speziell wenn Fleischabfälle dort landen, die dann auch Gerüche erzeugen. Gerüche entstehen ebenfalls, wenn zu viel nasser Grasschnitt eingefüllt wird, denn dann beginnt alles zu faulen und zu gären. Vermeiden lässt sich das, wenn man das Gras vorher mit trockenen, groben Substanzen, also der Laubabdeckung vom Winterschutz oder gehäckseltem Holz vom Baumschnitt, mischt oder ausgebreitet leicht antrocknen

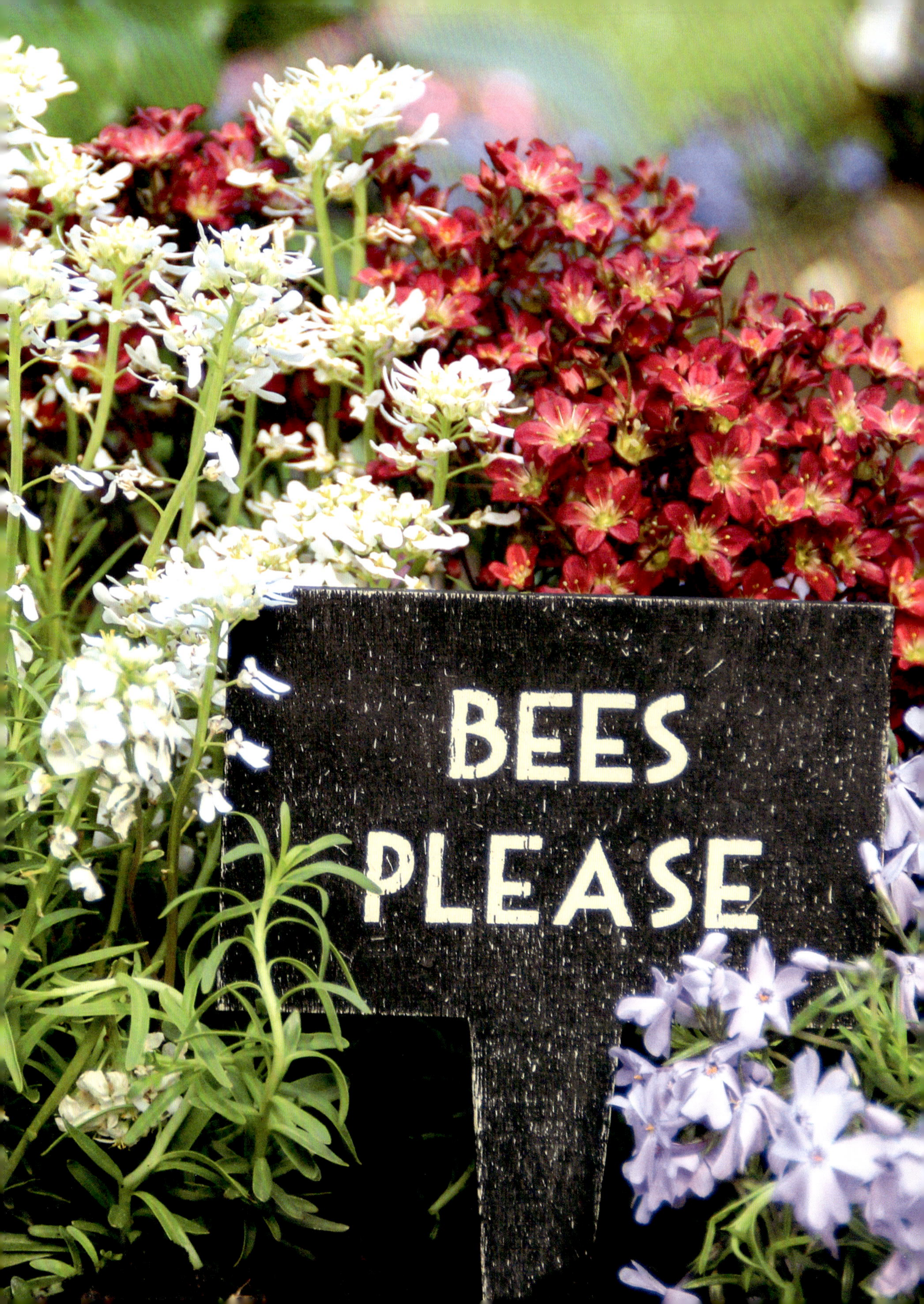
BEES
PLEASE

lässt und als Heu einfüllt. Auch Kaffee- und Teefilter, Zitronen-, Bananen-, Apfel-, Möhren- und Orangenschalen dürfen rein.

Welche Regeln muss ich beim Bestücken des Komposters beachten? Wie schichte ich am besten?

Gegensätze ziehen sich an. Habe ich nährstoffreichen Grasschnitt, schichte ich darüber erst mal Holzhäcksel oder trockenes Herbstlaub. Das ist beides nährstoffarm. Ideal wäre es natürlich, beides vorher zu mischen. Ist der Grasschnitt nass, versuche ich, ihn mit etwas Trockenem zu überdecken oder zu mischen. Und ist der Grasschnitt fein, nehme ich eine grobe Zwischenschicht. Wichtig ist, dass Luft in den Komposter eindringen kann, auch Bakterien müssen atmen. Fehlt ihnen diese Luft, fangen sie an zu gären. Die Schicht aus Rasenschnitt sollte nicht mehr als 20 Zentimeter betragen, sonst verrottet das Material in der ersten Phase nicht, sondern gärt.

Wie lange dauert es, bis der Kompost reif ist?

Im Sommer kompostieren die Gartenabfälle deutlich schneller als im Winter, weil an dem Prozess viele Mikroorganismen beteiligt sind, die bei Raumtemperatur am besten arbeiten. Je nach Außentemperatur kann es also von circa acht Wochen bis zu einem Dreivierteljahr dauern, wobei nicht nur Kälte, sondern auch eine längere Hitzeperiode den Prozess verlangsamen. Ist der Kompost unten schon schwarz und „mulmig", kann ich mit einem Handgrubber so viel, wie ich erwische, herauskratzen und entweder verwenden oder oben wieder einfüllen. Das hat den Vorteil, dass in der untersten Lage schon ein fortgeschrittener Zersetzungsprozess vorliegt und ich den Inhalt oben mit den Bakterien und anderen Kompostlebewesen animpfe. So geht auch die Zersetzung der frischen Gartenabfälle deutlich schneller vonstatten. Alternativ hebe ich den Komposter einfach hoch, setze ihn neben den alten Platz und befülle ihn erneut mit dem durchmischten Inhalt. Das hat den Vorteil, dass ungünstige Nester mit schwer verrottbaren Substanzen zerstört und vermischt werden.

Ist es sinnvoll, Kompostbeschleuniger einzusetzen?

Ja und nein. Es ist ratsam, bei trockenen und nährstoffarmen Gartenabfällen wie trockenem Laub oder Holzhäcksel eine kräftige Gabe von organischem Dünger aufzubringen, um den Mikroorganismen die nötige Zusatznahrung für eine schnelle und effiziente Stoffumsetzung zu geben. Sind aber genügend nährstoffreiche Abfälle wie Grasschnitt oder Gemüsereste vorhanden, reicht das den Bakterien und Kompost-Tieren. Dann genügt es schon, Kompost der unteren Lage oben aufzustreuen, wie zuvor beschrieben. Ein Komposter ist schließlich keine Abfalltonne, sondern eine sinnvolle Einrichtung zur verantwortungsvollen Kreislaufwirtschaft und zur Humusanreicherung der Böden. Humus ist wiederum ein effizienter Speicher von Kohlendioxid, trägt also wesentlich zum Klimaschutz bei!

Muss ich auch noch düngen, wenn ich schon Kompost verteilt habe?

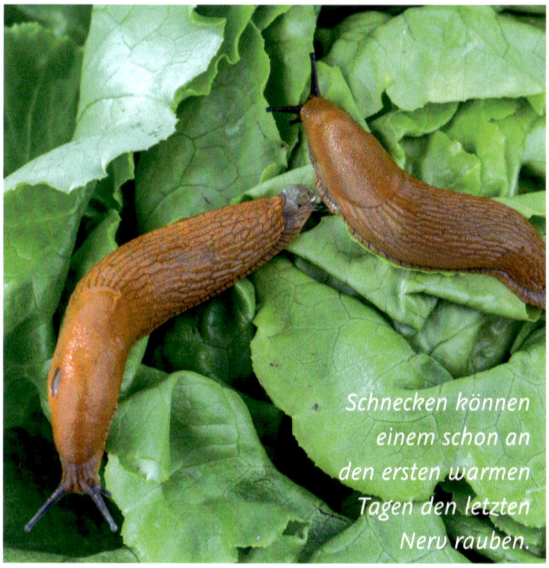

Schnecken können einem schon an den ersten warmen Tagen den letzten Nerv rauben.

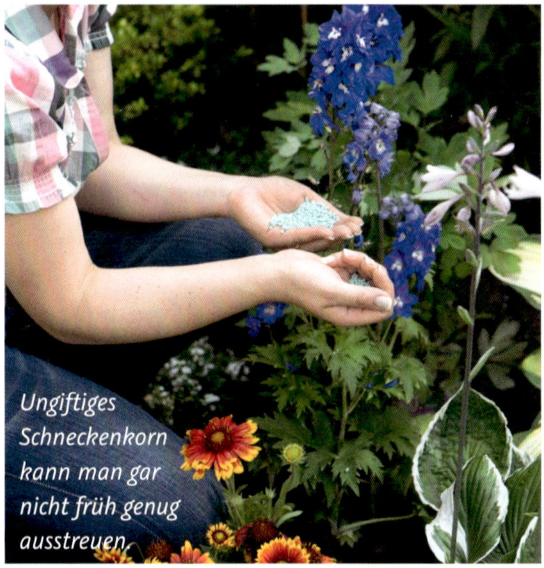

Ungiftiges Schneckenkorn kann man gar nicht früh genug ausstreuen.

Das hängt sehr vom Kompost ab. Habe ich nur Holz und Herbstlaub kompostiert, ist das Resultat nährstoffarm, habe ich dagegen viel Grasschnitt und Gemüsereste mit natürlicherweise hohem Nährstoffgehalt verwendet, hat auch der Kompost viele Nährstoffe. Im ersten Fall muss ich mit Dünger nachhelfen, im zweiten Fall nicht. Kompost darf ich aber nicht nur aus Düngersicht sehen, sondern auch als Bodenverbesserer. Er sorgt durch seine Struktur und den Humusgehalt dafür, dass Wasser und Nährstoffe besser im Boden gespeichert werden und Luft an die Wurzeln gelangt, denn Kompost hält den Boden locker.

Was unternehme ich gegen die Schnecken?

Fast alle beginnen viel zu spät mit der Schneckenbekämpfung. Nacktschnecken überwintern je nach Art als Eier, als halb erwachsene oder als erwachsene Tiere und kommen schon im März immer dann aus ihren Verstecken, wenn es warm und feucht ist. Weil für die nimmersatten Tiere in dieser Jahreszeit noch wenig Grünes zum Fressen vorhanden ist, werden Schneckenköder am ehesten gefunden und verspeist. Dann vermehren sich die Schnecken auch nicht mehr so stark, denn sie legen mehrmals im Jahr in Portionen bis zu vierhundert Eier ab. Die Wintereier jedoch schlüpfen noch. Man darf die Bekämpfung nicht nur auf das Frühjahr beschränken.

Viele haben Angst, dass Schneckenkorn Haustieren oder Bodenlebewesen schadet.

Der Handel bietet Schneckenkorn mit dem Wirkstoff Eisensulfat, einer Eisenverbindung an, das ausschließlich Schnecken schadet und keinem anderen Lebewesen. Das Schneckenkorn zerfällt mit der Zeit, wenn es nicht gefressen wird, und die Eisenverbindungen wirken dann sogar als Dünger. Die Schnecken selber verenden recht unauffällig, ohne unästhetische Schleimspuren zu hinterlassen wie beim konventionellen Schneckenkorn.

Es gibt ja noch andere Schädlinge, die uns das Gartenleben schwer machen. Wie werden wir die los?

Auch die Bekämpfung anderer Schädlinge wird von vielen erst dann in Angriff genommen, wenn die Schäden unübersehbar sind. Hier hilft Vorbeugen mehr als Heilen. An Gehölzen haben Schädlinge an der Rinde oft Wintereier abgelegt, die sich im laublosen Zustand noch leicht und umweltschonend mit speziellen Ölen bekämpfen lassen. Damit werden die Eier von der Luft abgeschnitten und sie ersticken. Doch ist es wichtig, die Äste wirklich von ALLEN Seiten zu spritzen, die Eier müssen direkt getroffen werden. Das Öl selbst ist völlig ungiftig und schadet auch den Pflanzen nicht.
Daneben ist jetzt die Wühlmausbekämpfung noch ein Thema. Wühlmäuse sind im Gegensatz zu Maulwürfen Vegetarier und zernagen Pflanzenwurzeln. Hat man bewohnte Gänge entdeckt, kann man sie vorsichtig öffnen und Wühlmausköder hinein geben. Wühlmäuse leiden jetzt Hunger und gehen recht schnell an die Köder. Köder werden von Maulwürfen übrigens nicht gefressen, weil sie nur Würmer und Insektenlarven vertilgen.

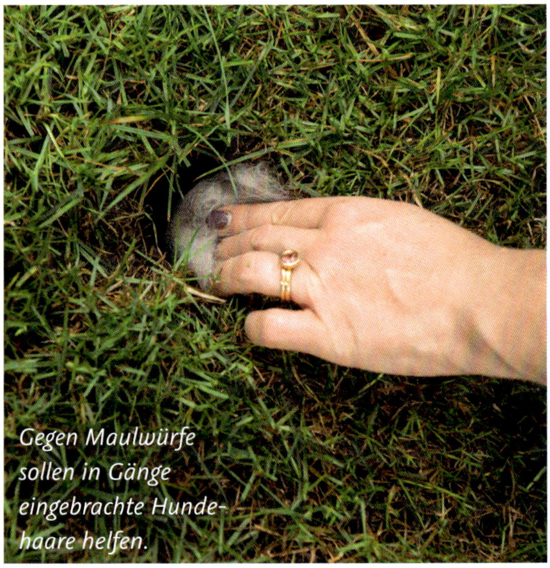
Gegen Maulwürfe sollen in Gänge eingebrachte Hundehaare helfen.

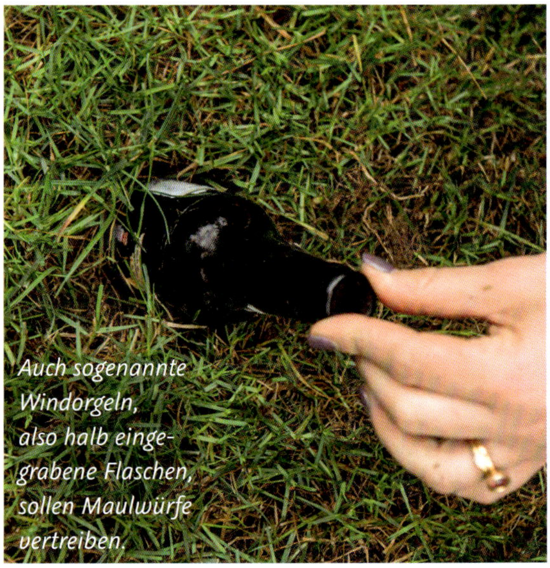
Auch sogenannte Windorgeln, also halb eingegrabene Flaschen, sollen Maulwürfe vertreiben.

Der Maulwurf steht ja unter Naturschutz, den darf ich nicht bekämpfen. Kann ich ihn denn auf sanfte Art und Weise dazu bringen, woanders seine Gänge zu graben?

Maulwürfe lassen sich bis zu einem gewissen Grad vergrämen. Das geht einerseits mit Lärm, etwa der „berühmten eingegrabenen Flasche als Windorgel", andererseits mit Geruchsstoffen, etwa mit Knoblauchöl in den Gängen oder mit Hundehaaren. Aber letztlich ist die Not der Tiere größer, in unseren sterilen Gärten noch was Fressbares zu finden, und sie lassen sich von solchen

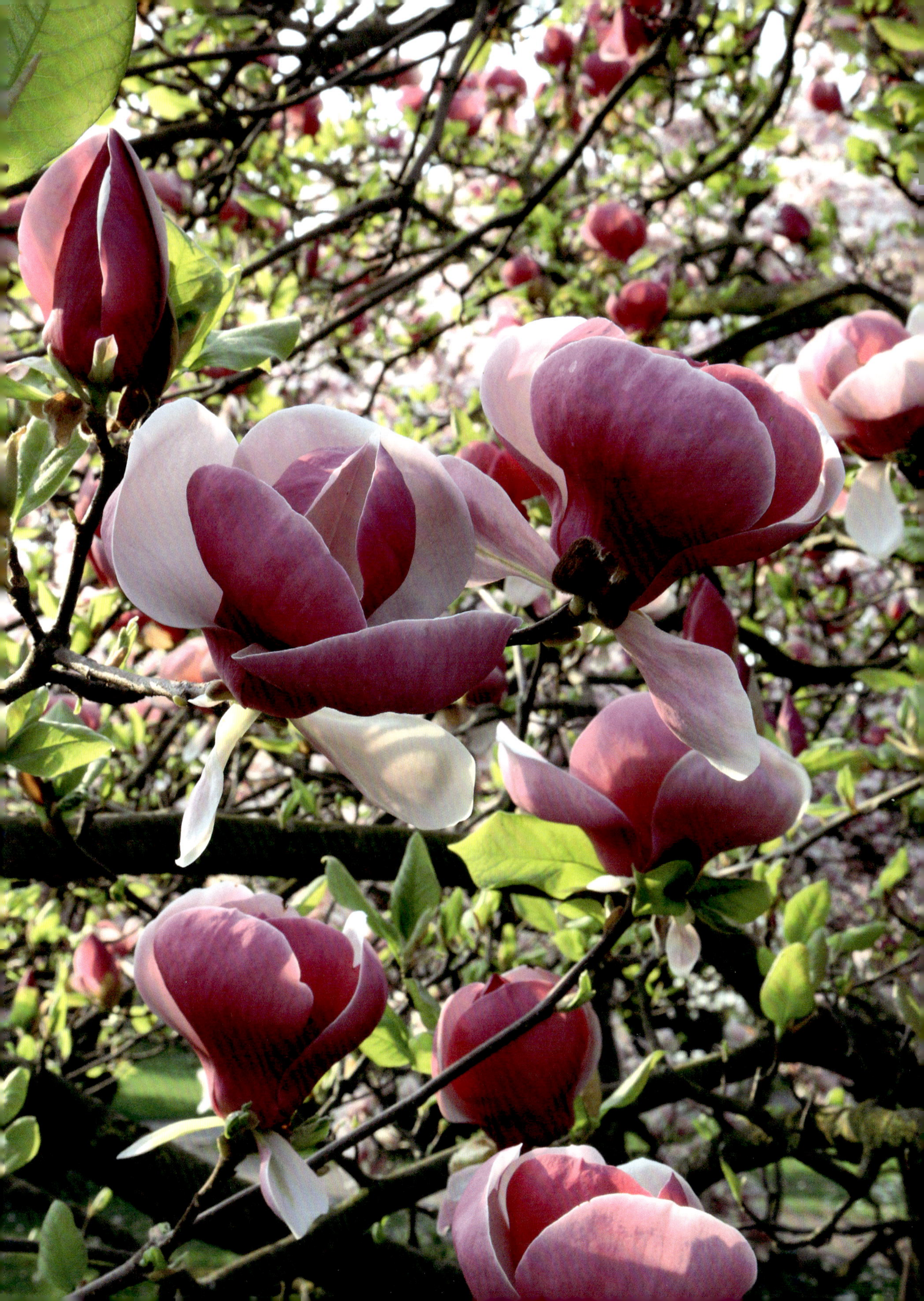

Maßnahmen nicht abhalten. Hervorstechende Eigenschaften von Gärtnern sollten Gelassenheit und Toleranz sein. Letztlich sind Maulwürfe nützlicher als schädlich, wenn auch manchmal lästig, wenn sie in Beeten und im Rasen wühlen.

Was mache ich mit meinen Tulpen, Narzissen und Schneeglöckchen, wenn sie verblüht sind?

Stehen lassen. Die wenigen Blätter, die Zwiebelgewächse bilden, werden dringend gebraucht, um in Rekordzeit Reservestoffe zu bilden und in die Zwiebeln einzulagern. Werden sie abgeschnitten, wenn sie noch grün sind, hört der Nachschub auf, der Restvorrat der Zwiebel wird aufgezehrt und die Pflanzen gehen ein oder werden im kommenden Jahr äußerst kümmerlich. Sollen sie wieder blühen, müssen sie so lange stehen bleiben, bis sie von selber einziehen.

Brauchen Frühblüher eigentlich Dünger?

Oh ja! Gerade jetzt im Spätwinter und Frühjahr. Die Pflanzen ziehen schließlich recht bald wieder ein und müssen in dieser kurzen Zeit genügend Energie und Reservestoffe sammeln, um im nächsten Jahr wieder zu blühen. Das geht ohne eine gute Ernährung natürlich nicht.

Was kann man denn im März schon im Garten aussäen?

Im März können die ersten Kaltkeimer ausgesät werden. Dazu gehören unter anderem Möhren, Spinat, dicke Bohnen und verschiedene frühe Salate. Sie werden durch den Kälteimpuls sogar erst zum Keimen stimuliert. Die Aussaat-Termine stehen auch hier immer auf den Rückseiten der Samentütchen und sollten strikt beachtet werden. Könner dehnen mit ihrem Wissen die Erntesaison um mehrere Wochen aus, aber das lernt man erst mit der Zeit.

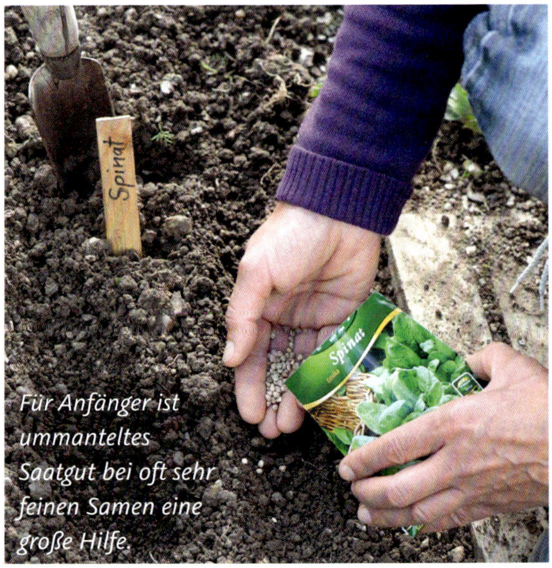

Für Anfänger ist ummanteltes Saatgut bei oft sehr feinen Samen eine große Hilfe.

Wie gehe ich denn beim Vorkultivieren im Garten am besten vor?

Wer schlau ist, sät unter Glas oder Folie aus, um den sogenannten Treibhauseffekt zu nutzen. Glasabdeckungen oder Folientunnel – vom provisorischen Holzrahmen mit einer aufgelegten Glasscheibe bis hin zum aufwendigen Gewächshaus – schützen den Boden vor Wind, der ihn ansonsten austrocknet und kühlt. Die Abdeckungen lassen die Sonnenstrahlen durch und halten gleichzeitig Infrarotstrahlen fest. Sie entstehen erst im

Boden, der durch die energiereichen Sonnenstrahlen aufgeheizt wird. Mit diesem Trick lassen sich Heizkosten sparen. Aber selbst ein aufgelegtes Vlies, das mit ein paar Steinen am Rand gegen Verwehen fixiert wird, hält schon so viel Wind ab, dass es darunter spürbar wärmer ist als in der Umgebung. Damit lässt sich der Keim- und Wachstumsprozess deutlich beschleunigen.

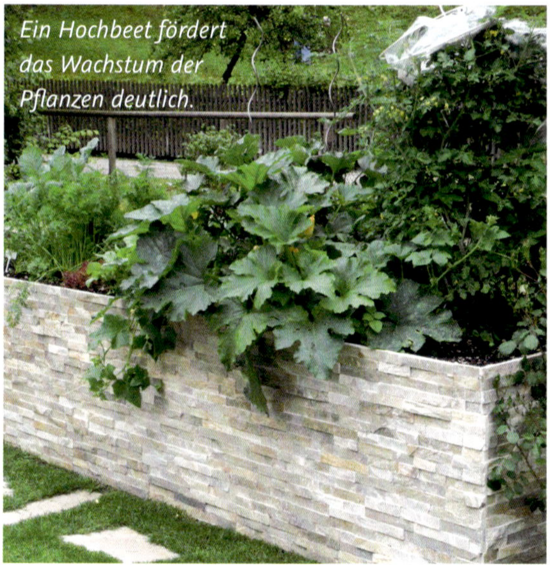
Ein Hochbeet fördert das Wachstum der Pflanzen deutlich.

Sommerblumen dagegen können immer direkt an Ort und Stelle ohne jeglichen Schutz ausgesät werden, aber man sollte sie vor Vogelfraß schützen. Entweder dünn mit Sand abdecken oder ein feines Netz darüber spannen. Es gibt unterschiedliche Mischungen, von denen einige sehr robust sind und schon im März ausgesät werden können, falls der Boden frostfrei ist. Welche das sind, erfährt man auf der Tütenrückseite.

Wenn ich keinen Garten habe und trotzdem Gemüse anbauen möchte, geht das auch in einer Mietwohnung mit Balkon?

Klar doch! Urban Gardening ist in! Es gibt unterschiedliche Bausätze aus Holz oder Kunststoff, die leicht zu einem Hochbeet aufzubauen sind und dann im Garten bzw. auf dem Balkon den Gemüseanbau ermöglichen. Auf solche Hochbeete lassen sich auch leicht entweder selbst gebastelte oder gekaufte Schutzvorrichtungen wie ein Frühbeetaufsatz oder Folientunnel anbringen.
Oder eine total einfache Idee für den, der es einfach mal preiswert ausprobieren will: Ein ganz normaler Sack Erde wird flach auf den Boden gelegt, bekommt unten mit einer Messerspitze ein paar kleine Abflusslöcher und oben ein paar Kreuzschlitze verpasst, gerade so groß, dass man ein paar Gemüse- oder Salatpflanzen hineinsetzen kann. Er dient als provisorisches Beet, in dem man z.B. jetzt frühe Salate und später, wenn es warm genug ist, Tomaten oder Kräuter kultivieren kann. Mit offenen Augen kann jeder seine individuelle Lösung finden. Wichtig ist bei allen diesen Lösungen nur, dass der Standort genügend direkte Sonne erhält, weil sonst die Pflanzen mickern und nicht gut schmecken.

Nicht jede Pflanze mag jeden Boden. Aber ich habe ja nur einen Boden. Woher weiß ich, welche Qualität mein Boden hat, damit ich auch nur die Pflanzen darauf pflanzen kann, die ihn vertragen?

Man bekommt diese Information vom Wasserwerk. In aller Regel wird das Trinkwasser in der Umgebung gewonnen und die regionale Wasserhärte gibt meist Aufschluss über die Bodenbeschaffenheit. Ist das Wasser „weich", also der Härtegrad gering (bis 7 Grad deutscher Härte), reagiert der Boden sauer, ist die Härte „hoch" (über 14 Grad deutsche Härte), dann ist Kalk im Untergrund und der Boden reagiert alkalisch. Als normal gelten Regenwasser und mittleres Leitungswasser mit Wasserhärte-Werten zwischen 7 und 14 Grad deutscher Härte. Dieses Wasser ist ideal zum Blumengießen. Aber sowohl für saure Böden als auch für Kalkböden gibt es Spezialisten. Auf sauren Böden gedeihen Rhododendren, Hortensien, Heidekraut, Kamelien oder Blaubeeren. Kalkige Böden dagegen werden von Kuhschellen oder Acker-Rittersporn angezeigt. Optimale Gartenböden halten sich dagegen im mittleren Bereich auf. Gute regionale Gärtnereien sind natürlich über die Böden in der Umgebung informiert und bieten dafür die passenden Pflanzen an.

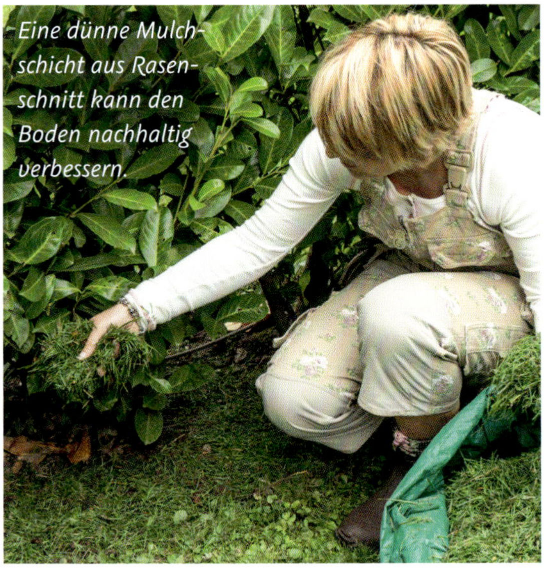

Eine dünne Mulchschicht aus Rasenschnitt kann den Boden nachhaltig verbessern.

Wie kann ich meinen Boden „pimpen"?

Das zeitige Frühjahr ist der beste Zeitpunkt, fehlende Nährstoffe zu ergänzen, z.B. Langzeitdünger auszustreuen. Alternativ kann auch Kompost ausgebracht werden. Vor allem sollte der Boden bei trockenem Wetter gelockert werden. Umgraben ist dabei die schlechteste Wahl, weil dann die biologische Schichtung gestört wird. Lockern mit dem Sauzahn ist die schonendste Methode. Eine Alternative ist das tiefe Einstechen und leichte Rütteln mit einer Grabegabel, was vor allem bei schweren Böden gut funktioniert.

Es gibt die Möglichkeit, bei zu durchlässigen Sand- oder Steinböden mit Bentonit, einem Ton-Mineral, oder mit Zeolithen, das sind vulkanische Faserminerалien, die Wasserhaltigkeit des Bodens zu verbessern. Kompost ist immer gut, aber Vorsicht, denn er ist je nach Verrottungsgrad auch Dünger. Für magere Böden ist Kompost optimal, bei guten Humusböden darf man ihn aber nur in Maßen einsetzen.

Zu schwere Böden können durch Einarbeiten von Sand gelockert werden. Das ist aber meistens eine Aufgabe von mehreren Jahren. Die beste Bodenpflege ist Mulch. Darunter versteht man die Abdeckung mit organischen Materialien. Geeignet sind halb verrotteter Kompost, eine dünne (!) Lage Rasenschnitt, gehäckseltes Herbstlaub oder gehäckselter Astschnitt. Achtung bei Rindenmulch! Der ist sauer, hat viele Gerbsäuren und unterdrückt daher Pflanzenwachstum eher, als er ihn fördert. Rindenmulch ist also nur etwas für Wege, nie aber für Beete!

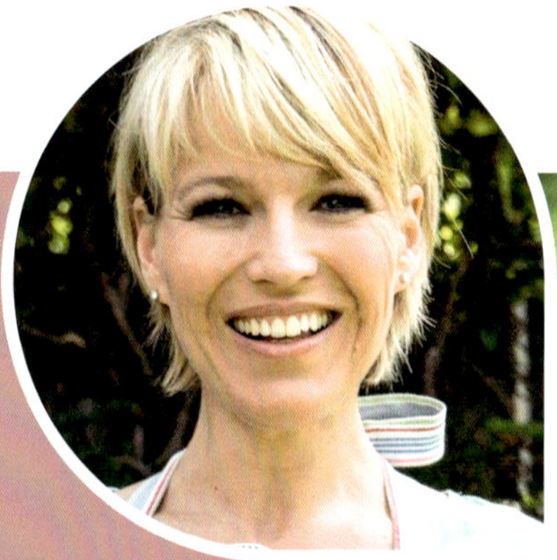

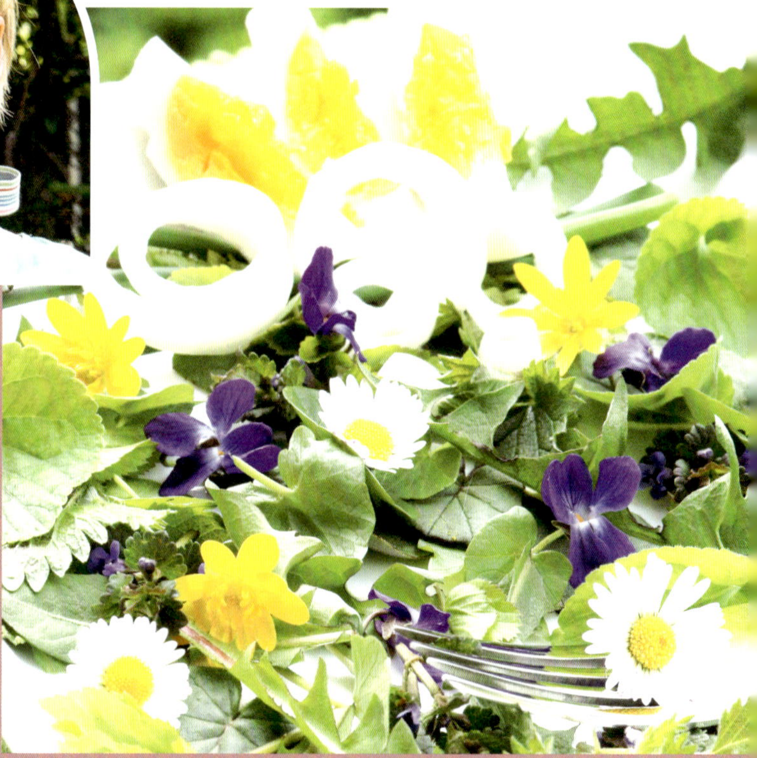

Extratipp von Andrea

Unkraut-Salat

Die meisten Gärtner ärgern sich über Unkraut im Beet. Ich auch. Deshalb belohne ich mich nach dem Unkrautjäten gern mit einer leckeren Mahlzeit.
Mein Tipp: Das Unkraut einfach aufessen. Allerdings nur das aus dem eigenen Garten und nicht das vom Wegesrand.

Für einen schmackhaften Unkraut-Salat braucht man:

1 Handvoll Löwenzahn
1 Handvoll Sauerampfer
1 Handvoll Giersch
1 Handvoll Gänseblümchen
3 EL Pistazienkernöl
1 EL Apfelessig
1 TL Feigenessig
1 TL Dijon-Senf
1 kleine Schalotte, fein gewürfelt
1 Spritzer Ahornsirup
1 EL frisch gehackte Kräuter
Salz und Pfeffer
1 hart gekochtes Ei

Löwenzahnblätter in Stücke schneiden, Sauerampfer und Giersch von den Stielen befreien, waschen und anschließend in der Salatschleuder trocken schleudern. Gänseblümchen von den Stielen befreien und vorsichtig säubern.
Aus Öl, Essig und den anderen Zutaten eine Vinaigrette herstellen. Wildkräuter darin vermischen und die Gänseblümchen hinzugeben. Zum Schluss streue ich noch grob gehacktes Ei darüber.

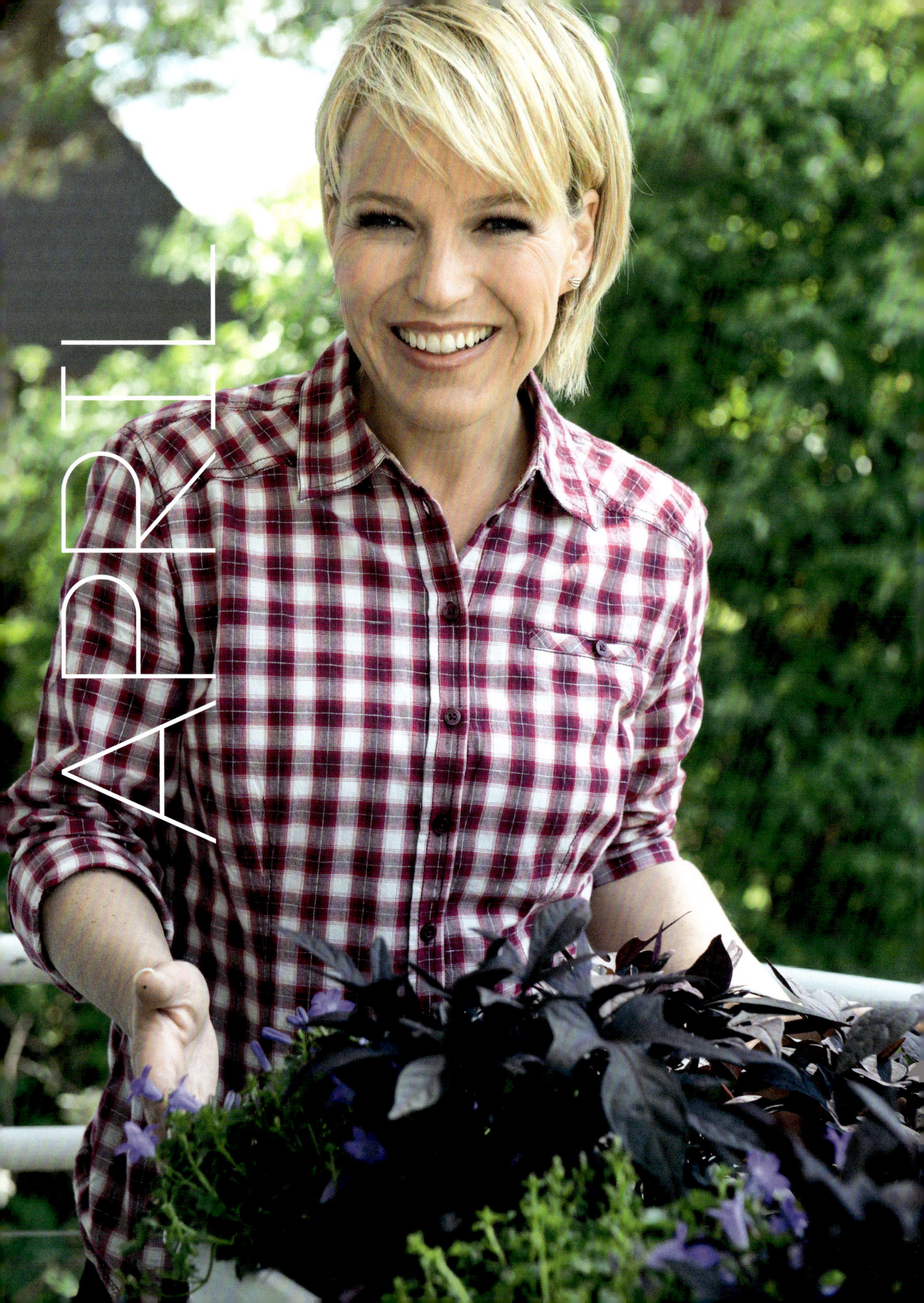

APRIL

Nach der langen Durststrecke im Winter lechze ich förmlich nach Farbe. Frühe Tulpen oder Krokusse verblühen schon langsam. Jetzt ist ja die Zeit von Forsythien und Magnolien. Kann ich die überhaupt noch pflanzen?

Oh ja! Sie können alle noch gepflanzt werden, sofern sie im Container stehen. Wurzelnackte Ware könnte schon kritisch werden. Heutzutage wird aber sowieso so gut wie alles in Containern vorgezogen. Dadurch sind auch die klassischen Pflanzzeiten von einst Schnee von gestern. Mittlerweile ist eigentlich das ganze Jahr über Pflanzzeit, sofern die Böden nicht gefroren sind. Es gibt nur wenige Ausnahmen. Immergrüne Gehölze sollte man zum Beispiel besser im Frühjahr, also spätestens jetzt in die Erde bringen, weil sie dann sofort neue Wurzeln bilden können, um ihre Blätter mit Wasser zu versorgen. Jetzt nach der Schneeschmelze sind die Böden auch meist mit Wasser optimal gesättigt. Denn Immergrüne haben eigentlich nie Ruhezeit – im Gegensatz zu laubabwerfenden Gehölzen, die man daher sogar mitten im Winter pflanzen könnte. Frisch gepflanzte Immergrüne können dagegen im Winter bei gefrorenen Böden vertrocknen.

Wann ist der richtige Schnittzeitpunkt für Frühjahrsblüher?

Dazu gibt es die ganz einfache Regel „Immer nach der Blüte und vor dem folgenden Austrieb".
Alle früh blühenden Ziergehölze wie Winterjasmin, Forsythie, Ranunkelstrauch, Kätzchenweide, Magnolie oder Schneeball treiben praktisch mit dem Ende der Blüte im März/

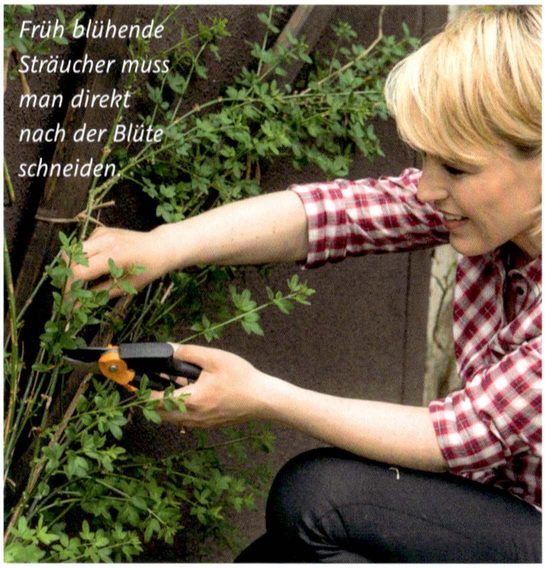
Früh blühende Sträucher muss man direkt nach der Blüte schneiden.

April neue Blätter und müssen daher unmittelbar im Abblühen geschnitten werden. An den sich neu entwickelnden Trieben bilden sich dann bis zum Herbst Blütenknospen für das kommende Frühjahr. Ein kräftiger Rückschnitt bringt stets viele Neutriebe mit sich, er ist somit gleichbedeutend mit großer Blütenfülle.
Flieder blüht erst im Mai. Und hier ist der Laubaustrieb auch nicht so ungestüm, sodass etwas mehr Muße bleibt, ihn nach der Blüte in Form zu bringen. Aber länger als ein bis zwei Wochen sollte man auch hier nicht warten. Der beste Rückschnitt von Flieder besteht jedoch darin, viele üppige Sträuße zu schneiden. Ein schöner Doppelnutzen.
Der größte Fehler, der immer gerne gemacht wird, ist, dass Leute Forsythien oder Flieder im Herbst schneiden und sich dann wundern, warum alles so schlecht blüht.

Jetzt können ja auch langsam fehlende Farbtupfer ins Beet oder auch in den

Balkonkasten. Welche Pflanzen dürfen jetzt schon gepflanzt werden, und von welchen lasse ich besser noch die Finger?

Bitte auf keinen Fall jetzt schon Geranien, Petunien oder andere klassische Balkonblumen pflanzen. Denn schon bei einem einzigen Nachtfrost können sie erfrieren. Der April macht bekanntlich, was er will. Also ist die Gefahr von Nachtfrösten auch bei einer Schönwetterphase immer noch groß und das bleibt auch bis zu den Eisheiligen so. Klassische Balkonblumen können erst Mitte Mai gepflanzt werden. Jetzt sollten nur typische

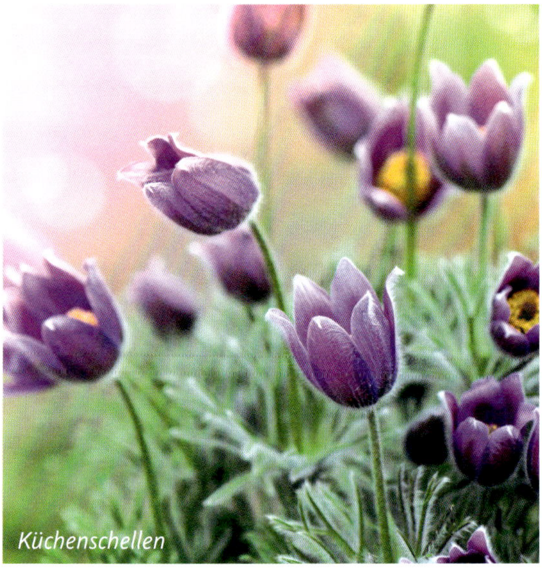
Küchenschellen

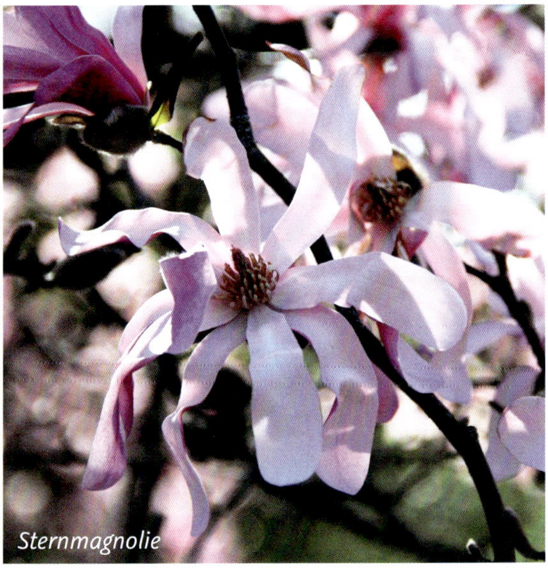
Sternmagnolie

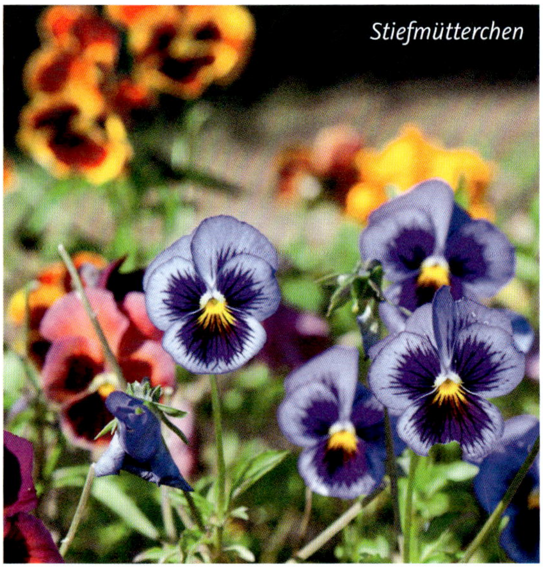
Stiefmütterchen

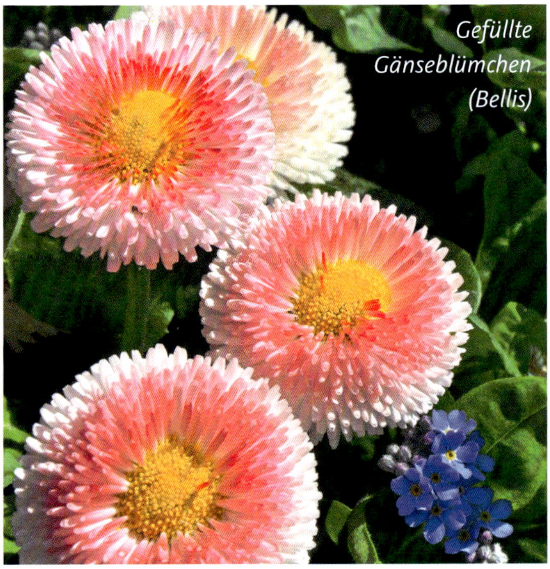
Gefüllte Gänseblümchen (Bellis)

früh blühende Stauden oder Zweijahresblumen in Balkonkästen oder in unseren Gärten gepflanzt werden.
Speziell Zwiebelgewächse sind noch in fast allen Farben als vorgezogene Topfware zu kriegen. Keinesfalls jetzt noch Blumenzwiebeln von Frühjahrsblühern kaufen und pflanzen – das wird nichts mehr. Und ein paar vorwitzige Frühlingsstauden, etwa die zarten Anemonen, sind auch schon in Vollblüte.
Mittlerweile gibt es sogar von Stiefmütterchen sehr ansprechende Varianten. Sie sind dankbar und langlebig und ihr Geld mehr als wert. Daneben gibt es Primeln in allerlei groß- und kleinblütigen Sorten und in vielen leuchtenden Farben, gefüllte Gänseblümchen (Bellis) in Rot, Rosa oder Weiß, Glockenblumen mit ihren Blautönen und viele andere Gartenstauden als Frühlingsboten. Sie heben die Stimmung und sind pflegeleicht.
Und für den größeren Kübel oder den Vorgarten geben im April Hängeweide, Blutjohannisbeere, Skimmie oder Sternmagnolie stets eine gute Figur ab.

Im März mussten ja schon organischer Dünger und Kompost auf dem Beet verteilt werden. Nach den ersten warmen Tagen beginnen die Pflanzen richtig zu sprießen. Das macht sicher „hungrig". Im Handel gibt's mineralischen und organischen Dünger. Welchen setze ich denn wofür ein? Und worin unterscheiden sie sich?

Mit dem jetzt einsetzenden stürmischen Wachstum ist der Appetit der Pflanzen am größten. Jetzt muss gedüngt werden, was das Zeug hält, denn den Rückstand machen die Pflanzen später nur schwer wieder wett.
Als erste Gabe ist eine mineralische Düngung mit einem hohen Stickstoffanteil okay, denn sie ist sofort pflanzenverfügbar und fördert den Blattzuwachs. Für eine konstante Nährstoffzufuhr und zur Blütenbildung ist danach auf Dauer aber eine organische Langzeitdüngung zu empfehlen.
Der Vorteil von Mineraldüngern: Die Nährstoffe stehen den Pflanzen schnell zur Verfügung. Das ist bei akutem Nährstoffmangel wichtig.
Ihr Nachteil: Stoffe, die nicht sofort verbraucht werden, waschen bei Regen ins Grundwasser aus. Das ist für die Umwelt schädlich und kostet unnützes Geld, weil nur ein Teil des Düngers den Pflanzen zugutekommt.
Daher bevorzuge ich organischen Dünger, der deutlich umweltverträglichere Eigenschaften besitzt. Er zersetzt sich nur bei feuchtwarmen Bedingungen und setzt daher immer nur dann Nährstoffe frei, wenn Wachstumswetter herrscht und die Pflanzen Kohldampf haben. Somit ist ein Auswaschen ins Grundwasser recht unwahrscheinlich.
Der Nachteil ist, dass die Düngerfreigabe nicht sofort einsetzt, sondern einige Zeit braucht. Dafür hält sie dann lange an, was wiederum von Vorteil ist.

Aber sind nicht alle drei Nährstoffe zu jeder Jahreszeit gleich wichtig?

Nein. Der Stickstoffgehalt muss im Frühjahr besonders hoch sein, damit die Pflanzen schnell viel Zuwachs bekommen. Erst im weiteren Verlauf des Jahres sollte man den Phosphor- und Kalianteil erhöhen.
Man erkennt die Unterschiede bei den Düngern an der Bezeichnung:

- Grünpflanzendünger
  = mit mehr Stickstoff

- Blühpflanzendünger
  = mit einem erhöhten Phosphor- und Kalianteil

Kann ich jetzt schon Pflanzen in mein Beet neu einpflanzen oder muss ich erst die Eisheiligen abwarten?

Neuanpflanzungen im Garten sind fast alle möglich, sofern sie frosthart sind. Gehölze im Container lassen sich ohnehin das ganze Jahr über pflanzen, aber jetzt ist die Vitalität am größten. Auch Stauden und die meisten robusten Gemüsearten und Kräuter können jetzt gesetzt werden. Nur tropische Arten wie Tomaten oder Paprika müssen noch bis Mitte Mai warten.

Einige meiner Stauden sind ganz schön groß geworden …

Zu groß gewordene Stauden lassen sich jetzt noch gut teilen. Dazu die Staude komplett ausgraben oder zumindest außen herum mit einem Graben freilegen. Am besten mittig mit zwei Rücken an Rücken eingestochenen Grabegabeln auseinanderdrücken. Sind die Wurzeln zu dicht, kann auch der Spaten, ein Messer oder ein Beil zu Hilfe genommen werden. Am besten die Teilstücke alle an einem neuen Platz einpflanzen. Das gibt den Stauden immer einen ordentlichen Schub, denn oft leidet die alte Stelle an Bodenmüdigkeit. Darunter versteht man ein Phänomen, das eigentlich alle Pflanzen mal mehr, mal weniger betrifft. Die Wurzeln sind nämlich nicht wie Strohhalme, die Wasser einfach nur einschlürfen wie Kinder die Limonade, sondern Wasser- und Nahrungsaufnahme sind ein äußerst komplexer Vorgang, bei dem Wurzeln Stoffe an den Boden abgeben und diese, beladen mit Dünger und Wasser, wieder aufnehmen. Dabei bleiben aber immer auch organische Rückstände als Abfallprodukt im Boden, die es der Pflanze mit der Zeit kaum noch ermöglichen, effektiv zu arbeiten. Da diese Stoffe von Art zu Art verschieden sind, können an die Stelle ruhig andere Stauden gesetzt werden, nur möglichst keine näher verwandten. Ihr Wachstum wird dann nicht behelligt. Die alten Hemmstoffe bauen sich über die Jahre allmählich wieder ab. Aus diesem Grund gab es früher die Vierfelder-Wirtschaft, bei der die Bauern im Turnus von vier Jahren vier unterschiedliche Feldfrüchte im Rotationsverfahren angebaut haben. Damit wurden einseitige Auszehrung der Nährstoffe und Bodenmüdigkeit verhindert.

Wie möchte mein Beet jetzt behandelt werden?

Alle Beete sollten gelockert werden. Fast immer ist Umgraben überflüssig. Mit dem Sauzahn oder einem Grubber (auch Kultivator genannt) die Erde mit einer ziehenden Bewegung aufreißen. Auch Einstechen und Rütteln mit der Grabegabel hilft. Die Erde muss locker sein, damit Luft eindringen kann und Überschusswasser schneller abläuft. Bei dieser Gelegenheit Unkraut entfernen. Jetzt sind die Wurzeln noch kompakt, sobald sie aber wachsen, sind viele Unkräuter für diese Saison unausrottbar. Die Jätarbeit vergrößert sich für die gleiche Fläche von

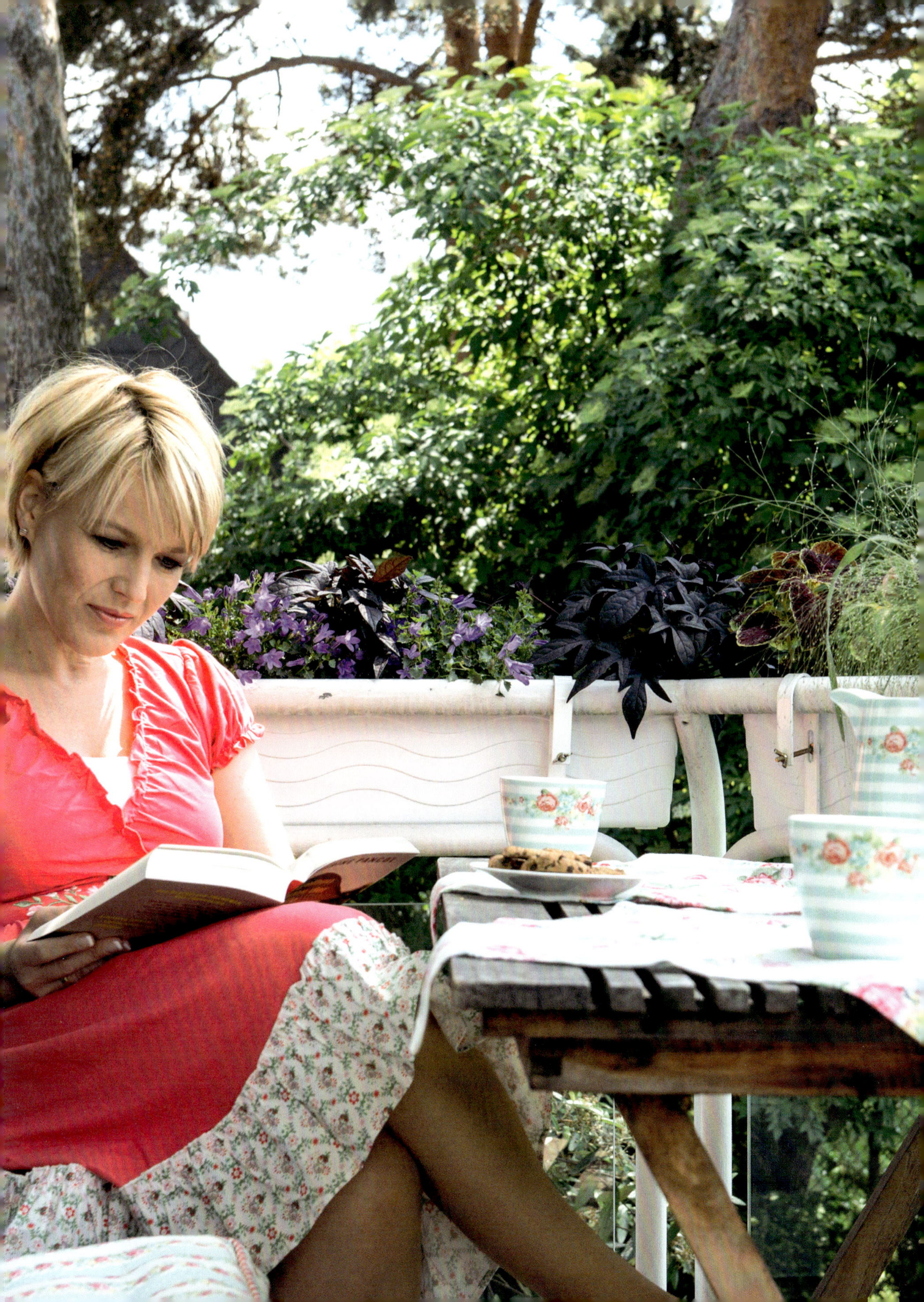

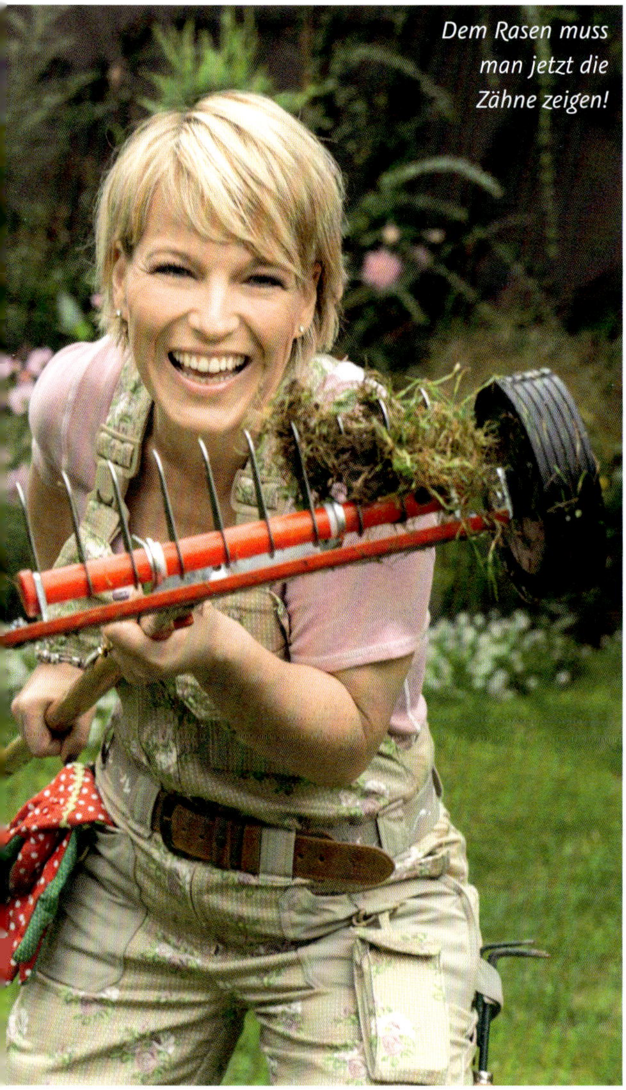

Dem Rasen muss man jetzt die Zähne zeigen!

Woche zu Woche, also früh beginnen, das ist zeitsparend und kräfte- sowie nervenschonender.

Es wird langsam Zeit, die Sommerblumen auszusäen. Was muss ich dabei beachten?

Einjährige Sommerblumen müssen jetzt ausgesät werden, damit sie bald anfangen, zu blühen. Aber unbedingt mit einer DÜNNEN Sandschicht oder einem Netz vor Vogelfraß schützen. Den Inhalt der Tüte großwürfig aussäen, dann werden die Pflanzen üppiger, weil sie mehr Raum für sich haben. Ein Trick hilft, dass sie nicht zu eng stehen und sich gegenseitig erdrücken: Den Inhalt der Samentüte mit einer Portion Spielsand mischen und diesen auf der vorgesehenen Fläche nach Möglichkeit in mehreren Durchgängen verteilen, denn selbst bei dieser Methode sortieren sich die feinen Samen und trennen sich von den größeren ab. Wem das zu aufwendig ist, der kann Saatbänder oder Saatplatten mit Sommerblumen verwenden. Hierbei sind die Samen in optimaler Mischung zwischen zwei Lagen Vliespapier eingearbeitet. Das hat den weiteren Vorteil, dass sie sicher vor Vogelschnäbeln sind und bei einem Regenguss nicht in einer Mulde zusammengespült werden. Das Vlies wird nur leicht mit Sand oder Erde gegen Verwehen bedeckt und verrottet mit der Zeit, sodass der Keimprozess nicht behindert wird. Die Auswahl an einjährigen Sommerblumen ist groß. Es gibt niedrige Mischungen, halbhohe und hohe, es gibt Rankpflanzen, mit denen man seinen Gartenzaun oder ein Balkongitter schmücken kann, und es gibt Mischungen als Bienenweide oder als Schnittblumen, um nur die wichtigsten zu nennen.

Was braucht der Rasen im April von mir?

Er wurde bereits gedüngt und etwas belüftet, er kann aber in günstigen Jahren ab sofort etwas kürzer gemäht werden, weil schon deutlich mehr Licht zur Verfügung steht, und ab Ende April kann er dann auch vertikutiert werden, wenn es denn sein muss.

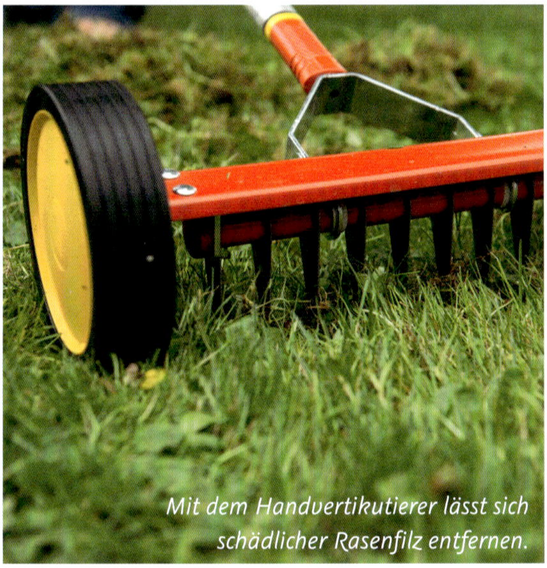
Mit dem Handvertikutierer lässt sich schädlicher Rasenfilz entfernen.

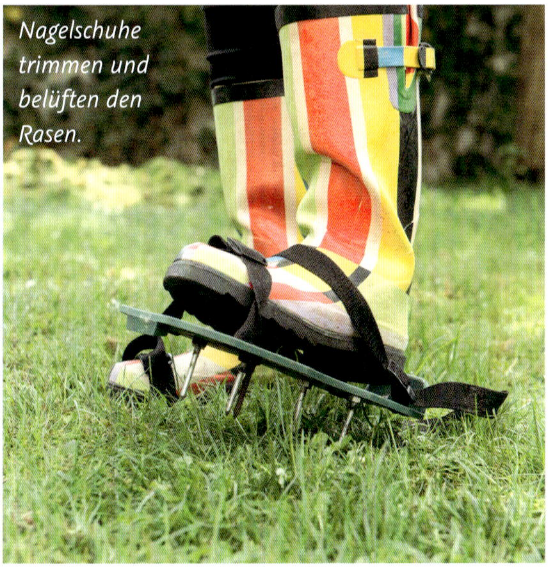
Nagelschuhe trimmen und belüften den Rasen.

Wann, wie oft und wie vertikutiert man richtig?

Wird der Rasen kaum strapaziert und neigt der Untergrund nicht zum Verdichten, muss eigentlich nie vertikutiert werden. Dann reicht regelmäßiges Striegeln völlig aus, entweder mit einem Rechen oder einem elektrischen Rasenlüfter, der die Arbeit des Rechens übernimmt. Wird der Rasen aber oft bei Nässe betreten oder herrscht ein lehmiger Untergrund vor, ist es alle ein, zwei oder erst drei Jahre angebracht, mal den Vertikutierer (man kann ihn leihen!) einzusetzen. Beim Vertikutieren werden mit vergleichsweise eng stehenden Messern etwa fünf Zentimeter tiefe Ritze in den Boden gefräst. Der Sinn dieser Maßnahme ist vergleichbar dem Umgraben im Beet. Auch beim Vertikutieren wird der Boden gelockert, damit Wasser, Dünger aber vor allem Luft besser ins Erdreich eindringen können. Die Messer durchtrennen dabei auch die Grasnarben, die danach schnell regenerieren sollen, um die Vitalität des Rasens zu fördern. Dieser Eingriff ist aber recht brutal, dazu muss der Rasen wirklich topfit und vital sein. Also sollte man einen Zeitpunkt wählen, an dem der Rasen gut ausschaut. Das kann jahrweise im günstigsten Fall Mitte April, in schlechten Jahren auch erst Mitte oder sogar Ende Mai der Fall sein. Zur Vorbereitung den Rasen relativ kurz mähen. Vertikutiert wird dann in Längsrichtung in möglichst langen, geraden Bahnen. Dabei sollten die Messer ruhig ziemlich tief eingestellt werden, aber bitte nicht überlappend arbeiten und schon gar nicht noch einmal quer wiederholen. Anschließend den Rasen sorgfältig abharken, leicht düngen und gut wässern, damit das Wachstum sofort wieder einsetzen kann.

Der Rasen sieht hinterher ziemlich unansehnlich aus. Wie lange braucht er, bis er sich davon erholt hat?

Das geht recht fix, wenn ich den richtigen Zeitpunkt abwarte. Falls es im April schon

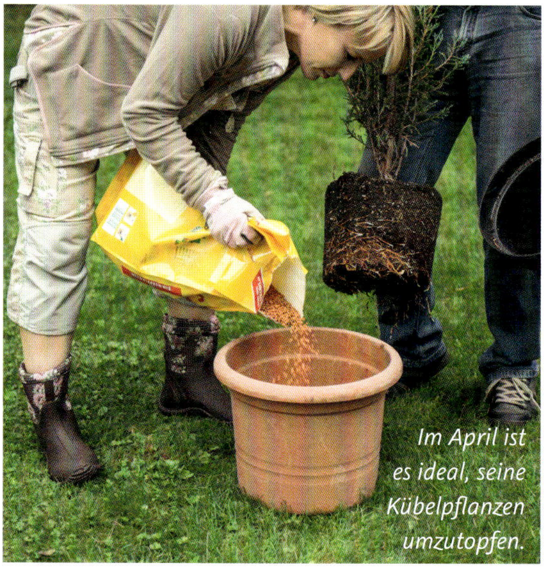

Im April ist es ideal, seine Kübelpflanzen umzutopfen.

recht warm ist und der Rasen gut wächst, dann sollte er sich spätestens in zwei Wochen so weit erholt haben, dass er deutlich besser ausschaut als vor der Prozedur, vor allem wenn ich so schlau bin, unmittelbar vor einer Regenperiode zu vertikutieren. Logisch, dass ich ihm dazu auch Futter zum Wachsen geben muss! Vertikutiere ich aber zum falschen Zeitpunkt, dann kann das den Todesstoß für den Rasen bedeuten, von dem er sich kaum jemals wieder erholt. Dann übernimmt Unkraut das Regiment!

Meine Kübelpflanzen haben dank des guten Winterschutzes die kalte Jahreszeit gut überstanden. Was kann ich denen jetzt Gutes tun?

Im April fangen Pflanzen an, richtig durchzutreiben, weil jetzt endlich die Tage lang genug sind und wieder ausreichend Licht verfügbar ist. Daher vertragen sie jetzt auch Eingriffe am besten, wie zum Beispiel das Umtopfen. Leichte Verletzungen der Wurzeln verheilen gut, auch werden schnell neue Wurzeln gebildet. Kübelpflanzen bekommen neue Erde. Dabei den alten Ballen mit einer Gabel etwas ankratzen und tote Wurzeln entfernen. Das Ankratzen hat den Zweck, einerseits Drehwuchs entlang der Topfwand zu unterbinden und andererseits, um die Wurzeln leicht zu verletzen, damit sie zu neuem Wachstum angeregt werden. Die angeraute Erde verbindet sich auch schneller mit der neuen Erde, ohne dass dazwischen ein gefährlicher Spalt entsteht, der das Gießwasser am Eindringen hindert. Frisch umgetopfte Kübelpflanzen vertrocknen oft.
Grünpflanzen oder Blühpflanzen wie Malven, Fuchsien, Oleander oder Wandelröschen bekommen eine lockere und humose Kübelpflanzen-Erde, Zitruspflanzen oder Olivenbäumchen dagegen eine lehmhaltige Spezial-Erde, die sauer reagiert und wichtige Spurennährstoffe liefert, oder zumindest eine mit Sand angereicherte Erde.
Alle draußen überwinterten Kübelpflanzen wie Buchs oder kleinere Koniferen werden jetzt ebenfalls umgetopft und bekommen eine etwas kräftigere Kübelpflanzenerde mit einer guten Portion Lehm. Damit die überwinterten Kübelpflanzen beim Ausräumen keinen Schock bekommen, oder einen Sonnenbrand, weil sie in den Winterquartieren wegen Lichtmangel kaum Chlorophyll gebildet haben, sollten sie allmählich an bedeckten, aber warmen Tagen tagsüber für einige Stunden nach draußen. Dann springt der Stoffwechsel langsam an und Oleander und Co. können sich wieder an das Leben in Freiheit gewöhnen. Logisch, dass dann auch die Gießintervalle gesteigert werden müssen.

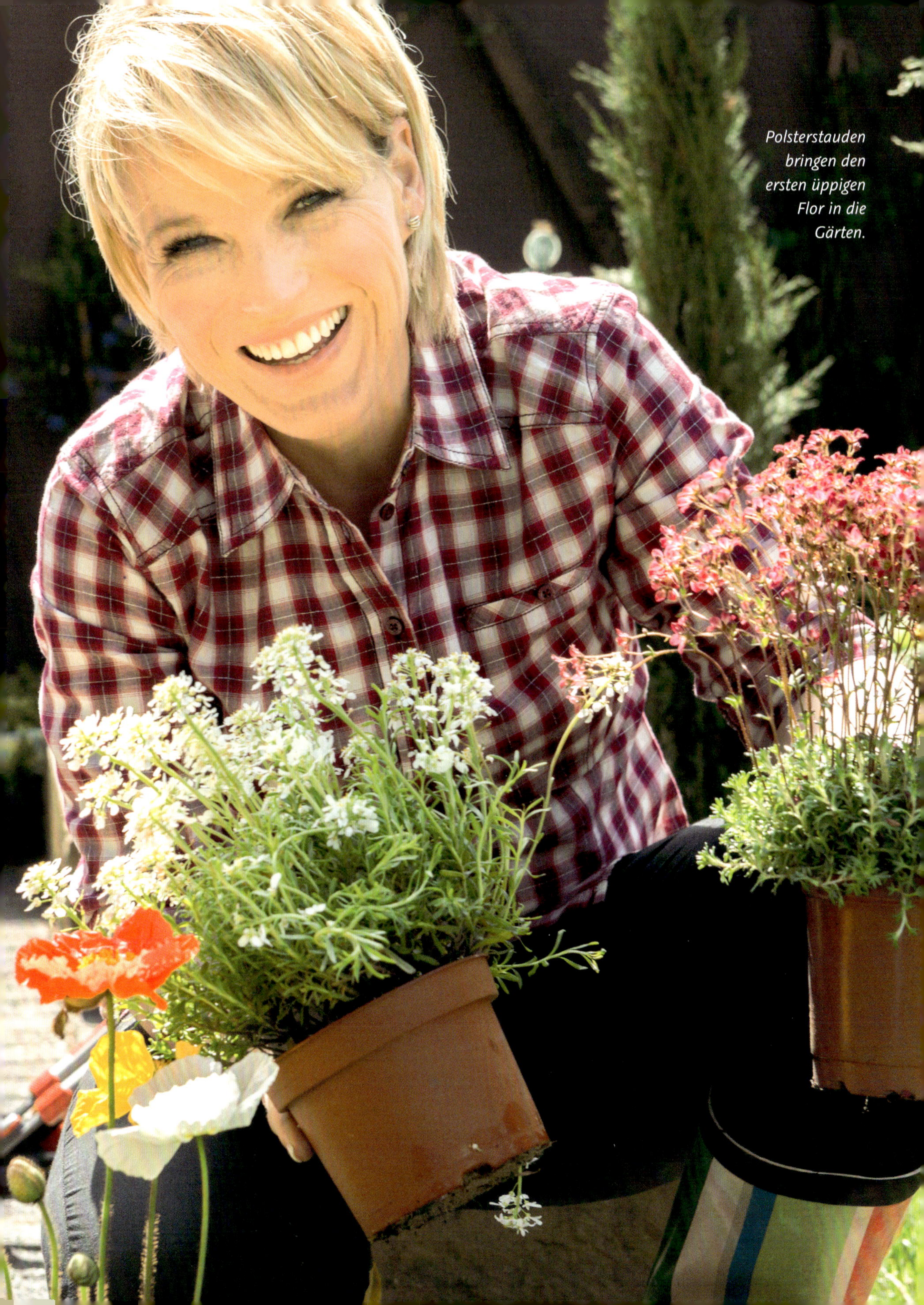

Polsterstauden bringen den ersten üppigen Flor in die Gärten.

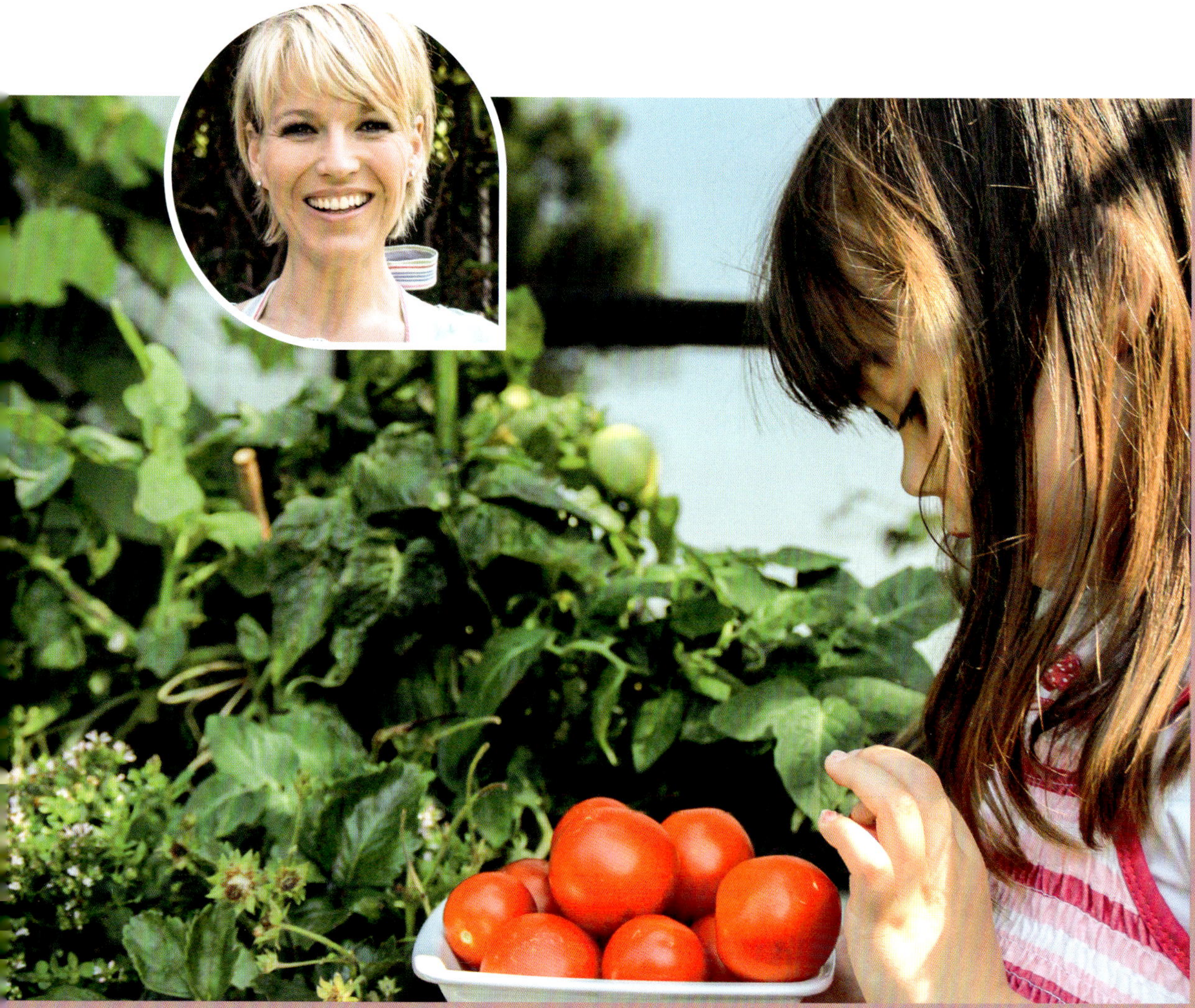

Extratipp von Andrea

Gärtnern mit Kindern

Kinder finden es toll, wenn sie im Garten oder auf dem Balkon mitmachen dürfen und einen Bereich haben, der nur ihnen gehört. Wenn Sie wenig Platz haben, können Sie einen Mörteleimer, den Sie im Winter als Schutz für Ihre Kübelpflanzen benutzen können, zu einem Kinderbeet umfunktionieren. Die Mörteleimer sehen schwarz sehr trostlos aus, ich habe sie gelb lackiert (aber Achtung, Insekten lieben die gelbe Farbe und können in der Trocknungsphase

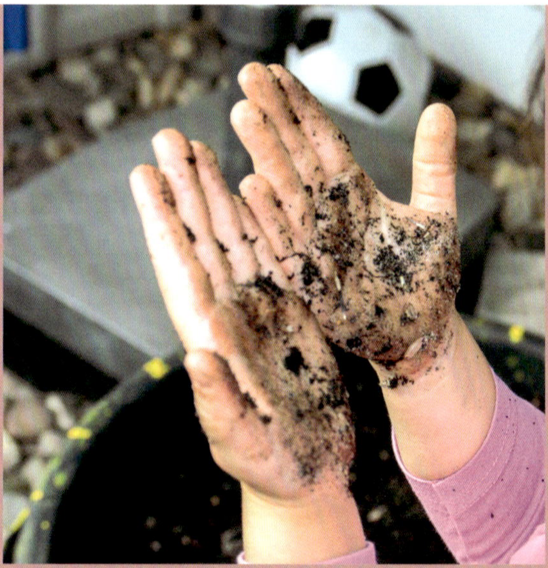

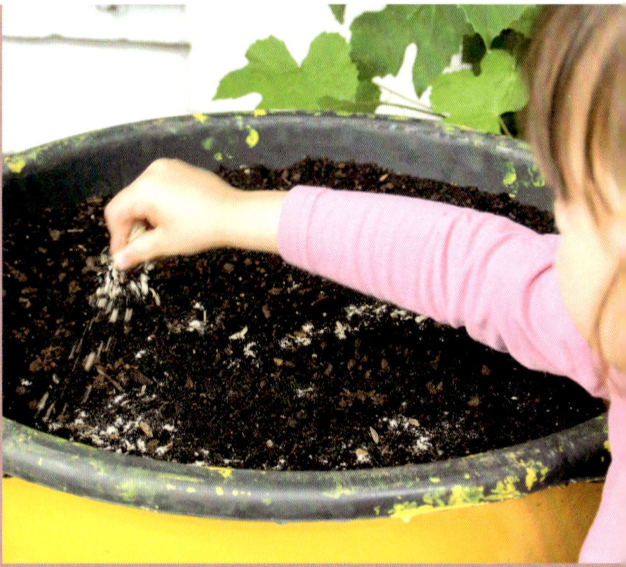

dran kleben bleiben), das ist freundlicher. Das Loch im Boden nicht vergessen (ist auch wichtig beim Winterschutz), damit das Gießwasser abfließen kann. Blähton auf dem Boden verteilen, Erde drauf. Sie können darin Gemüse oder Blumen säen.

Für Kinderhände ist die Aussaat von Sommerblumen einfacher als von Gemüse, das ja ordentlich in einer Reihe gestreut werden muss. Wenn Sie eine wilde Sommerblumenmischung nehmen und sie vorher mit Sand vermischen, können die Kinderhände sie kreuz und quer im Kübel verstreuen. Mit den Händen leicht andrücken und dann sanft wässern. Die Zöglinge brauchen Wasser zum Keimen. Die Kinder haben nun die verantwortungsvolle Aufgabe, sich jeden Tag um ihre Blumen zu kümmern und sie zu gießen. Welch eine Freude für sie, wenn die ersten Pflänzchen zu sehen sind!

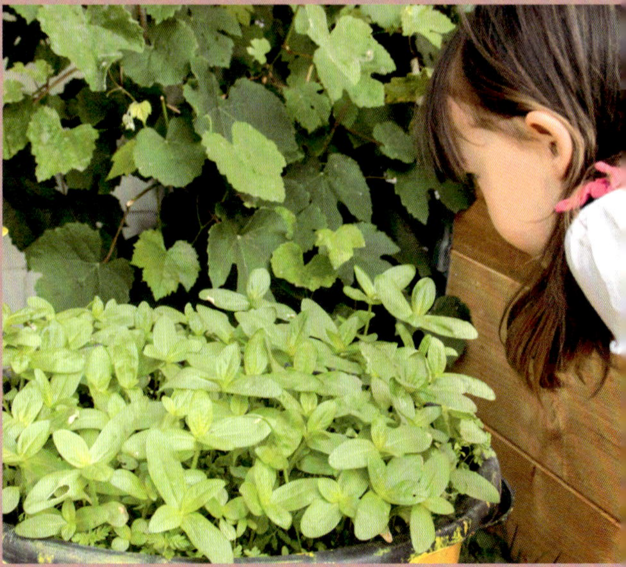

Ringelblume, Kapuzinerkresse und Schleierkraut schießen am schnellsten aus dem Boden. Dazu ist Kapuzinerkresse auf dem Balkon auch noch ein toller Sichtschutz zum Nachbarn.

MAI

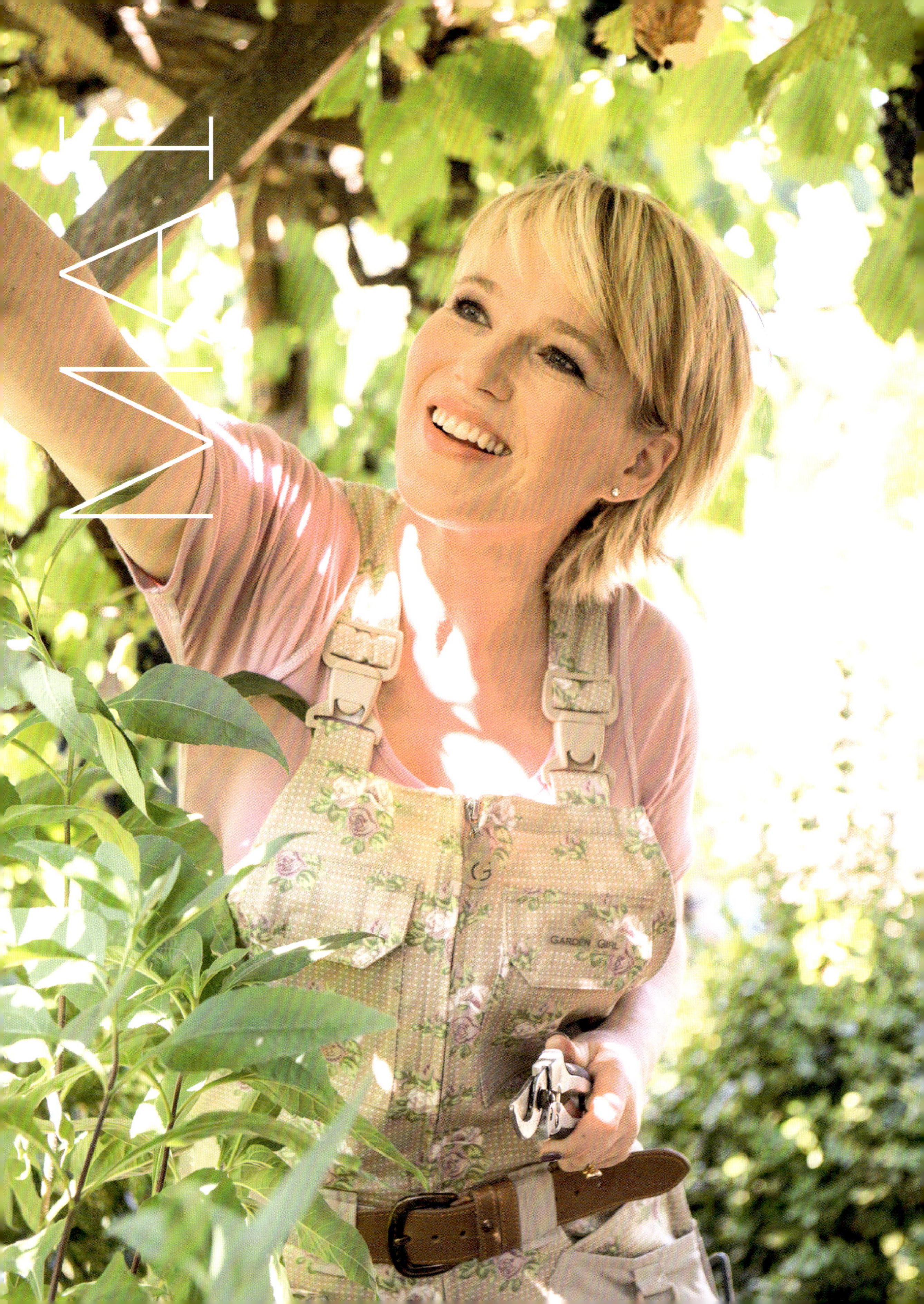

Was kann ich tun, wenn Blütenlücken in meinen Beeten entstehen?

In den Gärten entstehen immer dann größere Blütenlücken, wenn die Zwiebelblumen abblühen und die Sommerstauden noch im Wachsen begriffen sind. Hierfür eignen sich idealerweise Kleinstauden, sogenannte Polsterstauden, die diese Zeit mit vielen Blüten überbrücken.

Welchen Vorteil haben Kleinstauden?

Sie haben den Vorteil, wenig Platz zu beanspruchen, und füllen die Lücken zwischen den Großstauden, ohne in Konkurrenz mit ihnen zu treten. Es sind Blumen der ersten Reihe, sie lenken die Blicke auf sich und bringen Farbe in den Vordergrund.
Die Farben- und Formenvielfalt ist groß. Zu ihnen gehören Arten wie Steinkraut, Gänsekresse, Hornkraut, Steinbrech, Grasnelke, Tränendes Herz, verschiedene Veilchenarten, Polsterphlox, Blaukissen oder Waldsteinie. Sie sind konkurrenzstark und lassen sich von großen Stauden so schnell nicht unterkriegen.

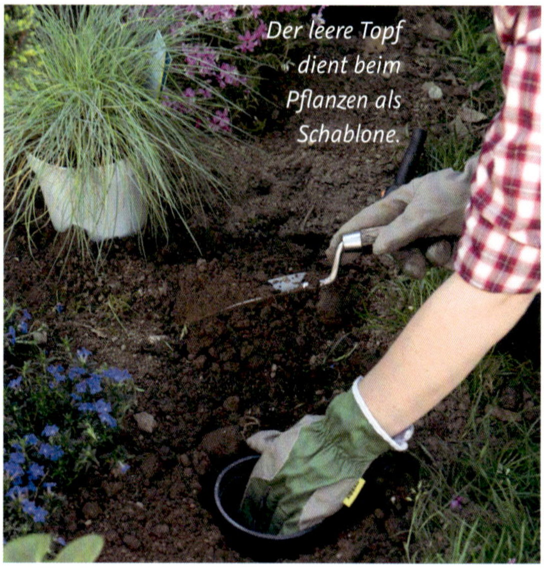

Der leere Topf dient beim Pflanzen als Schablone.

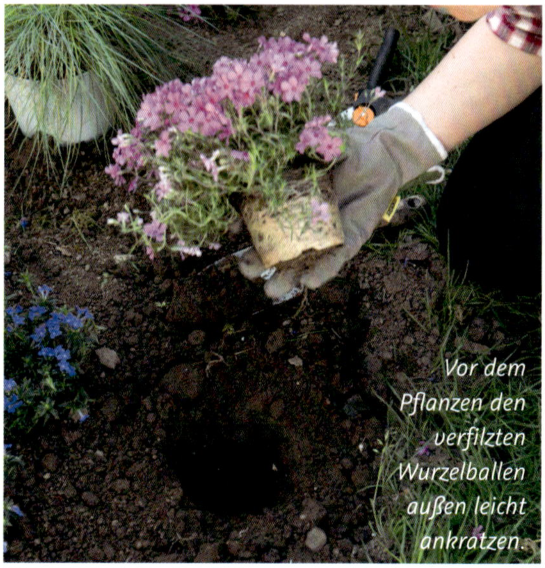

Vor dem Pflanzen den verfilzten Wurzelballen außen leicht ankratzen.

Was mache ich mit den Kleinstauden, wenn sie verblüht sind?

Sie müssen zum Friseur. Es gilt auch hier: „Schnitt fördert Wachstum". Bei den meisten Kleinstauden handelt es sich entweder um Miniaturgehölze oder um immergrüne, verzweigende Arten. Lässt man sie einfach vor sich hin wachsen, werden sie am Vorderende immer länger und kahlen an der Basis aus. Sie werden blühfaul und brechen gerne von der Mitte her auseinander. Schneidet man jedoch direkt nach der Blüte kräftig zurück, also ruhig um die Hälfte, schlagen schlafende Augen an der Basis aus, die Pflanzen werden kompakter und buschiger und bilden viel mehr Blüten. Natürlich muss man das mit etwas Langzeitdünger unterstützen. Nie platt, sondern immer etwas kugelig schneiden, dann behalten die Pflanzen ein natürliches Aussehen.

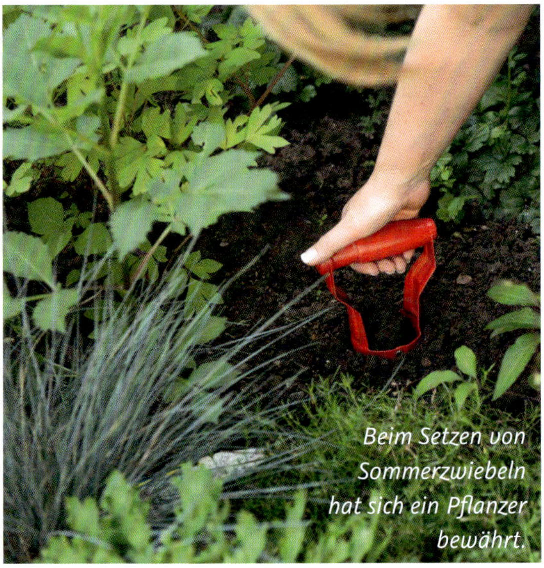

Beim Setzen von Sommerzwiebeln hat sich ein Pflanzer bewährt.

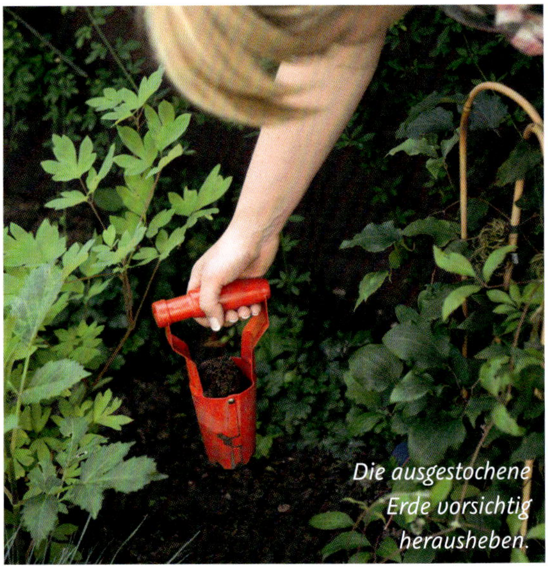

Die ausgestochene Erde vorsichtig herausheben.

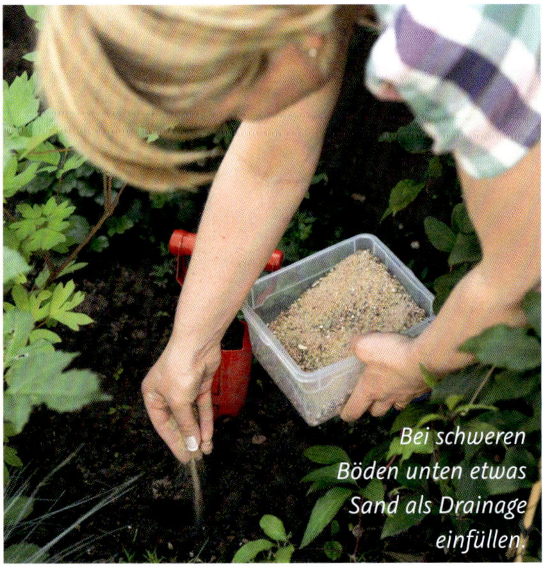

Bei schweren Böden unten etwas Sand als Drainage einfüllen.

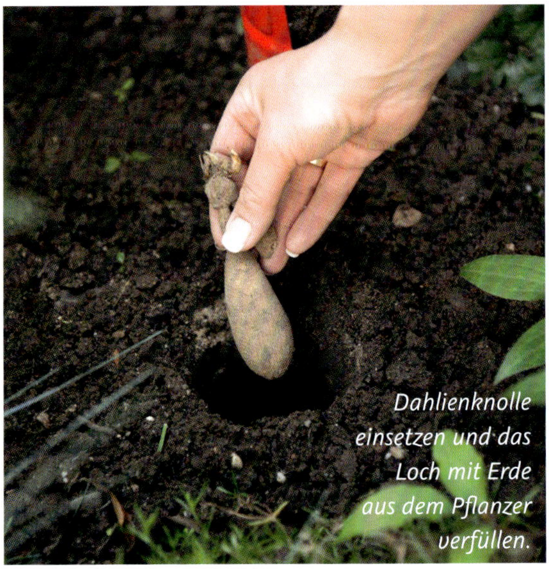

Dahlienknolle einsetzen und das Loch mit Erde aus dem Pflanzer verfüllen.

Wann müssen die Sommerblumenzwiebeln ins Beet?

Die Zwiebeln müssen Mitte Mai gepflanzt werden. Hierzu zählen Dahlien, Indisches Blumenrohr, Gladiolen, Knollenbegonien und andere sommerblühende Zwiebel- und Knollenpflanzen. Diese Arten kommen alle aus den Tropen und sind bei uns nicht winterhart. Dahlien, Begonien oder Indisches Blumenrohr blühen früher, wenn man sie im Zimmer schon rund vier Wochen vorher antreibt, indem man sie in lockere Erde einpflanzt, warm und hell stellt und leicht gießt. Erst ab den Eisheiligen in den Garten oder große Kübel pflanzen. Dünger nicht vergessen. Arten mit echten Zwiebeln wie Gladiolen oder Acidanthera werden Anfang Mai direkt an Ort und Stelle gepflanzt. Bei schweren Böden gegen Staunässe unten eine Lage Sand einfüllen. Achtung bei Dahlien: Sie sind das Lieblingsfutter von Schnecken, also schon beim Pflanzen immer wieder (ungiftiges!) Schneckenkorn drum herum streuen.

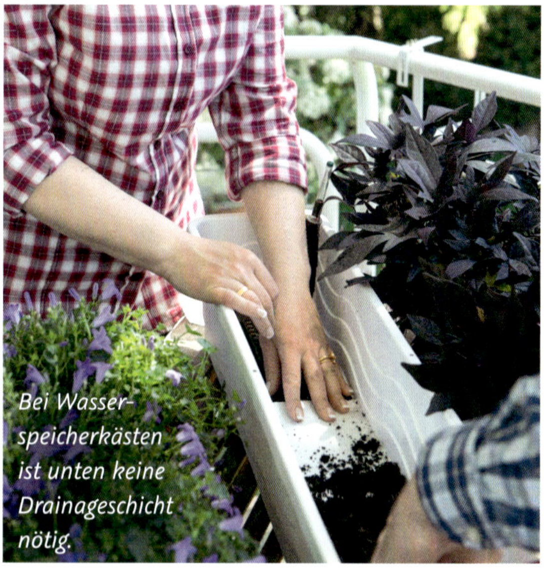
Bei Wasserspeicherkästen ist unten keine Drainageschicht nötig.

Mitte Mai ist es so weit, ich brenne darauf, meine Balkonkästen zu bepflanzen. Wie macht man's richtig?

Als Erstes braucht man die richtigen Balkonkästen. Sie sollten unbedingt geräumig sein und einen großen Wasserspeicher besitzen. Da lohnt es sich, etwas mehr zu investieren, denn die Pflanzen entwickeln sich darin um vieles besser. Und dann braucht man die richtige Erde. Der Idealfall ist eine humose, lockere Erde mit einem ausgewogenen Nährstoffgehalt im neutralen bis leicht sauren Bereich bei guter Wasserführung. Darin kommen die meisten Balkonblumen oder Kübel- und Gartenpflanzen gut klar.

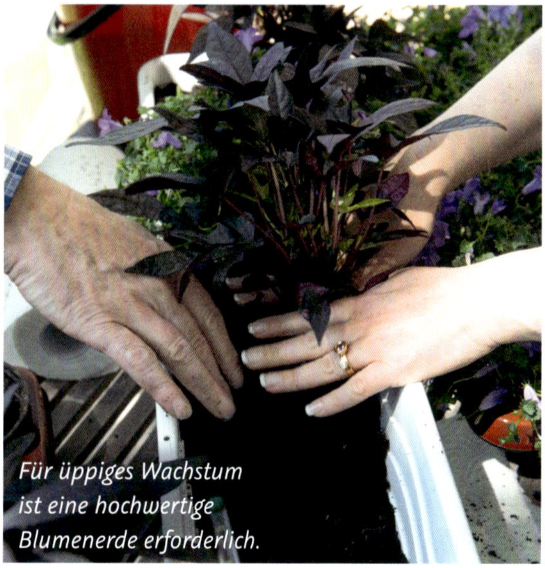
Für üppiges Wachstum ist eine hochwertige Blumenerde erforderlich.

Bei normalen Balkonkästen brauche ich ja Blähton, den ich auf dem Boden ausstreue, um Staunässe zu verhindern. Brauche ich das auch bei Balkonkästen, die einen Wasservorratsspeicher haben?

Nein, hier ersetzt das untere Gitter den Ablauf von Überschusswasser und vermeidet Staunässe. Bevor die Erde reinkommt, kann allerdings Küchenkrepp hineingelegt werden, das später verrottet. Aber bitte nach dem Bepflanzen den Wasserspeicher nur eine Zeit lang auf Maximum auffüllen. Später den Wasserstandsanzeiger auf Optimum halten und nur bei längerer Abwesenheit bis oben auffüllen.

Welche Pflanzen setze ich am besten in den Balkonkasten?

Das hängt ein bisschen von der Region ab, ob ich kalkhaltiges Gießwasser habe oder nicht, und natürlich vom eigenen Geschmack. Bei normaler Blumenerde und bei Gießwasser mit weicher bis mittlerer Härte sind überall in Deutschland eigentlich fast alle Pflanzen geeignet. Wer aber die speziellen Bedürfnisse seiner Balkon- und Kübelpflanzen kennt, der kann das Wachstum positiv beeinflussen und den Erfolg ohne Zusatzaufwand optimieren. Hier mal einige Beispiele für die drei wichtigsten Gruppen:

1. Kalk liebende Pflanzen benötigen eine alkalische Erde, dazu zählen z.B. Geranien. In Bayern und anderen Regionen mit kalkhaltigem Wasser blühen Geranienblumenkästen daher besonders üppig. Auch Rosen oder Alpenveilchen sind für ihren Kalkbedarf bekannt. In Gegenden mit weichem Wasser kann man als Alternative Kalksteinsplitt in die Erde untermischen oder mit Rasenkalk nachhelfen.

2. Zitruspflanzen oder Petunien dagegen bevorzugen eine saure Bodenreaktion, die häufig durch Zugabe von Torf erreicht wird. Es gibt aber auch Möglichkeiten, durch Gaben von Kaffeesatz oder Teeblättern die Bodenreaktion abzusenken, und es gibt sogar torffreie Spezialerden, die ebenfalls sauer reagieren. Diese Pflanzen darf man dann auch nur mit Regenwasser gießen, wenn man in einer Gegend mit hartem Wasser wohnt. Selbst Abkochen entfernt nur einen gewissen Teil Kalk. Auch kleine Hortensien gedeihen in sauren Böden besser.

3. Kräutererde sollte mager und gut wasserdurchlässig sein, das gilt zwar nicht generell, aber in jedem Fall für mediterrane Arten wie Oregano, Thymian, Salbei oder Lavendel. Sie entwickeln bei Stress die meisten Aromastoffe. Magere Erde

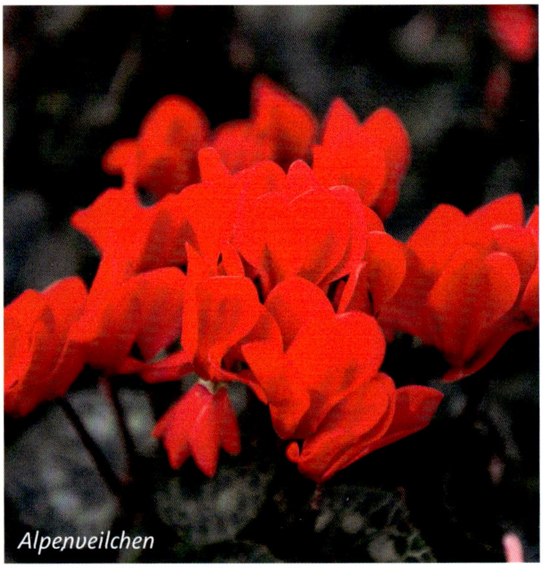

Alpenveilchen

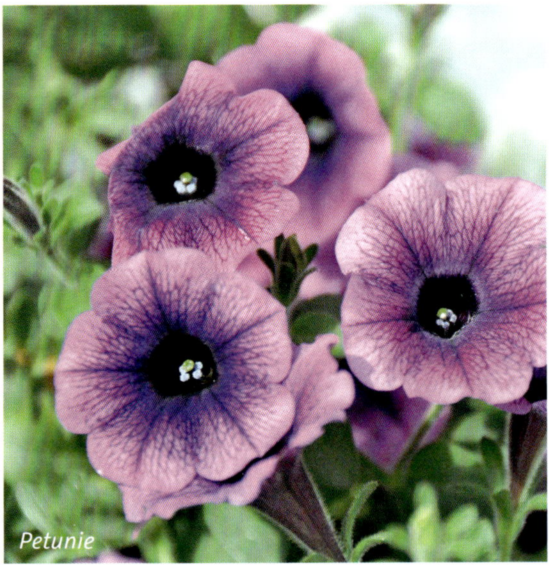

Petunie

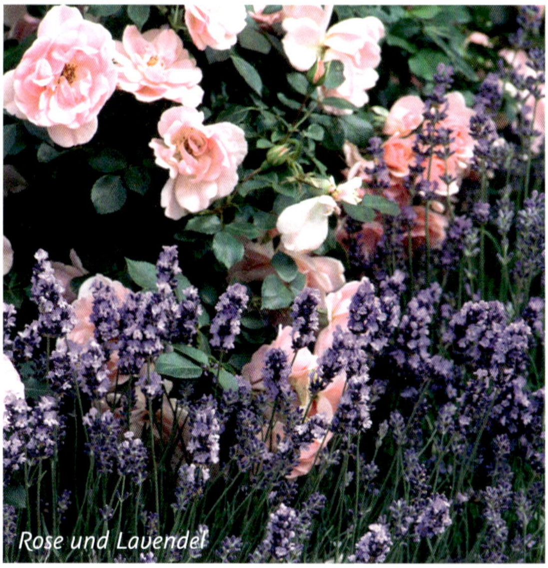
Rose und Lavendel

In der Natur wachsen sie daher bevorzugt an Teichrändern, in Feuchtwiesen oder Bach- und Flussauen.

bekomme ich immer dann, wenn ich „normale" Blumenerde mit größeren Mengen Splitt oder Sand vermische, aber nie mehr als 50:50. Basilikum, Petersilie oder Schnittlauch dagegen benötigen eine gut gedüngte Topferde. Minzen lieben sogar eine feuchte Erde und „nasse Füße".

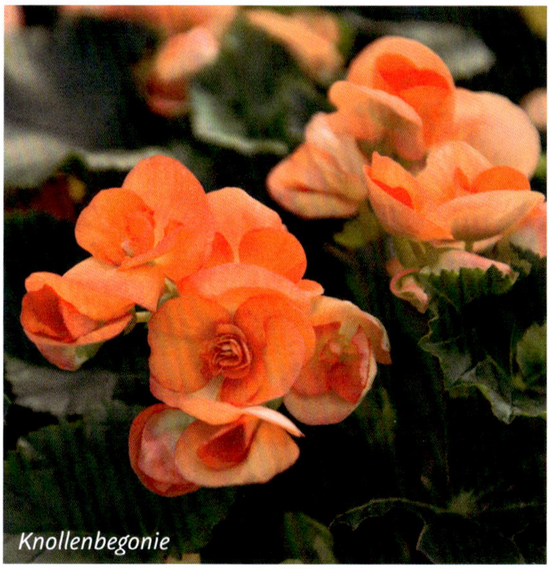
Knollenbegonie

Viele, die auf der Nord- oder Nordostseite wohnen, glauben, sie könnten nichts auf dem Balkon pflanzen, weil da zu wenig Licht hinkommt. Welche Balkonpflanzen kommen denn mit wenig Licht aus?

Also ganz ohne Licht geht es natürlich nicht. Und selbst wenn es uns noch hell erscheint, kann das täuschen, denn unser Auge betrügt uns. Die Pupille erweitert sich und lässt dann sehr viel Licht durch. Da ist Fingerspitzengefühl angesagt. Aber sobald eine helle Hauswand gegenüber etwas Sonne reflektiert, gedeihen auf Nordbalkonen ohne Probleme diverse klein bleibende Fuchsiensorten mit der bezeichnenden Zuchtlinie „Shadow Dancer", die prachtvollen Neuguinea-Hybriden vom Fleißigen Lieschen oder Knollenbegonien mit ihren vielen Farben. Daneben gibt es sehr ansprechende Farne, buntlaubige Efeusorten und – nicht zu vergessen – die schönen Züchtungen von Heuchera oder die kleinen Sorten der Funkien (Hosta). Der Vorteil der zuletzt genannten vier Arten ist, dass sie mehrjährig sind. Im Schatten ist es immer wichtig, helle Farben zu wählen, das stimmt einen sofort freundlicher. Rot sieht man in der Dämmerung nicht mehr, Weiß dagegen bis zur Dunkelheit.

Welche Pflanzen mögen Halbschatten auf dem Balkon?

Im Halbschatten gedeihen – je nachdem – noch die Arten vom Schattenbalkon, aber auch schon viele Sonnenkinder, wenn auch nicht ganz so üppig. Die duftende Vanilleblume etwa und die vielen Vertreter der Elfenblume kommen mit Halbschatten jedoch sehr gut klar, genauso wie Pantoffel- und Glockenblumen. Glockenblumen sind mit etwas Glück sogar ausdauernd. Ganz ohne Blüten schmückt das große Sortiment der Buntnessel, die derzeit eine regelrechte Renaissance erlebt. Aber bei Halbschatten muss man aufpassen, was man meint: Halbschatten ist nicht gleich Halbschatten, denn es bedeutet in Summe nur, dass ein Balkon etwa nur halb so viel Licht bekommt wie ein Südbalkon. Es kann jedoch einen großen Unterschied machen, ob die Pflanzen den ganzen Tag diffusem Licht ausgesetzt sind, etwa wenn die Sonne im Süden durch einen Baum gefiltert wird, oder ob der Balkon vormittags in der vollen Sonne liegt und nachmittags im Schatten bzw. umgekehrt. Im zweiten Fall kann es durchaus sein, dass die sonnenliebenden Balkonblumen hervorragend gedeihen, während sie auf einem Balkon mit diffusem Licht schon schwächeln. Und umgekehrt kann es sein, dass auf Balkonen, die den halben Tag lang in der prallen Sonne liegen, die Schattenpflanzen leiden und versagen. Hier geht Probieren über Studieren!

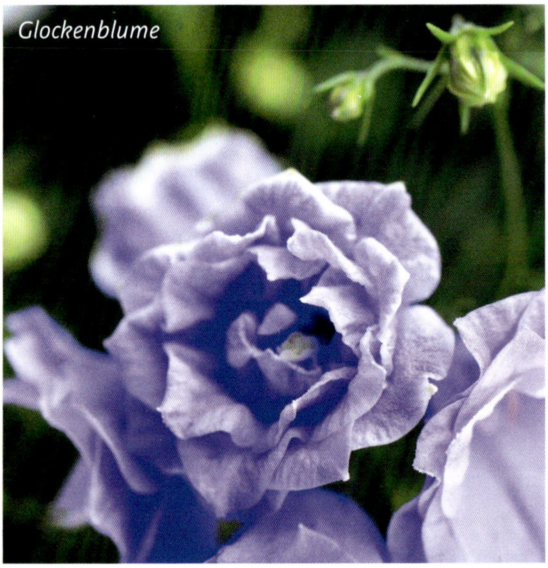
Glockenblume

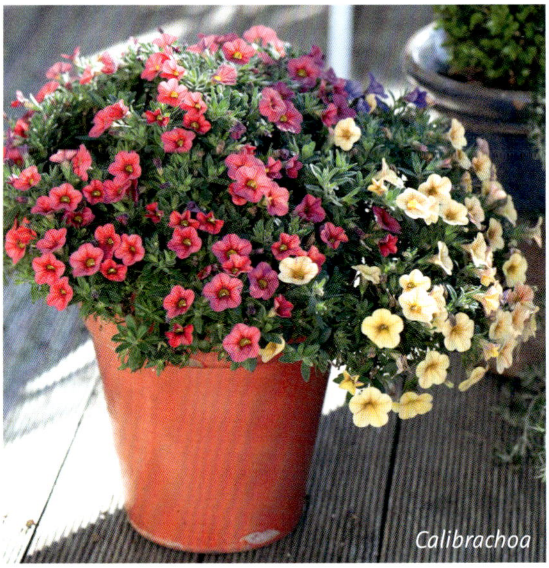
Calibrachoa

Welche Blumen fühlen sich auf einem sonnigen Balkon am wohlsten?

Hier ist die Auswahl eigentlich unerschöpflich und es regiert die Qual der Wahl. Wer in Regionen mit hartem Gießwasser lebt, kann nach wie vor viel Freude mit Geranien haben. Es gibt mittlerweile richtig peppige Züchtungen, welche die Blicke auf sich ziehen, oder aber Duftpelargonien mit tollen Duftnoten und interessanten Blüten, die keinerlei Schwierigkeiten bereiten. Petunien haben sich ebenfalls über die Jahre gemausert. Heute sind viele Sorten von sogenannten Minipetunien im Handel, die im Gegensatz zu früher beinahe unverwüstlich sind und alle Tönungen von leuchtenden Knallfarben bis hin zu dezenten Schattierungen aufweisen. Sehr ähnlich ist die

Calibrachoa aus der Serie „Superbells", also das Zauberglöckchen, das in vielen knallbunten, teils sogar zweifarbigen Sorten ein unverdrossener Dauerblüher ist. Nicht ohne Grund wurden in den letzten Jahren fast nur Petunien und Calibrachoa zur „Balkonblume des Jahres" gewählt. Nemesia „Sunsatia", der Elfenspiegel, hat endlich auch den Durchbruch geschafft und erweitert das Sortiment in Zukunft mit vielen ungewöhnlichen Farben bei robustem Wuchs.
Und der Aufbau neuer Sortimente ist noch lange nicht am Ende. Der Trend geht dabei ganz klar zu bunten Balkonkästen mit pflegeleichten Sorten, wobei keine Farbe im Sortiment fehlt und jeder Geschmack umsetzbar ist. Aber bitte nicht übermütig werden und es zu bunt treiben. Hier gilt – wie stets im Leben – das Motto „Weniger ist mehr"! Könner erkennt man an harmonischen Farbkombinationen, die das Auge zur Ruhe kommen lassen. Kontraste ja, Chaos nein!

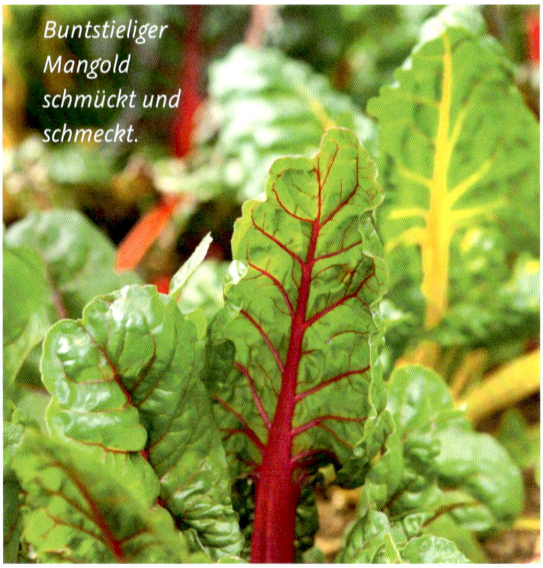
Buntstieliger Mangold schmückt und schmeckt.

Nach den Eisheiligen kann auch endlich das Gemüse an die frische Luft. Welches Gemüse eignet sich denn zum Selbstanbau, wenn ich nur einen Balkon habe oder einen kleinen Garten, der nicht genug Platz für ein großes Gemüsebeet bietet?

Da gilt die Devise „Pflanzen, die schmücken und schmecken", will heißen, es gibt genügend Pflanzen mit Doppelnutzen. Buntstieliger Mangold zum Beispiel sieht nicht nur schön aus und wächst problemlos in einem geräumigen Balkonkasten – man kann ihn auch ernten und essen. Das Gleiche gilt für die herrlichen Pflücksalate wie Lollo Rosso oder den roten Eichblattsalat, die fast zu schade zum Essen sind. Kombiniert man sie jedoch mit Pflanzen, die sich nur langsam entwickeln, kann man die äußeren Blätter vom Salat portionsweise ernten. Und während sich der Salat dann aus dem Herz heraus wieder erneuert und langsam in die Höhe wächst, habe ich einerseits etwas Leckeres zu essen und schaffe andererseits Platz für die nachdrängenden „Kollegen" im Balkonkasten. Die Saison für diese Salate ist ohnehin im Sommer zu Ende, dann gehen sie in Blüte. Doch auch die kann sich sehen lassen und zaubert eine gelbe Fontäne in den Kasten.
Wenn ich ganz schlau bin und sowieso einen Sichtschutz brauche, kann ich statt Bambus-Imitat-Matten einen lebenden Sichtschutz pflanzen, natürlich einen mit Doppelnutzen. Meist ist der Sichtschutz ohnehin nur im Sommer erwünscht, also stelle ich einen geräumigen Kasten auf den Boden und lege nach den Eisheiligen Bohnen, so wie auf der Tüte angegeben. Damit sie gut ranken können, stecke ich am Vorder- und Hinterrand mehrere lange Bambusstangen in den Kasten, als ob ich ein Zeltdach darüber legen

wollte, und stabilisiere sie oben mit einer Querstange. Und damit sich sowohl die Augen als auch der Gaumen erfreuen können, wähle ich so robuste Sorten wie die Prunkbohnen „Lady Di" und „Painted Lady", die Helmbohne Violetta oder die Stangenbohne „Goldelfe". Wer keine Bohnen mag, kann auch eine lang rankende Kapuzinerkresse aussäen. Achtung, es gibt viele nicht rankende Sorten, die klein bleiben: Tütenaufschrift lesen! Diese Pflanzen sind ebenfalls essbar und ergeben als Salatbeigabe und – wenn man die wunderschönen Blüten verwendet – als zierende Garnitur einen würzigen Geschmack. Selbst unreife Samen lassen sich wie Kapern verwenden, also ist eigentlich die komplette Pflanze genießbar, nur der Stiel nicht, der ist zäh.

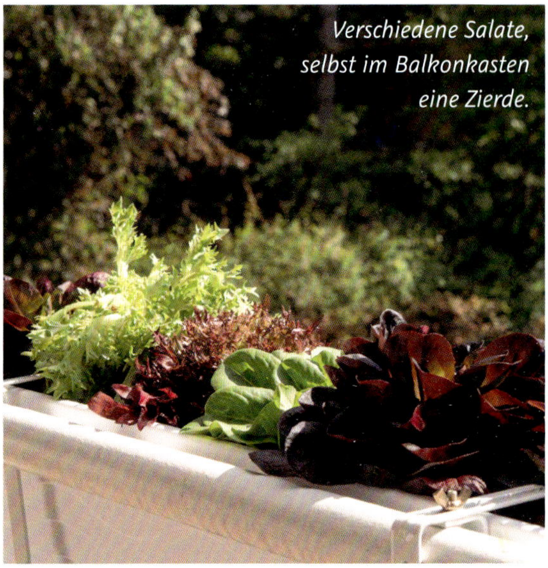
Verschiedene Salate, selbst im Balkonkasten eine Zierde.

Bei welchem Gemüse kann ich nicht viel falsch machen, was wächst also quasi von allein?

Für den blutigen Anfänger empfehlen sich Radieschen, nicht irgendwelche, sondern die bunte Ostereier-Mischung. Die sind speziell bei Familien mit Kindern der Renner, schon allein deshalb, weil sie dank der kurzen Kulturzeit schnell Erfolg bringen. Sie haben dicke Samen, die man leicht säen kann, und die Früchte schmecken trotz der verrückten Farben ganz normal. Natürlich sind auch die „klassisch roten" Radieschen geeignet, machen aber weit weniger neugierig.
Weil Salat sehr feine Samen hat, die ein Ungeübter nur schwer gleichmäßig ausstreuen kann, gibt es vorgefertigte Saatbänder oder Saatplatten. Hier kann man mit einem Handgriff einen kompletten Balkonkasten mit Schnittsalat bepflanzen.

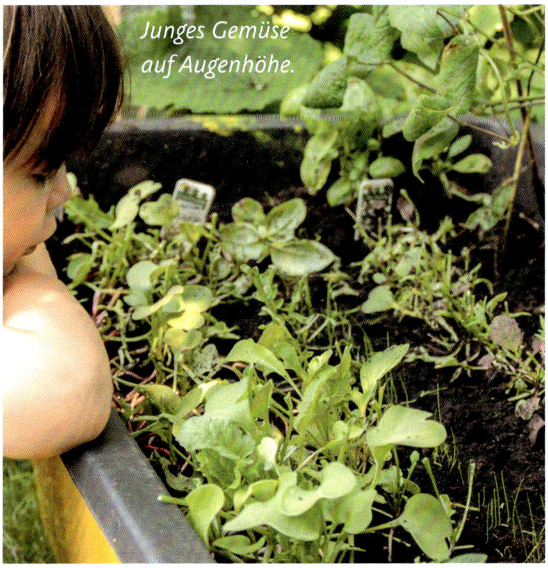
Junges Gemüse auf Augenhöhe.

Im Vlies, das sich nach der Keimung zersetzt, ist alles optimal verteilt. Das ist wirklich kinderleicht, denn Schnittsalat hat kaum Ansprüche an Erde und Dünger und lässt sich laufend ernten, weil er längere Zeit immer wieder nachwächst. Damit kann jeder Erfahrungen ohne Rückschläge

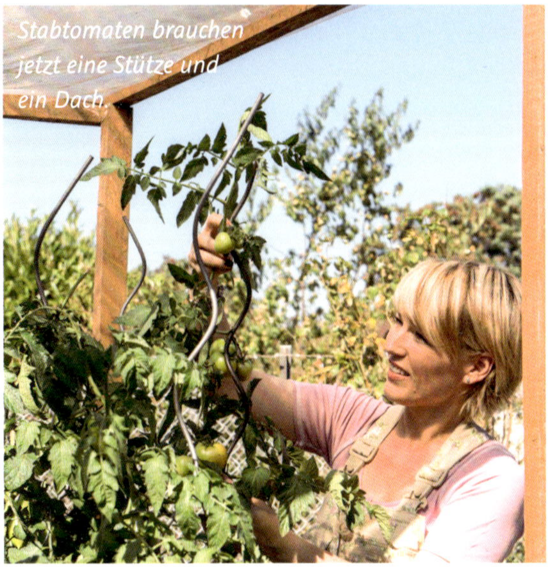

Stabtomaten brauchen jetzt eine Stütze und ein Dach.

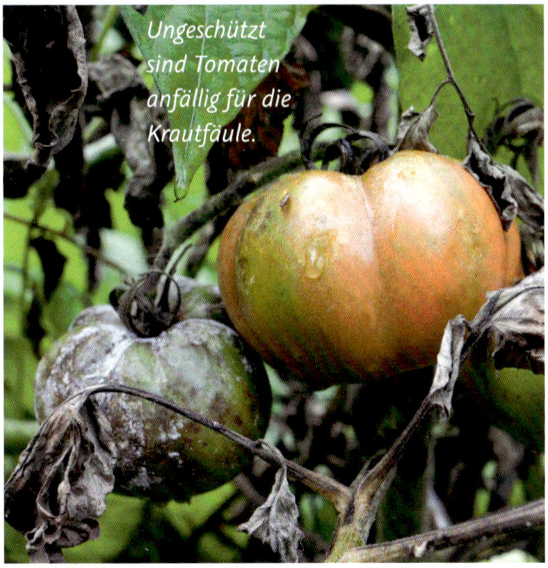

Ungeschützt sind Tomaten anfällig für die Krautfäule.

sammeln. Ein guter Tipp auch für Singles, denn dieser Salat lässt sich bedarfsgerecht in kleinen Portionen ernten und man hat ihm immer frisch zur Hand. Kein Single, sondern stolze Familie? Gut, dann freut sich das Kaninchen eben mit! Notfalls darf's ein Kasten mehr sein.

Einfach in der Pflege, wenn auch nicht gerade der optische Knaller, ist Spinat, der für Anfänger genügend Spielmasse hergibt, um ohne viel Aufwand zum Erfolg zu kommen. Er sollte allerdings schon im April ausgesät werden, sonst erst wieder im August oder September. Spinat ist also auch eine ideale Nachsaat für abgeerntete Kästen oder Beete.

Welches Gemüse erfordert mehr Sorgfalt und Pflege?

Der Renner bei allen Balkon- und Hobbygärtnern sind Tomaten, Peperoni und Paprika. Aber da muss man schon einiges voraussetzen, damit es klappt. Wer seine Lieblingssorten anpflanzen möchte und keine Bezugsquelle für deren Jungpflanzen hat – es gibt ganz gut sortierte Raritätengärtnereien –, der kommt um eine Vorkultur nicht herum. Das ist zwar einiges an Vorarbeit, die sich aber lohnt! Doch dann kommt das nächste Problem: Über kurz oder lang bekommen fast alle Tomaten die Kraut- und Braunfäule. Dann brechen die Pflanzen fast über Nacht komplett zusammen und aus ist's mit dem Tomatenspaß. Da heißt es vorbeugen. Braunfäule ist ein Pilz, der immer dann angreifen kann, wenn es lange feucht ist. Verhindern lässt er sich nur, wenn man dafür sorgt, dass die Pflanzen weder von oben noch von unten nass werden. Also einen Regenschutz drüber, bitte niemals eine enge Plastikhaube, denn darunter bildet sich Schwitzwasser! Tomaten sollte man zugig stellen, was für die meisten Pflanzen nicht gilt. Hier führt die Zugluft zum schnellen Abtrocknen der Blätter. Auch wer mit einem dicken Wasserstrahl auf die

Erde gießt, wenn er den Tomaten die viele Feuchtigkeit, die sie brauchen, geben möchte, handelt gefährlich. Denn in der Erde sind besonders viele Pilzerreger, die an den untersten Blättern über dem feuchten Boden leichtes Spiel haben, wenn etwas Erde hochspritzt. Daher Tomaten am besten mit einer dünnen Kiesschicht abdecken. Die trocknet schneller ab und verhindert hochspritzende Erde. Auch hilft es, die bodennahen Blätter zu entfernen. Und noch ein Trick: Wer von einer großen Plastikflasche den Boden rausschneidet und sie verkehrt herum, also mit der oberen Öffnung, tief in den Boden steckt, hat einen idealen Gießtrichter, der den Dünger (Tomaten sind SEHR hungrig!) und das Gießwasser direkt an die Wurzeln bringt, ohne Spritzer. Paprika und Peperoni sind da nicht so mimosenhaft, aber auch sie benötigen viel Wasser und Dünger – wie alle Nachtschattengewächse.

Welches Gemüse kann ich denn ohne vorherige Aufzucht in der Wohnung draußen aussäen?

Fast alle Gemüsearten, die nicht wie Tomaten oder Peperoni aus den Tropen kommen, können direkt ins Beet gesät werden. Aber unbedingt die Aussaattermine auf der Tütenrückseite beachten, denn es gibt von vielen Arten Früh- und Herbstkulturen.

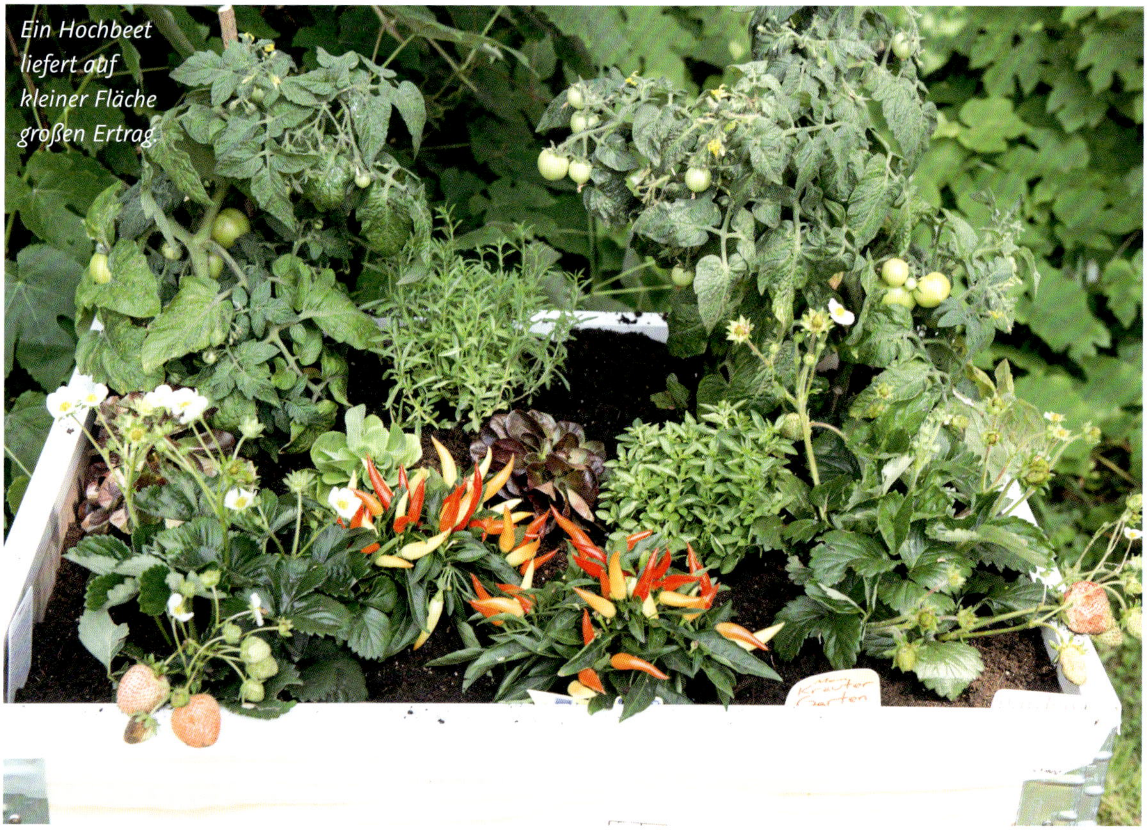
Ein Hochbeet liefert auf kleiner Fläche großen Ertrag.

Worauf ist bei der Aussaat von Gemüse im kleinen Beet oder auf dem Balkon im Kübel oder Hochbeet zu achten?

In einem Hochbeet oder Großgefäß kann man enger pflanzen, weil die Wurzeln in die Tiefe gehen und sich aus den unteren Etagen bedienen können. Hochbeete oder Großgefäße halten dank des größeren Erdvolumens besser die Feuchtigkeit und puffern Wärmeunterschiede. Sie heizen in der Sonne also nicht so schnell auf und kühlen nachts nicht so stark aus, was dem Wachstum sehr zugutekommt, weil es Stress vermeidet. Wichtig ist auch die bessere Durchlüftung im Hochbeet oder Großgefäß, weil das Gießwasser nach unten abläuft und von oben Frischluft nachsaugt. Luft in der Erde ist lebensnotwendig für Pflanzen. Wurzeln erbringen Höchstleistungen und müssen dabei stets frische Luft zum Atmen haben, sonst kollabieren sie. Dazu gehört natürlich auch eine hochwertige Erde. Die Kette zerreißt immer am schwächsten Glied!

Von welchem Gemüse lasse ich besser die Finger, wenn ich nur wenig Platz im Garten oder nur einen Balkon habe?

Riesenpflanzen wie Kürbisse oder Zucchini sind natürlich Platzmonster, die einen kleinen Garten oder den Balkon für sich allein beanspruchen. Außerdem sollte man sich auf keine Kulturen einlassen, die lange Zeit in Anspruch nehmen, etwa Kohlarten, die dann den Garten blockieren.

Welches Obst eignet sich denn in einem kleinen Garten mit wenig Platz oder sogar auf dem Balkon?

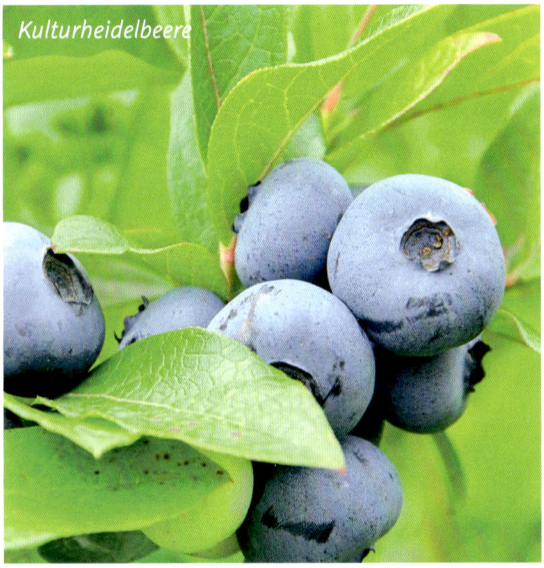
Kulturheidelbeere

Auf dem Balkon seriöserweise eigentlich nur Beerenobst. Es werden zwar immer wieder Kübel mit Zwergobst angeboten, die aber nur Probleme machen, weil sie schnell vergreisen, d.h. bald keinen Ertrag mehr liefern. Die einzige Alternative, die wenigstens eine Zeit lang im Kübel funktioniert, ist Säulenobst, speziell Säulenäpfel. Dazu muss man aber wissen, dass sie nur mit dem richtigen Bestäuber Früchte ansetzen. Im kleinen Garten ist Säulenobst immer eine platzsparende Methode.
Anders sieht es mit Beerenobst aus. Es ist erstens viel robuster in der Pflege, bringt schneller Ertrag und beansprucht viel weniger Platz als Bäume. Beerensträucher sind selbstfruchtbar, auch wenn die Fruchtqualität und Menge bei Fremdbestäubung deutlich zunimmt. Daneben sind die Lichtansprüche nicht so hoch, vieles funktioniert sogar noch auf einem weniger stark besonnten Balkon. Johannisbeeren gibt es sowohl in mehreren Fruchtfarben als auch in diversen Erziehungsformen – als Busch, Hochstämmchen oder als

Spindel. Der Busch braucht am meisten Platz. Bei Hochstämmchen kann man die Krone teils sich über die Brüstung ausbreiten lassen. Spindeln sind die platzsparendste Methode. Stachelbeeren gibt es ebenfalls in den drei Wuchsformen und mit grünen oder roten Früchten. Hier ist vor allem wichtig, dornenlose und mehltaufeste Sorten zu wählen. Dornen sind bei Personen, die Blut verdünnende Mittel nehmen, äußerst problematisch, und Mehltau, eine weitverbreitete Pilzkrankheit, kann einem schnell die Freude am Beerenobst verderben.
Ein besonderer Tipp: Kulturheidelbeeren! Sie wachsen auch in einem geräumigen Kübel völlig problemlos über viele Jahre, aber hier muss man in den sauren Apfel beißen und Torferde einsetzen. Heidelbeeren sind Flachwurzler, die eher in die Breite als in die Tiefe wachsen. Sie sind das wertvollste Beerenobst. Leider im Laden teuer, weil der Ernteaufwand hoch ist. Da lohnt sich Selbstanbau doppelt.
Bleiben noch Himbeeren und Brombeeren, die auf dem Balkon nur mit Mühe zu halten sind, im kleinen Garten aber an der Grenze recht platzsparend untergebracht werden können.

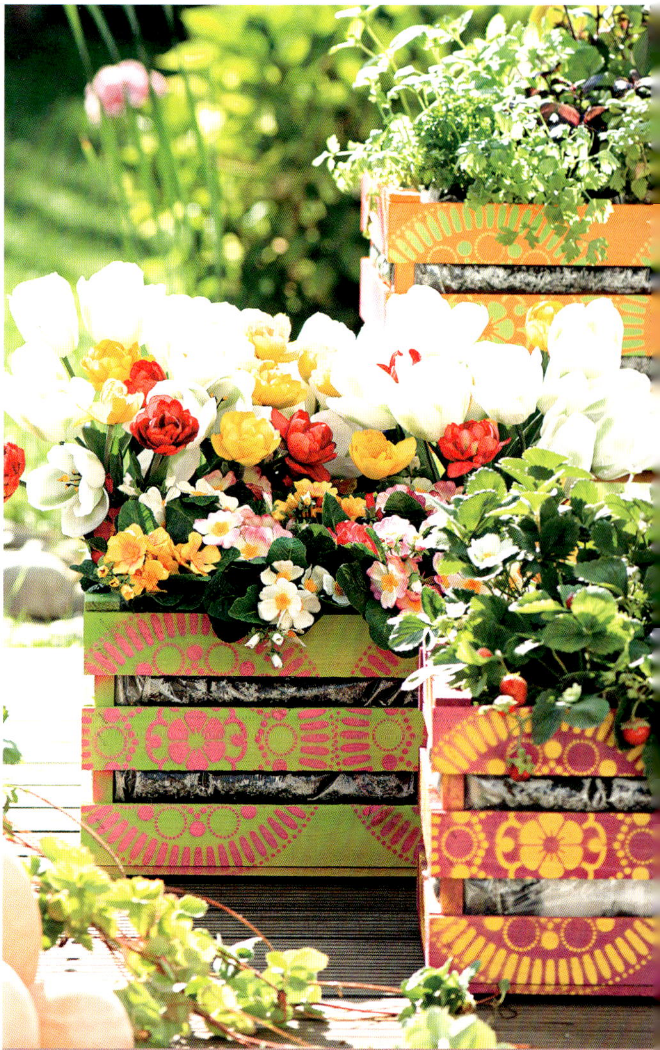

Welchen Dünger hätte das Obst gerne?

Es gibt sogenannten Beerendünger, auch bei organischen Langzeitdüngern. Dieser Dünger enthält einen erhöhten Anteil an Phosphor- und Kali-Verbindungen, die für die Fruchtbildung wichtig sind. Und obwohl er Beerendünger heißt, ist er natürlich auch für alle anderen Obstgehölze geeignet. Er ist aber auch für Zierpflanzen sinnvoll, weil Phosphor und vor allem Kali die Winterhärte erhöhen.

Ich habe überlegt, wie ich für wenig Geld viel Gemütlichkeit auf meinen Balkon zaubern kann. Pflanzen allein reichen mir nicht, wenn ich draußen Kaffee trinke. Die Lösung: Obstkisten. Kann man für wenig Geld online kaufen oder mit einem Augenaufschlag dem Obsthändler abschwatzen. Sie werden einfach übereinandergestapelt – fertig ist das Regal, in das ich Kräutertöpfe und Windlichter

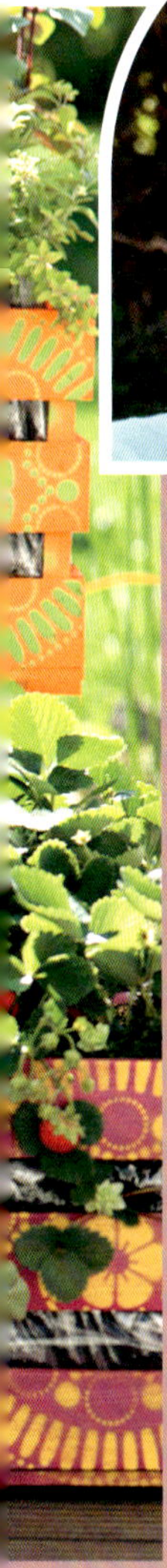

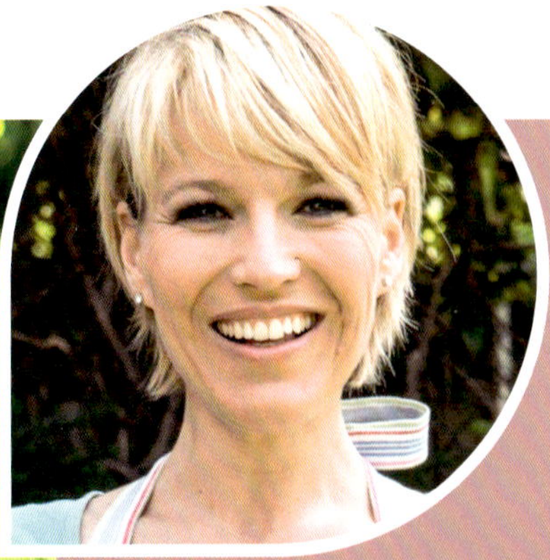

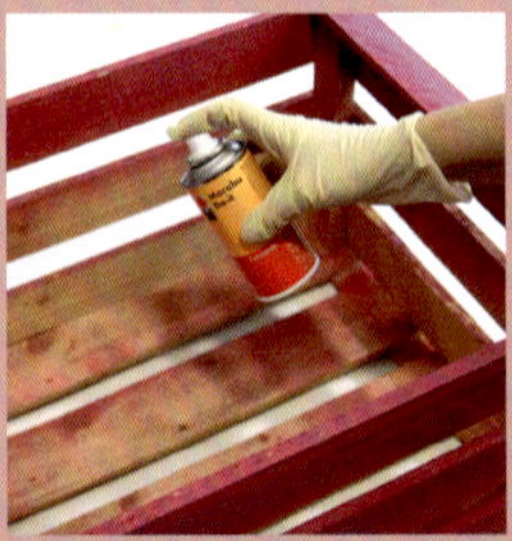

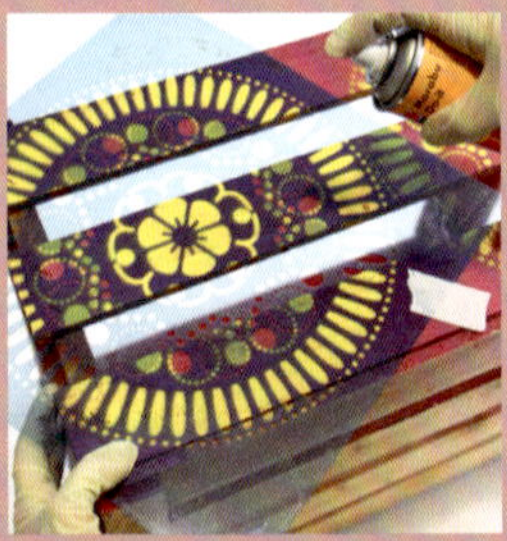

Extratipp von Andrea

Dekorative Obstkisten

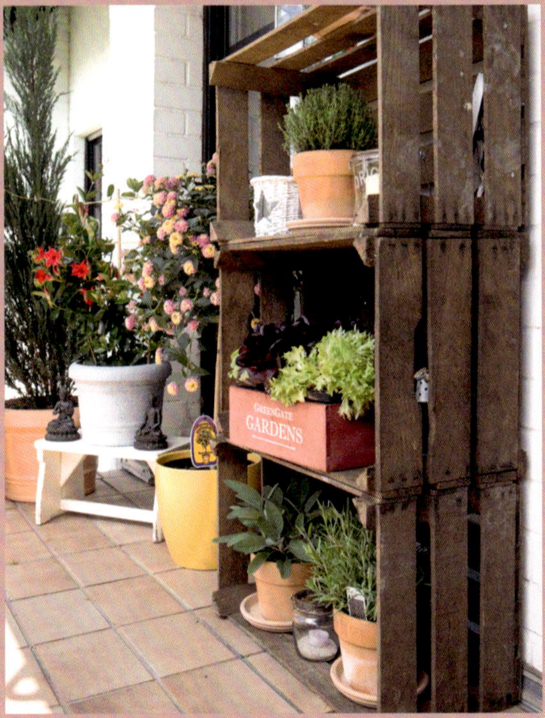

stellen kann. Wem das zu rustikal ist, wer es lieber bunt mag, der kann es mit Sprühfarbe und Schablonen (z.B. von Marabu) richtig bunt treiben auf Balkon oder Terrasse. Dazu den Untergrund mit Zeitungspapier abdecken, Sicherheitsring an der Dose entfernen, kräftig schütteln und aus 10 bis 30 cm Abstand gleichmäßig Farbe aufsprühen. Zwei Minuten warten und nochmals sprühen, bis eine glatte Oberfläche entsteht. Dann die Schablone mit Haftspray dünn einsprühen, auf der Obstkiste positionieren und mit anderer Farbe über die Schablone sprühen, so lange, bis die Farbe deckt. Fertig.

Obstkisten können auch toll bepflanzt werden. Dann Innenteil mit Folie auslegen, festnageln und Blähton unter der Erdschicht nicht vergessen, um Staunässe zu verhindern.

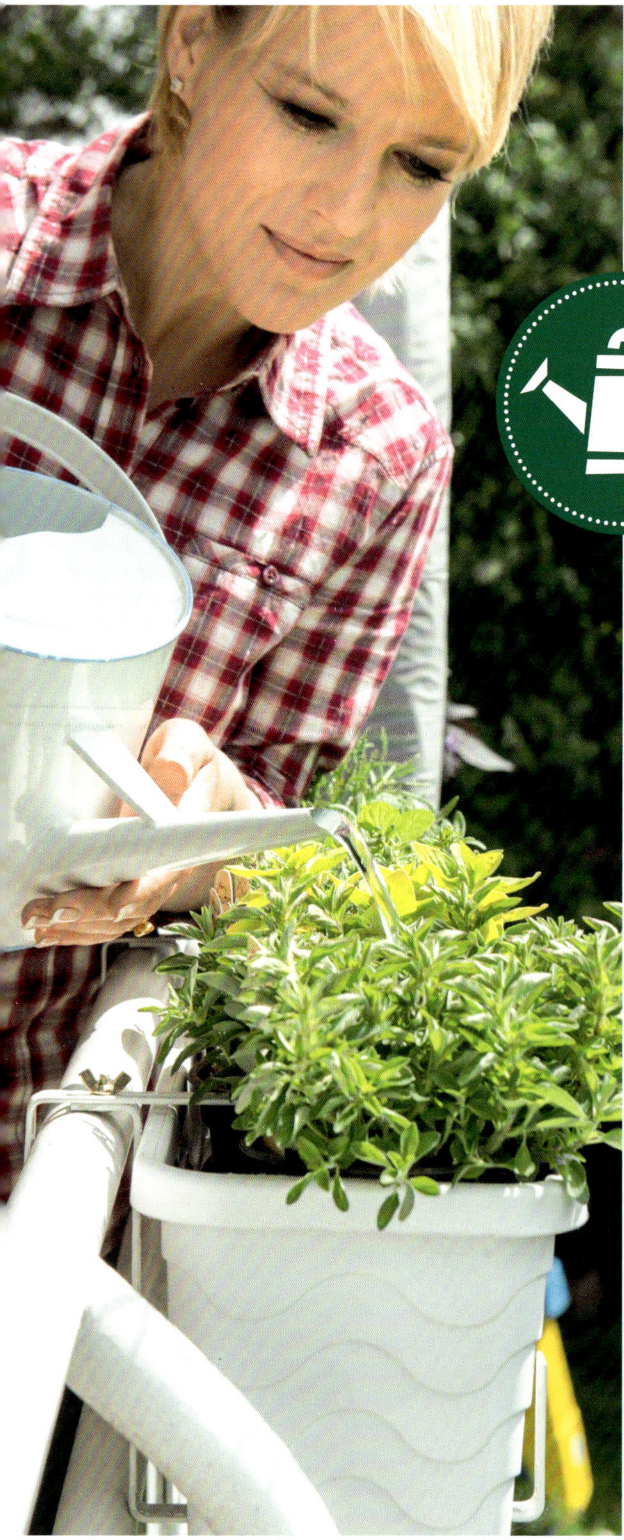

Richtiges Gießen

Die häufigste Todesursache bei Zimmer- oder Kübelpflanzen ist Ertränken. „Viel hilft viel" ist hier völlig fehl am Platze. Wurzeln erbringen enorme Stoffwechselleistungen und kommen dabei manchmal regelrecht außer Puste. Wenn dann sämtliche Poren der Erde mit Wasser statt mit Luft gefüllt sind, können die Wurzeln nicht atmen und sie sterben. Und weil genügend Feuchtigkeit und Bakterien im Boden sind, fangen sie „fröhlich" an zu faulen und zu stinken. Das Fatale: Tote Wurzeln können die Pflanze nicht mehr versorgen, die Blätter welken und der Blumenfreund denkt: „Aha, die brauchen Wasser!" und gießt und gießt und gießt. Leider sterben Pflanzen lautlos.

Wie aber geht's richtig? Beim Yoga lernt man unter anderem die richtige Atemtechnik, was vereinfacht heißt „tief ausatmen und tief einatmen". Das sollte man Pflanzen auch ermöglichen. Tiefes Ausatmen ist hier gleichbedeutend mit kräftigem Gießen oder Tauchen. Dabei wird verbrauchte Luft aus den Poren verdrängt und durch Wasser ersetzt. Aber dann kommen die beiden entscheidenden Schritte. Erstens: Alles Überschusswasser

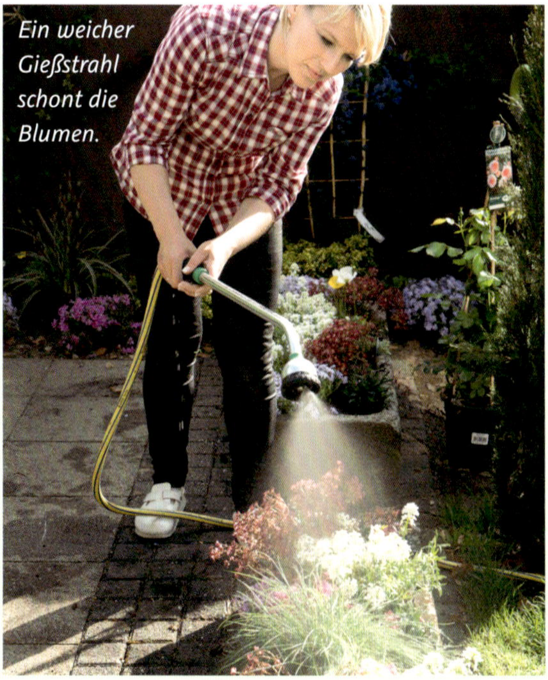

Ein weicher Gießstrahl schont die Blumen.

ablaufen lassen, es darf KEIN Wasser im Untersetzer oder im Übertopf stehen! Zweitens: So lange mit dem nächsten Gießen warten, bis die Pflanze entweder leicht schlapp wird, oder bei Sukkulenten erst wieder in zwei Wochen gießen. In dieser Zeit wird das Wasser verbraucht und die Erdporen füllen sich mit frischer Luft, sie atmen tief ein. Mit der Zeit lernt man diese Intervalle etwas genauer kennen und kann dann sein Gießverhalten individuell anpassen. Steigen beim Tauchen viele Luftblasen auf, hat man alles richtig gemacht. Fast alle Pflanzen vertragen Trockenheit besser als zu viel Wasser!

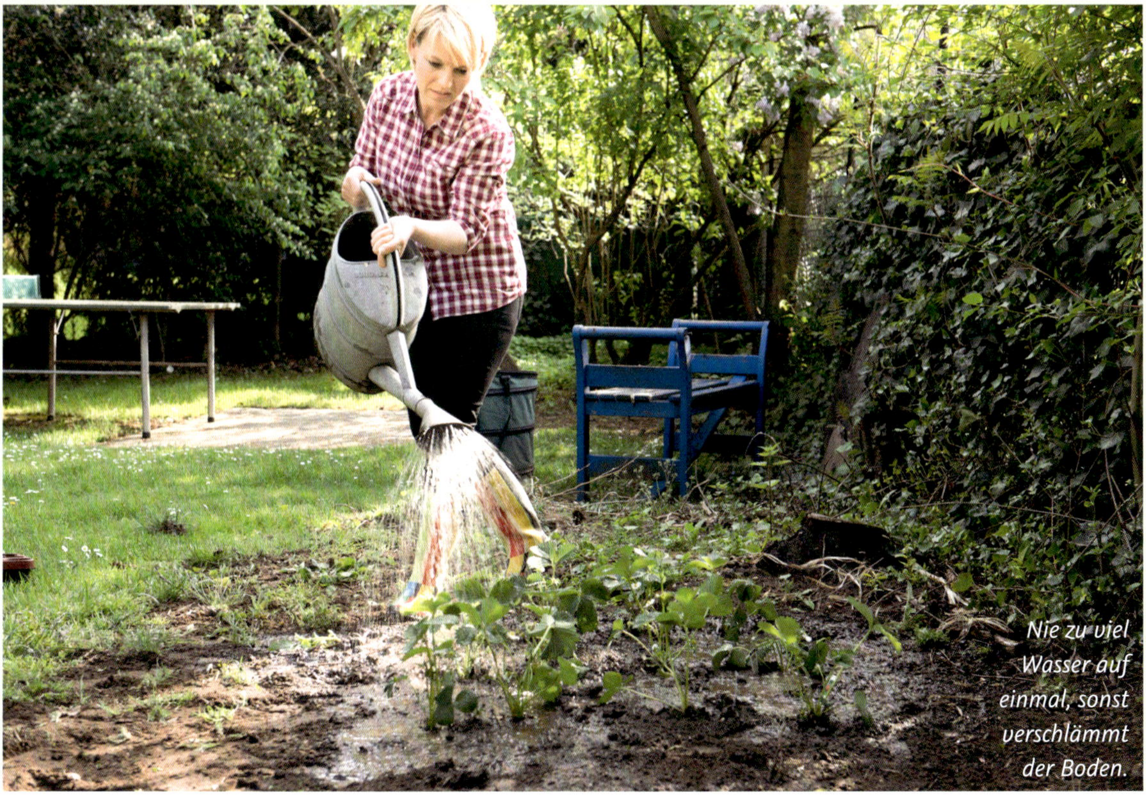

Nie zu viel Wasser auf einmal, sonst verschlämmt der Boden.

Kleines ABC der Pflanzenernährung

Pflanzen brauchen Nahrung, aber die sieht völlig anders aus als die von Tieren. Pflanzen betreiben Fotosynthese. Ihr Treibstoff ist die Sonnenenergie. Und aus Luft, Wasser und gelösten Mineralien erzeugen sie alle Stoffe, die sie brauchen.

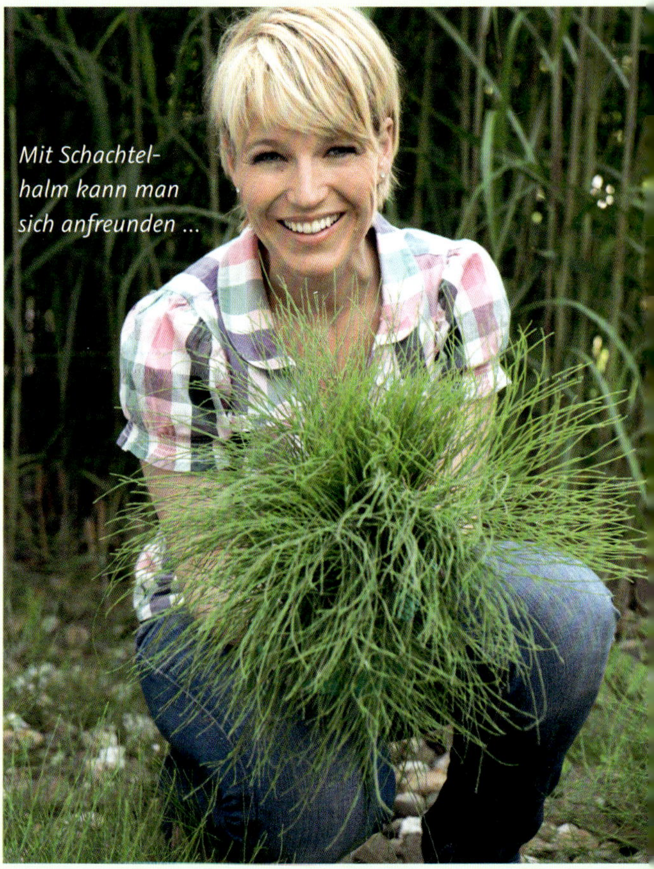

Mit Schachtelhalm kann man sich anfreunden …

Der alleinige Energielieferant für das Leben auf unserer Erde ist das Sonnenlicht. Pflanzen können daraus aber nur ganz bestimmte Farbanteile verwerten. Das nicht genutzte Licht wird wieder abgestrahlt, daher sehen Blätter für uns grün aus. Auch die Lichtstärke ist wichtig. Pflanzen, die auf dunklen Urwaldböden wachsen, haben Methoden entwickelt, aus dem kärglichen Licht viel mehr herauszufiltern als Pflanzen, die in praller Wüstensonne wachsen. Stellt man Urwaldpflanzen in die pralle Sonne, verbrennen sie und umgekehrt leiden Kakteen an dunklen Standorten unter Lichthunger. Licht ist für Pflanzen Nahrung!

Ohne Wasser kein Leben. Aber was bewirkt Wasser bei Pflanzen eigentlich? Zum einen löst es Dünger aus dem Boden, der dann über die Wurzeln mit dem Zellsaft zu den einzelnen Organen transportiert wird. Aber Wasser hat auch stabilisierende Aufgaben. Jeder kennt es: Wenn Pflanzen dursten, hängen sie schlaff herunter, sie welken. Allerdings gibt es Ausnahmen: Arten aus Trockenzonen haben ein spezielles Stützgewebe in den Blättern, um das Welken zu verhindern, weil sonst die Pflanzen in ihrer Stabilität gefährdet wären. Ihnen sieht man den Durst dann nicht an.

Luft ist ein Gemisch aus Stickstoff, Sauerstoff und Kohlendioxid. Pflanzen interessieren sich vor allem für das Kohlendioxid. Sie verwandeln es unter Zuhilfenahme von Wasser in Kohlehydrate. Als Abfall entsteht Sauerstoff.

Bleiben noch die Mineralien. Pflanzen sind hauptsächlich an Stickstoff-, Phosphor- und Kalisalzen interessiert. Es werden zwar auch noch andere Mineralsalze benötigt, jedoch in wesentlich geringeren Mengen. Grob gesagt dient Stickstoff dem Aufbau des Blattgewebes, Phosphat wird für den Stoffwechsel innerhalb der Pflanzenzellen benötigt und Kali wird in Zellwände eingebaut, um ihnen Stabilität zu verleihen. Andere Elemente, etwa Schwefel oder Eisen, werden in kleinen Mengen für weitere Bausteine und Funktionen benötigt.

Je nach Zustand der Pflanze werden zu unterschiedlichen Zeiten unterschiedliche Mengen an Mineralien benötigt. Beim Wachstum im Frühjahr wird viel Stickstoff verbraucht, später, wenn die Pflanzen blühen, brauchen sie verstärkt Phosphor und Kali. Daher gibt es beim Rasen oder bei Obst verschieden abgestimmte saisonale Spezialdünger. Die sind wohl teuer. Allerdings sind die enthaltenen vielen Spurenelemente auch wichtig. Sie fehlen gerne in billigen Düngern.

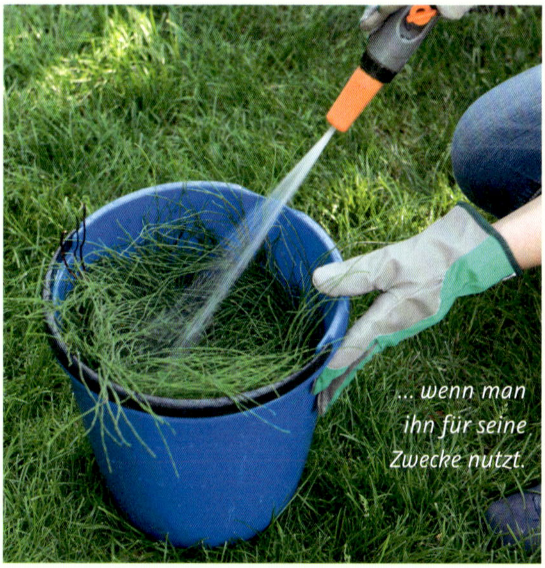
... wenn man ihn für seine Zwecke nutzt.

Böden sind entsprechend ihrer Entstehung völlig unterschiedlich zusammengesetzt. Je nach chemischer Reaktion muss man daher ganz andere Düngesalze verwenden, damit sie sich auflösen können und den Pflanzen zur Verfügung stehen. Eisenmangel, vor allem bei sogenannten Moorbeetpflanzen oder Zitrusgewächsen, entsteht speziell bei kalkhaltigen Böden oder bei kalkhaltigem Gießwasser. Zitrus-, Hortensien- oder Rhododendrondünger enthalten daher recht aufwendige, aber in Kalk lösliche Eisenverbindungen, die mit dem Begriff „Chelat“ bezeichnet werden.

Abgestorbene Pflanzen verrotten mit der Zeit und zerlegen sich wieder in ihre Ausgangsmaterialien. Darin liegt das Geheimnis von Kompost und – bei Tieren – von organischen Düngern.

Das Rasen-ABC

„Da mach' ich Rasen hin, dann habe ich keine Arbeit!" Diesen Spruch hat wohl jeder Gartenfreund schon mal gehört. Das aber ist der Spitzenreiter unter den größten Gartenirrtümern. Rasen ist eine Intensiv-Fläche mit viel Pflegeaufwand und einigen strikt einzuhaltenden Grundregeln, es sei denn, man begnügt sich mit einer Wiese oder einem begehbaren Unkrautbeet. Aber wenn wir von Rasen sprechen, dann von einem sattgrünen, begehbaren Teppich im Garten. Das erfordert Arbeit! Pflegefehler sind der sicherste Weg, den Rasen in kurzer Zeit zu ruinieren.

1. Falsches Mähen

Wer auf einmal mehr als 40 Prozent der Halmlänge abschneidet, erzeugt beim Gras einen Schnittschock, der zu nachhaltigen Schäden führt. Das Gras bildet dann nämlich keine Seitenknospen mehr aus, die benötigt werden, damit der Rasen dicht wächst. Es ist keine Schikane, wenn es heißt, den Rasen mindestens einmal pro Woche zu mähen. Gleichzeitig ist es sinnvoll, den Rasenmäher hoch zu stellen und die Halme länger zu lassen, denn der Grashalm ist die einzige Fläche, die Stoffwechsel betreiben kann. Doppelte Halmlänge heißt doppelte Stoffwechselleistung und größere Vitalität. Dieser Tipp ist vor allem im Schatten wichtig, weil dort weniger Licht hinkommt. Zu kurzes Gras im Schatten verhungert und macht Platz für Moos, und in der Sonne führt es zur Erhitzung des Bodens und zum Verbrennen der Halme.

Mähen hat nicht nur die Aufgabe, den Rasen kurz zu halten, sondern greift auch in dessen Steuerung ein. In den Grasspitzen werden Hormone gebildet, welche die Seitenknospen so lange unterdrücken, bis sie abgeschnitten werden. Dann entfällt die Hormonunterdrückung und die Seitenknospen treiben aus. Häufiges, aber nicht zu kurzes Mähen führt zu einem dichten Rasen.

2. Falsches Düngen

Es ist ein weitverbreiteter Irrtum zu glauben, es würde reichen, seinen Rasen zweimal im Jahr zu düngen. Sicherlich gibt es Langzeit-Dünger, die über ein längeres Zeitintervall Nährstoffe freisetzen. Aber erstens wird fast immer zu wenig gedüngt, und zweitens sind die Verluste groß, wenn zwischendurch heftiger Regen die Nährstoffe ausschwemmt. Der Rasen wächst dann ungleichmäßig. Typische Rasenunkräuter wie Gänseblümchen oder Wegerich sind Schwachzehrer, die jede sich bietende Lücke im Rasen nutzen, um Fuß zu fassen. Hungert der Rasen, freut sich das Unkraut! Ein Blick in den Grasfangkorb macht deutlich, wie viel Biomasse bei jedem Mähen auf dem Kompost oder in der Biotonne landet. Dieser Verlust muss regelmäßig ausgeglichen werden. Dazu ist es sinnvoll,

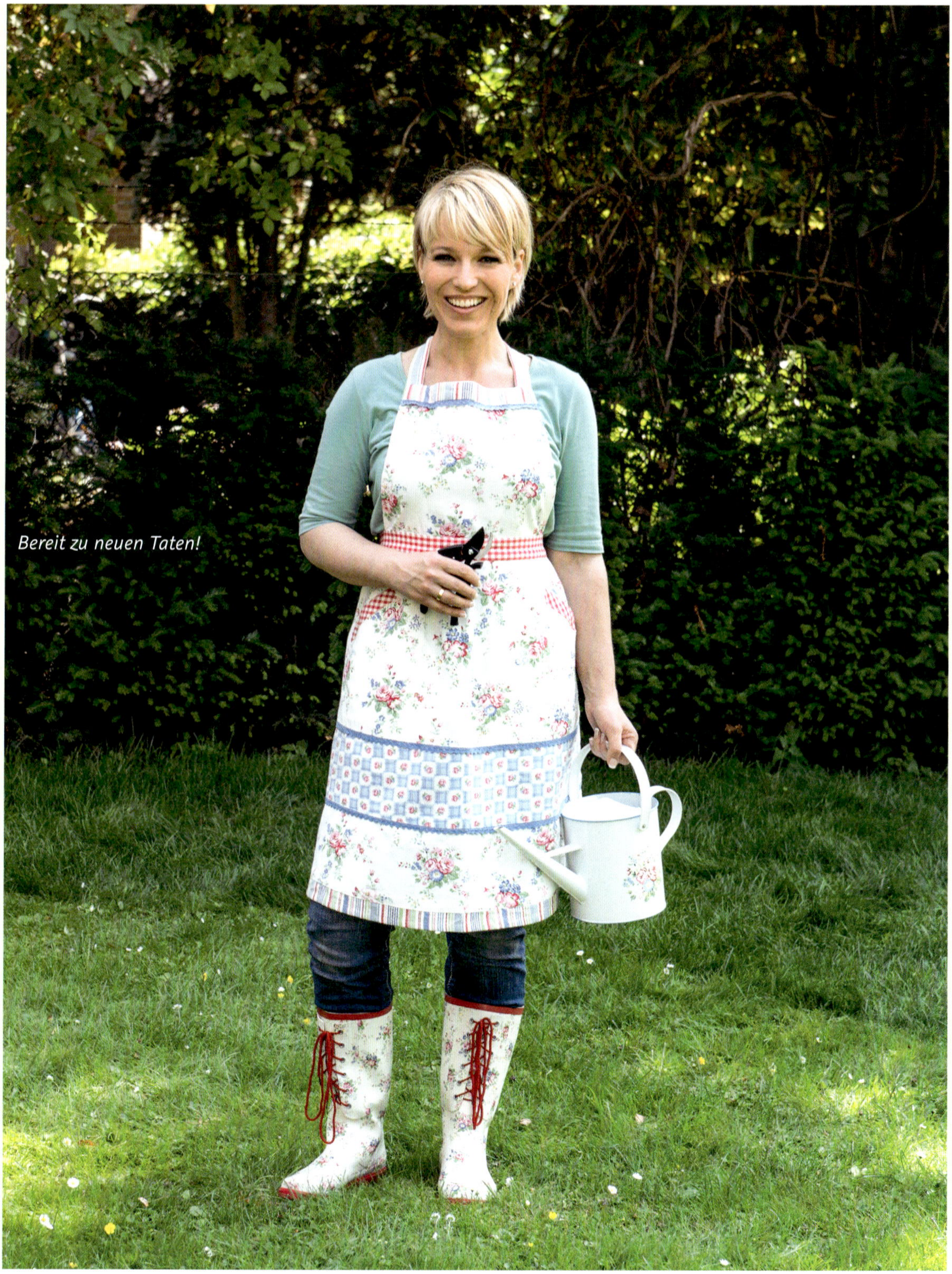
Bereit zu neuen Taten!

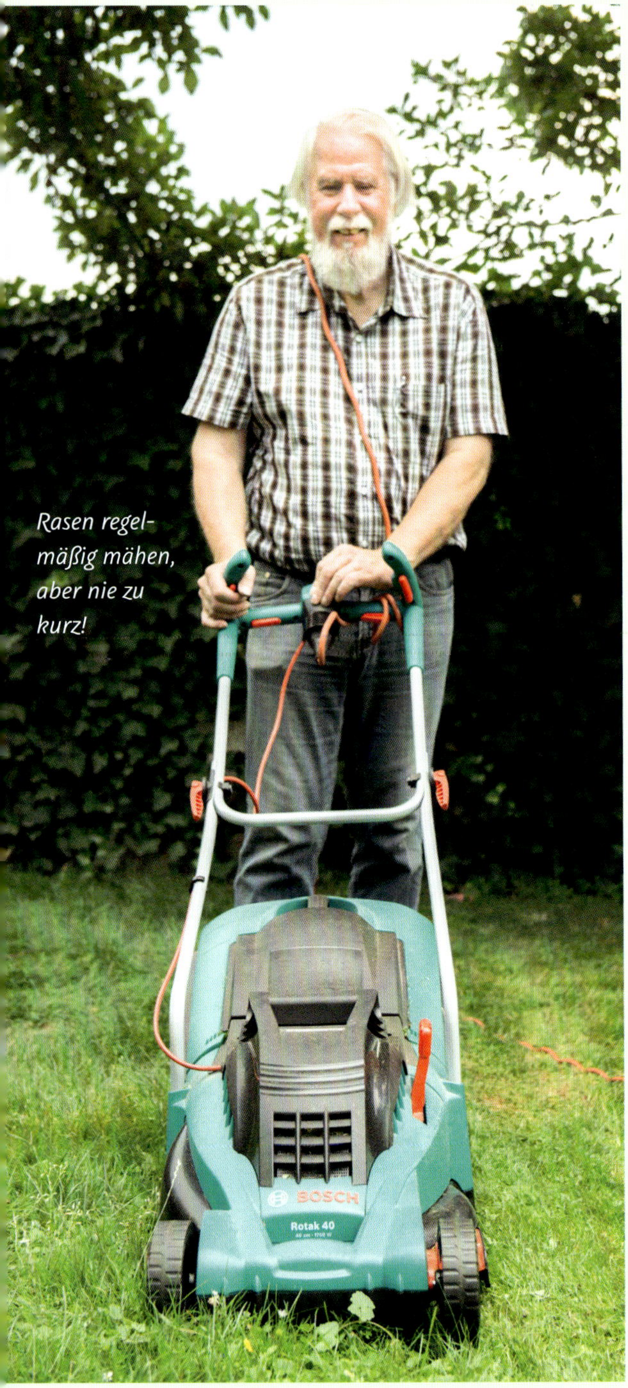

Rasen regelmäßig mähen, aber nie zu kurz!

die erforderliche Jahresdosis (Herstellerangaben) in mehrere Portionen zu teilen und mehr als nur zweimal im Jahr kleinere Düngergaben zu verabreichen. Richtiges und ausreichendes Düngen führt zu einem strapazierfähigen und unkrautfreien Rasen.

3. Falsches Wässern

Neben Licht und Dünger benötigt ein Rasen ausreichend Wasser. Wenn man bedenkt, dass die Graswurzeln nur zehn Zentimeter tief in den Boden eindringen, Löwenzahn aber noch aus dreißig Zentimetern Tiefe Wasser und Nahrung holen kann, begreift jeder schnell, wie das Gleichgewicht bei Trockenheit aussieht: Der Löwenzahn jubelt, das Gas darbt. Bei Trockenheit muss man wässern, aber richtig. Soll Wasser bis zu den Graswurzelspitzen vordringen, müssen auf jeden Quadratmeter rund vierzig bis fünfzig Liter Wasser gegeben werden. Die Menge lässt sich leicht ermitteln, wenn man ein Trinkglas mit 0,2 Liter Fassungsvermögen unter den Rasensprenger stellt und wartet, bis es halb voll ist. Aber dafür hat man dann eine Woche lang Ruhe. Es ist der sichere Tod für jeden Rasen, wenn man ihn jeden Morgen und Abend halbherzig gießt, weil der Boden in den tieferen Schichten trotzdem austrocknet, schrumpft und dann die Wurzeln abreißen. Außerdem ist es bei Hitze tödlich, den Rasen kurz zu mähen, weil dann der Boden noch schneller austrocknet und die Halme verbrennen. Lange Halme sorgen für ein gutes Mikroklima in Bodennähe mit wenig Verdunstung. Und haben Sie keine Angst, auch bei Sonne zu wässern!

4. Falsche Saatmischung

„Mit Berliner Tiergarten mache ich nichts falsch“ hört man landauf landab. Noch so ein Irrtum! Denn im Berliner Zoo wurde seinerzeit erstmalig in Deutschland ein Rasen aus Samen angelegt, mit allen Fehlern, die man machen konnte. Seitdem sind viele Jahrzehnte intensiver Rasenforschung vergangen und die Sorten von einst sind in guten Mischungen längst hochwertigen und völlig anderen Gräsern gewichen. Beim Berliner Tiergarten wurden Futtergräser verwendet, die schnell und in dichten Büscheln wachsen. Sie vertragen zwar jede Tortur, aber leider können sie sich nicht verzweigen und somit keinen dichten Rasen bilden. Ihr einziger Vorteil: Sie sind billig. Die edlen Rasengräser dagegen, die ein weiches Laufgefühl liefern, strapazierfähig sind und dicht wachsen, sind in der Samenproduktion sehr aufwendig. Hochwertiges Saatgut zahlt sich aus, aber es braucht auch entsprechende Pflege.

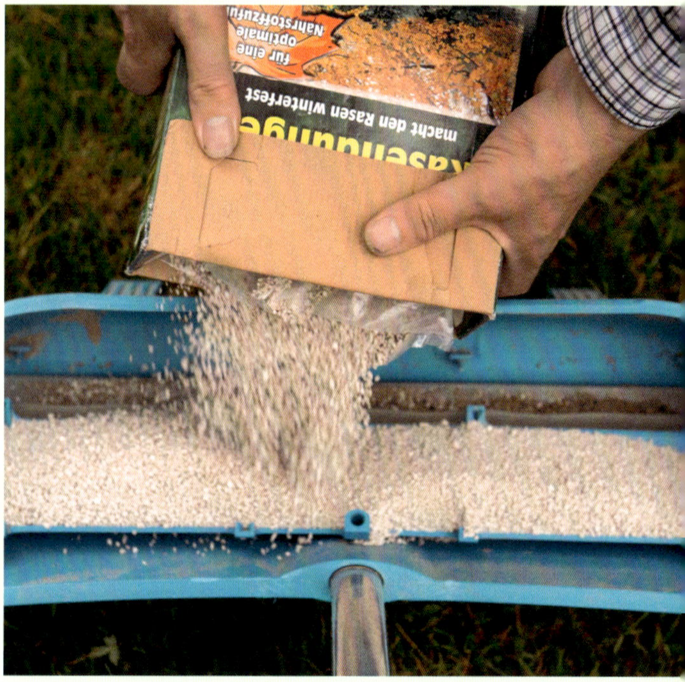

An Dünger zu sparen bringt unbefriedigende Ergebnisse.

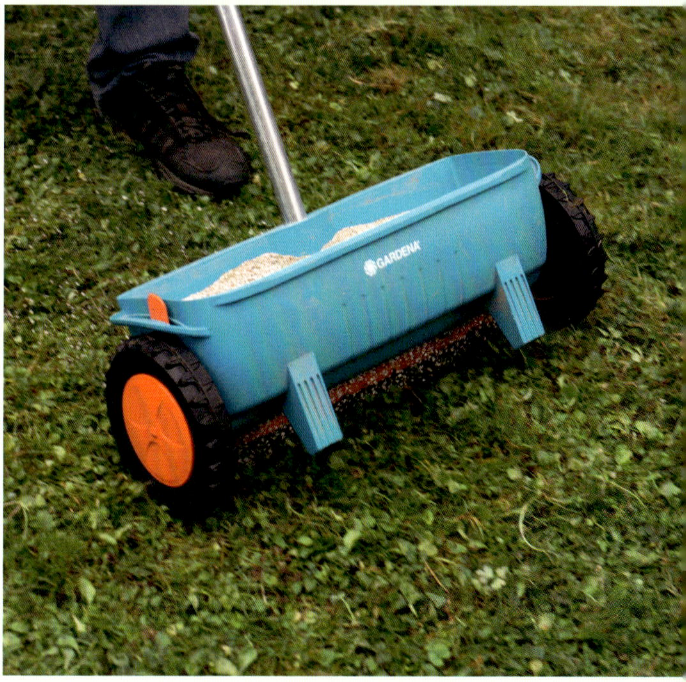

Optimale Ernährung stärkt den Rasen gegenüber Unkraut.

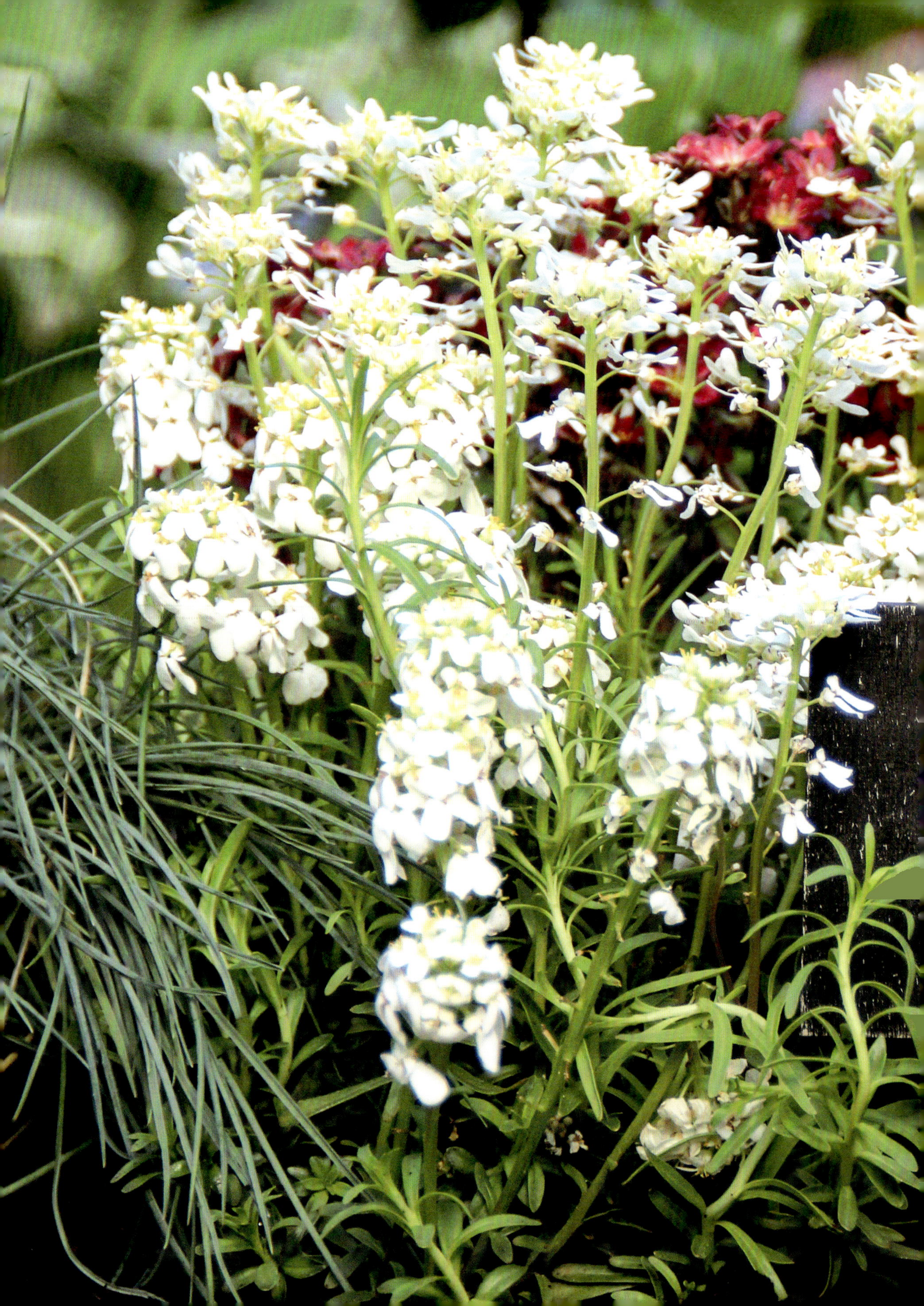

SOMMER

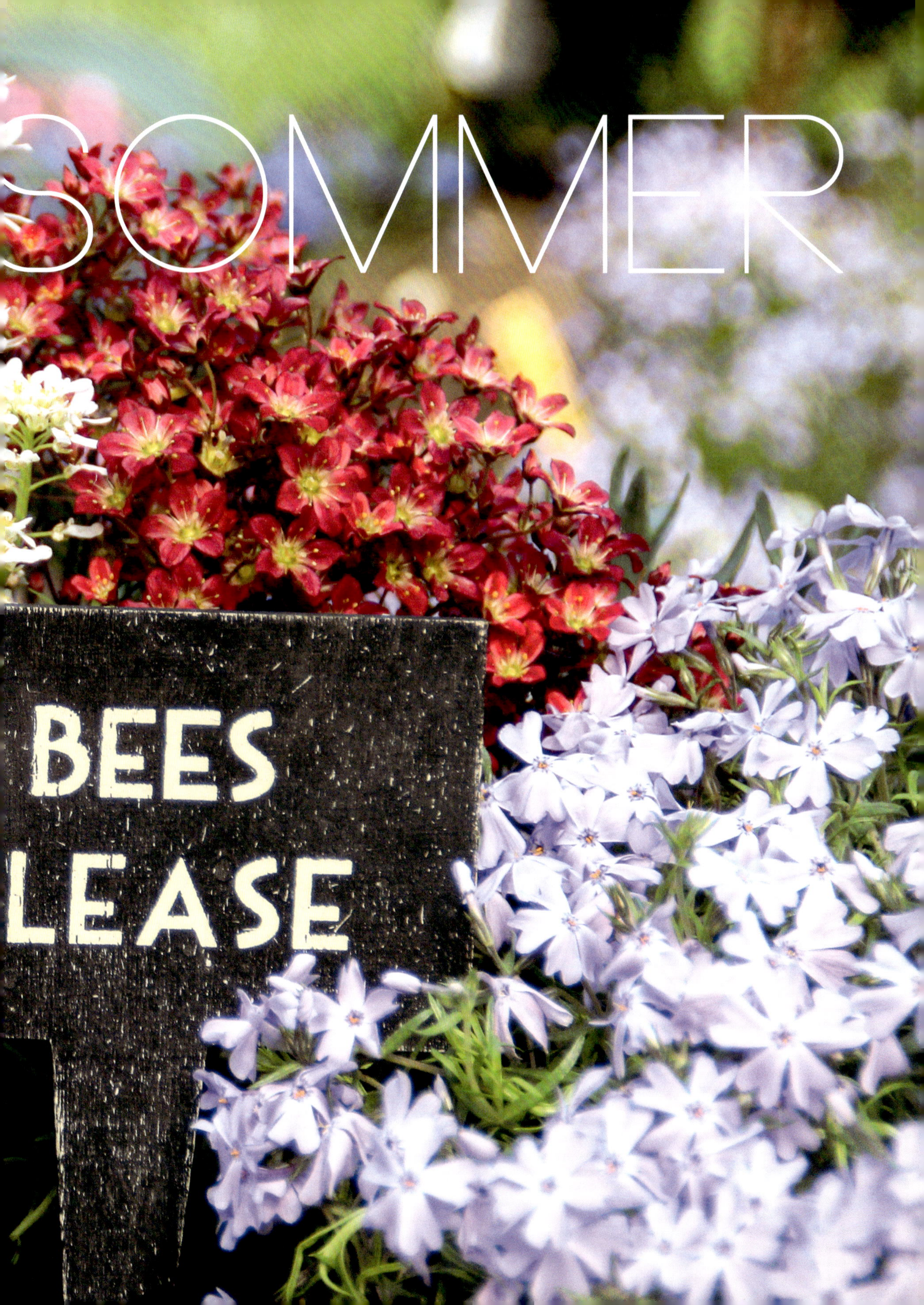

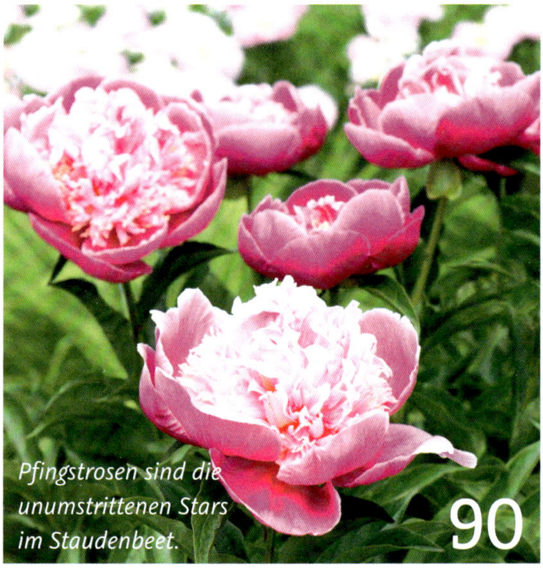

Pfingstrosen sind die unumstrittenen Stars im Staudenbeet.

Juli

Sonne satt schafft optimale Voraussetzungen für Kirschen und Beerenobst.

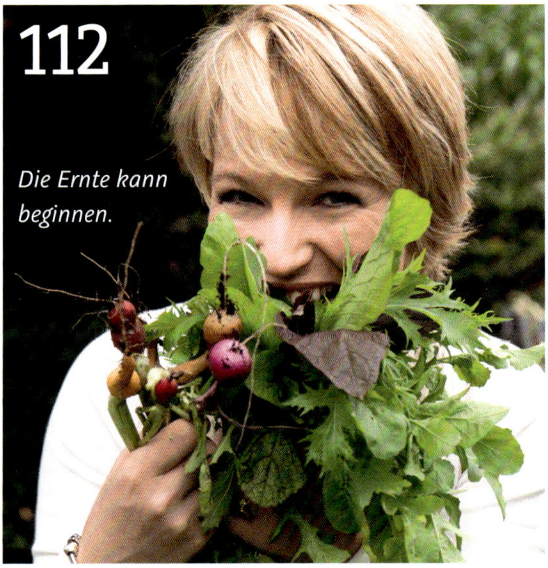

Die Ernte kann beginnen.

Juni

Der Garten strebt seinem Blütenhöhepunkt zu. Jetzt heißt es nur noch: Ordnung halten.

- Prachtstauden pflegen
- Frühjahrsstauden nach Blüte zurückschneiden
- Zweijährige säen
- Letzte Aussaat von einjährigen Sommerblumen
- Hohe Stauden und Pfingstrosen stützen
- Schädlinge bekämpfen
- Nützlinge fördern (Insektenhotel)
- Pilzbefall vorbeugen und bekämpfen
- Tomaten ausgeizen und pflegen
- Gemüse in Mischkultur anbauen
- Erdbeeren und Rhabarber ernten

- Urlaubsbewässerung einrichten
- Kräuter ernten und trocknen
- Stauden und Rosen nach Blüte schneiden und düngen
- Balkonkasten ausputzen und düngen
- Gehölze auslichten und düngen
- Laubhecke schneiden
- Wein schneiden
- Tränke für Vögel aufstellen
- Gemüse ernten
- Kirschernte beginnt
- Gemüse für zweite Saisonhälfte säen und pflanzen

August

Hitze und Trockenheit erfordern ausreichend Wasser und Dünger.

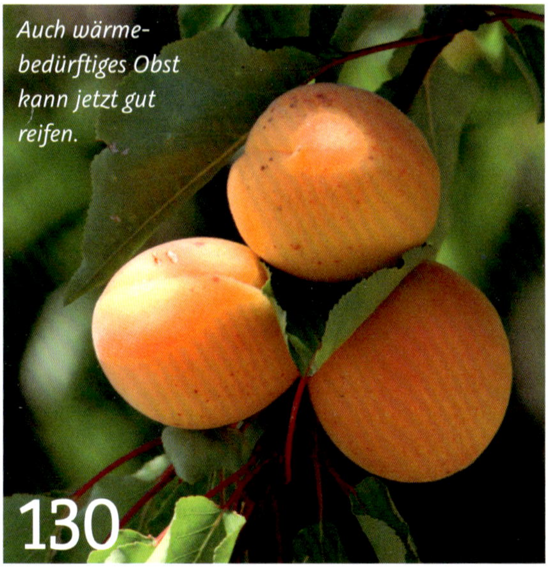
Auch wärmebedürftiges Obst kann jetzt gut reifen.
130

- Staudenbeet nachbessern
- Verblühtes von Sommerblumen ausputzen
- Pflanzenbrühen aus Unkraut herstellen
- Nadelholzhecken schneiden
- Koniferen pflanzen
- Tomaten ernten
- Winterkräuter aussäen
- Komposthaufen kontrollieren
- Erdbeerpflanzen vermehren und pflanzen
- Pflaumen, erste Birnen und Äpfel ernten
- Kirsch- und Walnussbäume beschneiden
- Abgeerntete Himbeer- und Brombeerruten wegschneiden
- Johannis- und Stachelbeeren auslichten

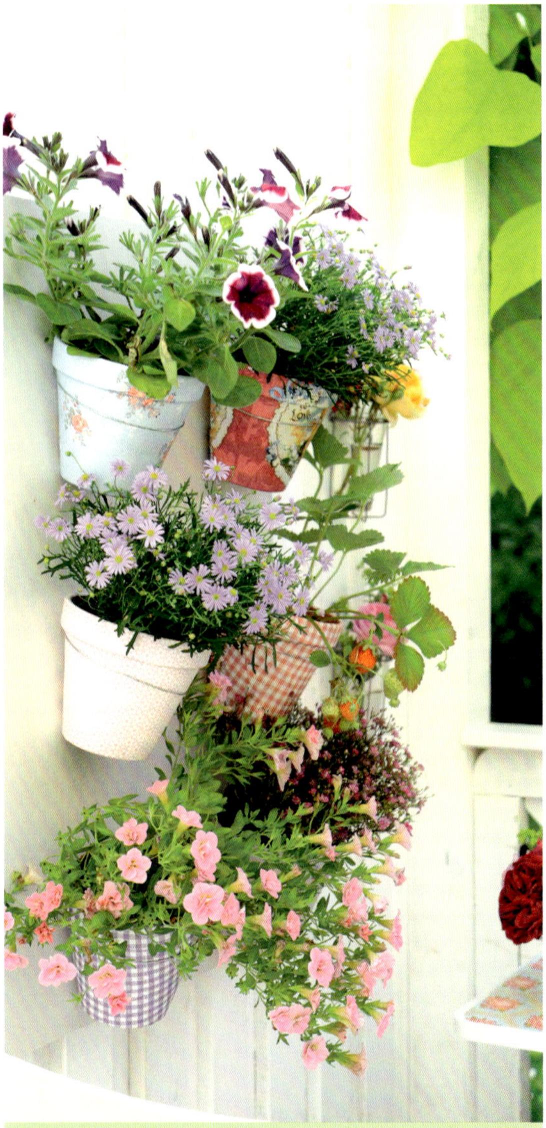

Extratipps

110 *Tontöpfe verzieren*
128 *Kräuter*
145 *Tomaten-Chutney*

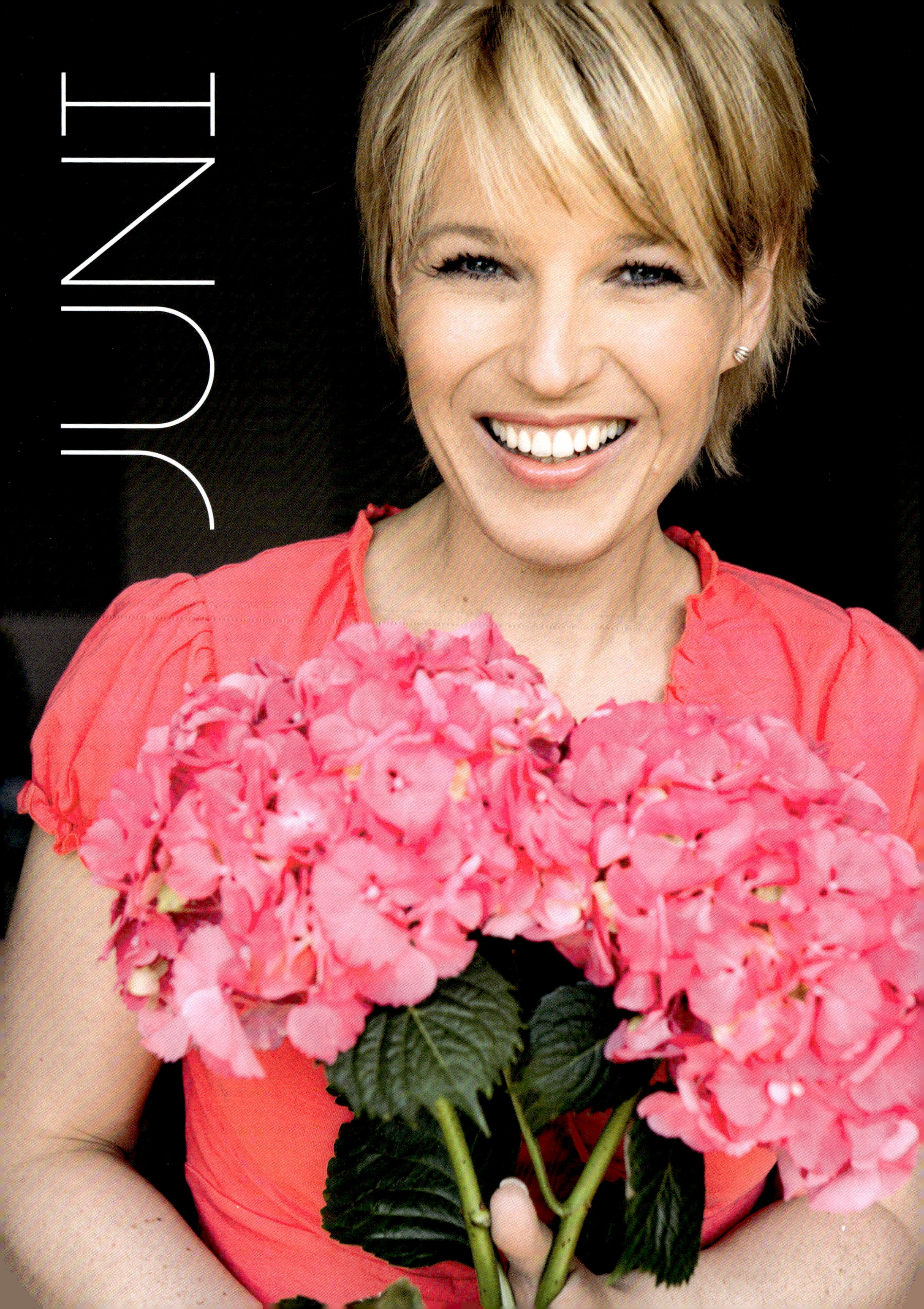
JUNI

Die Prachtstauden sehen jetzt wirklich prächtig aus. Wie pflege ich Stauden denn am besten?

Stauden werden immer so tief eingepflanzt, wie sie im Topf standen. Und aufgepasst: Viele können sich auch prächtig entwickeln, das heißt, sie brauchen entsprechend viel Platz um sich herum. Die meisten benötigen einen guten Gartenboden und eine regelmäßige Düngung. Typische Juni-Prachtstauden wie Pfingstrosen, Türkenmohn oder Bartiris gedeihen unter solchen Bedingungen besonders gut. Andere, wie die sogenannten Präriestauden, vertragen zwar keine Staunässe oder schwere Böden, sind aber ansonsten anspruchsloser. Daneben gibt es Standortspezialisten, die entweder Kalkböden brauchen wie das Edelweiß, viele Glockenblumen und der Reiherschnabel oder solche, die besonders feuchte Standorte lieben, wie z.B. einige Knötericharten, Blutweiderich oder Bach-Nelkenwurz. Für jeden Standort gibt es also ein passendes Sortiment. Nach der Blüte alle abgeblühten Stängel entfernen, um die Bildung von Samen zu verhindern, damit die Kraft in der Pflanze bleibt.
Am besten eine kräftige Gabe Langzeitdünger geben. Bei Markenprodukten reicht es, nach Herstellerangabe zweimal pro Jahr – zu Beginn der Vegetationszeit im Frühjahr und zur Hochblüte – zu düngen. Bei viel Regen oder Sommerhitze ist eventuell eine dritte, schwächere Gabe im August sinnvoll. Langzeitdünger sollte dabei anfangs mit ins Pflanzloch gegeben und später oberirdisch leicht eingeharkt werden. Auch Kompost ist immer ein gutes Mittel der Wahl.
Wer Stauden neu kauft und pflanzt, sollte anfangs alle Blüten tief abschneiden, auch wenn es im Herzen wehtut. Dadurch wird die Pflanze beim Einwurzeln und der Bildung von Neutrieben unterstützt. Natürlich nur im Pflanzjahr zurückschneiden, später blüht sie dann umso üppiger.

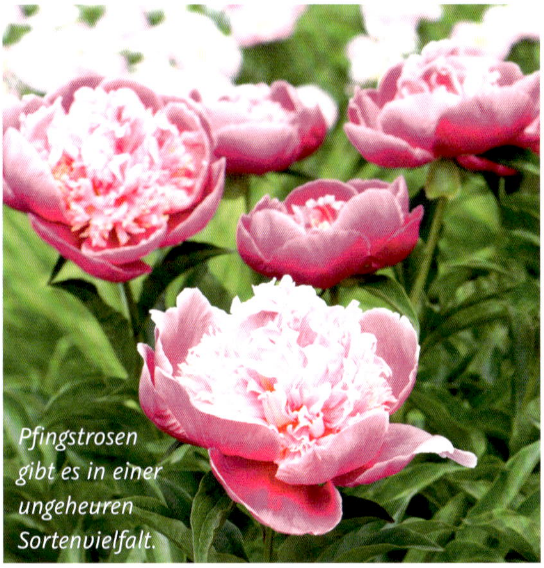
Pfingstrosen gibt es in einer ungeheuren Sortenvielfalt.

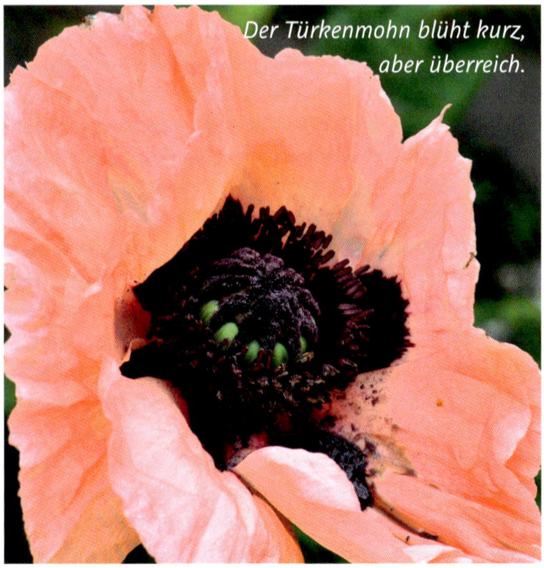
Der Türkenmohn blüht kurz, aber überreich.

Worauf sollte ich bei der Gestaltung mit Stauden achten?

Ein Staudenbeet plane ich wie ein Klassenfoto: Die Großen nach hinten, die Kleinen nach vorne, damit sie alle gut zu sehen sind und damit interessante Räume geschaffen werden können. Demzufolge muss ich als Erstes die jeweilige Wuchshöhe kennen. Je nach Tiefe des Beetes kann man zwei, drei oder vier parallele Bereiche einplanen. Aber man sollte es keinesfalls zu statisch sehen, sonst kann das Ganze schnell wie eine Militärparade wirken. Die Linien können ruhig schwingen und man kann auch bewusst mal einen Größeren nach vorne oder eine Insel mit kleineren dazwischen setzen, das ergibt ein natürliches Ambiente und kann einzelne Pflanzen betonen. Man sollte immer Arten kombinieren, die ähnliche Ansprüche an Licht und Boden haben.
Auf Blattstrukturen und die Gesamtgestalt Wert legen, weil die Pflanzen ja die ganze Saison über schön aussehen sollen, auch ohne Blüten. Benachbarte Pflanzen sollten sich dabei in ihrer Belaubung unterscheiden, um nicht in einem grünen Einheitsbrei unterzugehen. Daher empfiehlt es sich, viel mit Blattschmuckstauden zu arbeiten. Besonders gut geeignet sind Funkien, auch Hosta genannt, oder Heuchera. Sie sind formenreich, pflegeleicht und eignen sich je nach Sorte sowohl für die Sonne als auch für den Schatten. Im Schatten sind auch Farne besonders wertvoll! Es ist ein bewährter

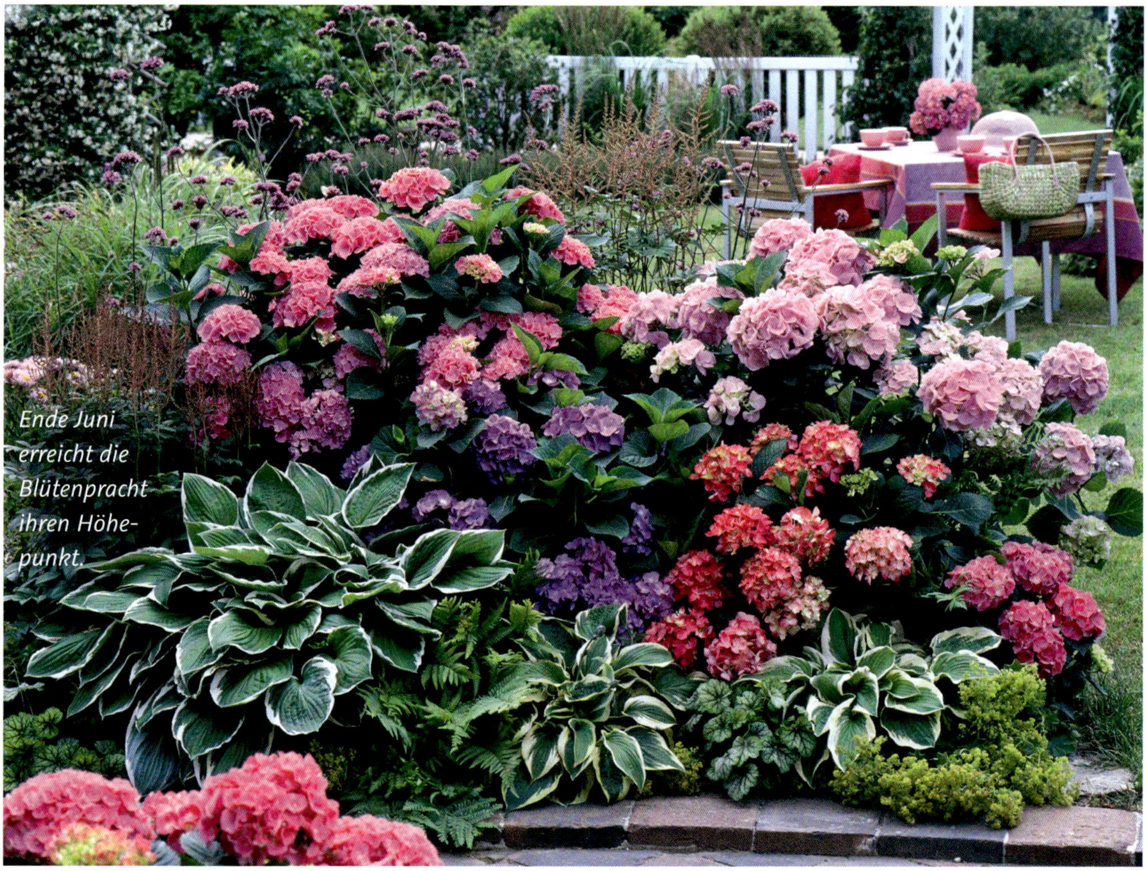

Ende Juni erreicht die Blütenpracht ihren Höhepunkt.

Trick, Prachtstauden mit Blattschmuckstauden auf Distanz zu halten, um dadurch ihre Wirkung zu verstärken. Prachtstauden benötigen nun mal einen Hofstaat! Die Blütenfarben müssen ebenfalls zusammenpassen. Speziell Farben, die sich in nächster Nachbarschaft nicht vertragen, können mit geeigneten Blattstauden geschickt so weit optisch getrennt werden, dass trotzdem ein harmonisches Gesamtbild entsteht. Speziell weißbunte oder silberlaubige Stauden neutralisieren leuchtende Farben.
Auch kleine Gehölze passen gut in ein Staudenbeet, etwa Hortensien. Da ist die Sortenvielfalt heutzutage groß und gute Gärtnereien haben mittlerweile Miniformen im Angebot, die selbst im Alter gerade mal kniehoch werden. In Schattengärten bieten sich zudem kleine Rhododendren als Strukturgehölz an. Hier ist die Sortenwahl mit viel Sorgfalt zu treffen, denn auch da gibt es Riesen und Zwerge! Vor allen von den sogenannten Yakushimanum-Hybriden gibt es kleine Formen. Oft sind ältere Staudenbeete von unkontrollierten Gehölzen regelrecht überwuchert.

Stauden bleiben ja ein paar Jahre bei uns. Was brauchen sie, um sich wohlzufühlen und prächtig zu gedeihen?

Das hängt stark von der Art ab. Die meisten Stauden wollen sich ungestört entwickeln. Nur wenn sie zu groß werden oder mit der Zeit kaum noch blühen, müssen sie verjüngt werden. Es gibt die Möglichkeit, seine Stauden im Herbst oder im Frühjahr zu teilen. Ausnahmen sind zum Beispiel Pfingstrosen, die nur im Herbst geteilt werden dürfen. Pfingstrosen sollten sowieso nur im Notfall gestört werden. In Ruhe gelassen, werden sie jedes Jahr üppiger und können uralt werden.
Es gibt aber auch kurzlebige Arten, die erstaunlicherweise länger am Leben gehalten werden können, wenn man sie jedes Jahr teilt. Ein Beispiel dafür sind die bunten Margeriten.
Generell aber sollten alle in der Austriebsphase gut ernährt werden und zur Blütezeit eine Portion Zusatznahrung erhalten.

Viele Frühjahrsstauden sind jetzt verblüht – was muss ich tun, damit sie im nächsten Jahr wieder so schön üppig blühen?

Polsterstauden wie Blaukissen, Polsterphlox, Schleifenblume oder Steinkraut sind bodendeckende, niedrig-buschige Stauden. Sie sollten gleich nach der Blüte kräftig zurückgeschnitten werden. Wurde das nicht schon im Mai erledigt, ist es jetzt höchste Zeit. Ungestutzt werden sie sonst blühfaul und es können sich Samen bilden, die der Pflanze Kraft rauben.
Kurzlebige Stauden, wie bunte Margeriten, können länger erhalten werden, wenn man sie nach der Blüte teilt. Und Rittersporn blüht im Spätsommer ein zweites Mal, wenn man die Blütenstängel unmittelbar nach der Blüte zurückschneidet.
Ältere Exemplare der Bartiris sollten nach der Blüte vorsichtig mit einer Grabegabel herausgenommen und geteilt werden, damit sie sich bis zum Herbst wieder gut einwurzeln. Die Bartiris bildet flach über dem Boden kriechende Rhizome, die bei alten Pflanzen verfilzen und sich gegenseitig behindern. Das geht dann auf Kosten der Blüte. Iris-Rhizome werden immer leicht erhöht gepflanzt, damit

sie möglichst trocken stehen. Dazu reicht es, die umgebende Erde mit der Hand leicht anzuhäufeln.

Warum ist es so wichtig, die verblühten Blüten so schnell wie möglich wegzuschneiden?

Um die Pflanzen bei Kräften zu halten, gilt wie fast immer bei Blütenpflanzen: Samenbildung vermeiden und Verblühtes sofort wegschneiden. Weil Samenansatz auch immer mit Hormonen verbunden ist, die neue

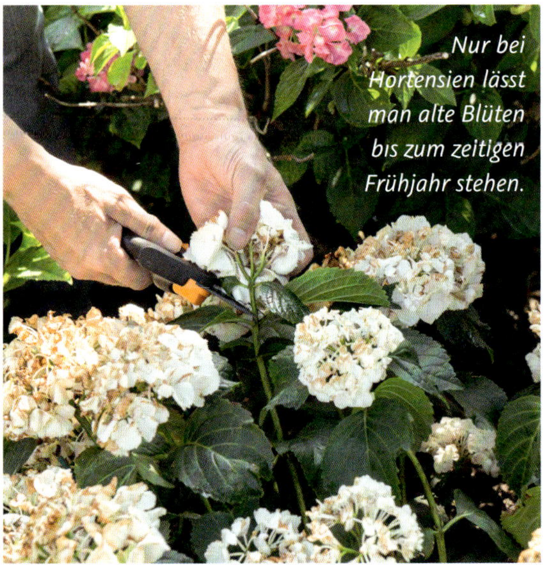

Nur bei Hortensien lässt man alte Blüten bis zum zeitigen Frühjahr stehen.

Blüten so lange unterdrücken, bis die Samen reif sind, führt Rückschnitt auch oft genug zur Bildung neuer Blüten. Ein eindrucksvolles Beispiel ist die Nachblüte bei Rittersporn, wenn man den alten Blütenstiel sofort entfernt. Bei Dauerblühern wie Rosen oder Balkonblumen ist das regelmäßige Ausputzen also keine Arbeitsbeschaffung, sondern die Garantie für eine reiche Blüte. Immer diese Hormone!

Bei welchen Stauden schneide ich nur die verblühte Blüte ab und welche Stauden schneide ich richtig weit zurück?

Stauden mitten in der Vegetationsperiode weit zurückschneiden geht eigentlich immer auf Kosten der Vitalität. Es gibt natürlich Stauden wie den Türkenmohn, die nach der Blüte schnell einziehen und irgendwann sehr unansehnlich werden. Wenn hier das Laub

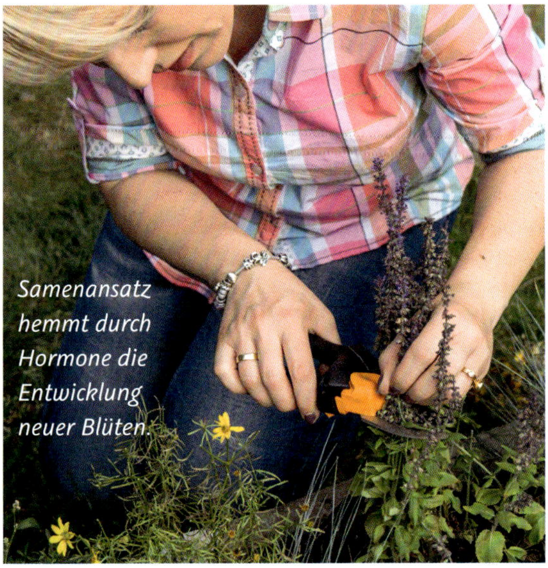

Samenansatz hemmt durch Hormone die Entwicklung neuer Blüten.

dann überwiegend braun und leblos ist, kann man es getrost abschneiden. Aber viele schneiden ja speziell bei Zwiebelblumen viel zu früh die Blätter ab und wundern sich, warum sie im Folgejahr nicht blühen. Hätte man sie ausreifen und das Laub einziehen lassen, hätten sie alle Wertstoffe in die Zwiebeln oder Knollen einlagern und Kraft für eine erneute Blüte sammeln können. Genauso verhält es sich auch bei den anderen Stauden. Nur wenn die Blätter erkennbar krank sind, müssen sie schnellstens entfernt und über den Hausmüll entsorgt werden.

Einige Blumen werden ja ganz schön groß. Welche gehören dazu und wo kommen sie im Beet am besten zur Geltung?

Ich kann große Stauden wie Phlox, hohe Astern, Sonnenbraut und Pfingstrosen oder sommerblühende Zwiebelpflanzen wie

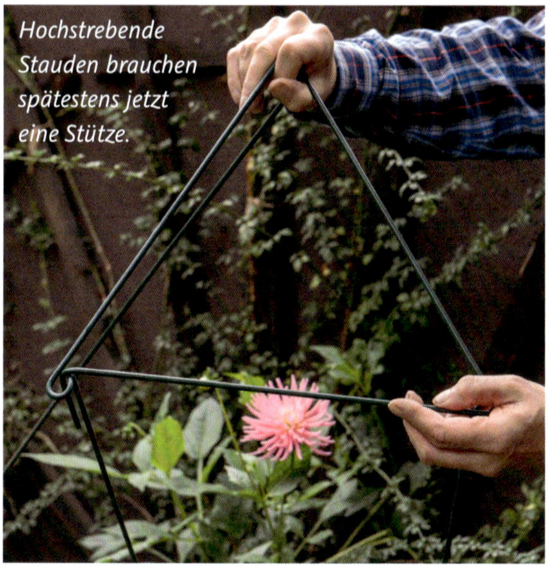
Hochstrebende Stauden brauchen spätestens jetzt eine Stütze.

Dahlien und Indisches Blumenrohr einerseits als Solitär pflanzen, das heißt in Einzelstellung entweder in ein Beet, den Vorgarten oder einen geräumigen Kübel. Aber speziell die winterharten Stauden wirken im Verbund mit anderen Stauden immer noch am besten. Vor allem in exponierter Lage muss ich aber dafür sorgen, dass sie standfest sind, sie brauchen also je nach Art und Sorte eine Stütze.

Wann bringe ich diese Stütze an und was eignet sich dafür am besten?

Stützen sollten immer recht frühzeitig angebracht werden. Zwar nicht gleich im Frühjahr, aber auch nicht so lange warten, bis die ersten Stängel umfallen. Der beste Zeitpunkt ist eigentlich immer kurz vor der Blüte. Vor allem großblütige und stark gefüllte Sorten wie viele Pfingstrosen neigen bei Regen dazu, sich flach zu legen, weil sie kopflastig werden. Außerdem freuen sich auch langstielige Astern und andere hohe Stauden mit dünnen Stängeln über eine Stütze.
Es gibt sogenannte Staudenringe aus Metall oder Kunststoff, die auf eine Stange in der Mitte der Staude gesteckt werden. Sie sind sternförmig in Segmente unterteilt. Diese Ringe müssen frühzeitig angebracht und mit dem Wachstum der Pflanzen gelegentlich nach oben korrigiert werden, denn es wird schwierig, sie erst kurz vor dem Blühen von oben über die Pflanze zu stülpen.

Kann ich denn irgendetwas tun, damit die Stauden nicht ganz so hoch werden? Wie kann ich sie dazu bringen, mehr in die Breite zu wachsen?

Ich kann sogar noch mehr, nämlich dafür sorgen, dass Stauden auch länger blühen. Dafür gibt es einen ganz einfachen Trick. Wenn ich bei gewissen Stauden frühzeitig, das heißt Anfang Juni, in günstigen Jahren sogar schon Mitte Mai, einen Teil der Triebe um etwa ein Drittel bis die Hälfte einkürze, schlagen sie erneut am Stängel aus und bilden sogar meistens mehrere Verzweigungen. Sie werden also buschiger und bleiben niedriger. Das geht natürlich nicht bei Stauden, die ihre Blütenstiele vom Boden her bilden, wie Iris oder Mohn. Aber bei später blühenden Stauden wie Phlox, Sonnenbraut oder Astern klappt das wunderbar.

Welche Blumen kann ich denn jetzt im Juni noch aussäen?

Wer Vergissmeinnicht, Schöterich, Goldlack, Akelei, Stiefmütterchen oder Bellis liebt, muss sie am besten jetzt, allerspätestens jedoch bis Mitte Juli, aussäen. Denn es sind sogenannte zweijährige Arten, die im Sommer keimen, bis zum Herbst eine kräftige Rosette bilden und damit den Winter überdauern. Sie nutzen den Zeitvorsprung, um im kommenden Frühling schnell durchzustarten und als Erste zu blühen, bevor höhere Stauden ihnen das Licht streitig machen. Danach bilden sie jede Menge Samen und verausgaben sich dabei derart, dass sie absterben.

Im zweiten Jahr sind die Zweijährigen durch, die Einjährigen schon in diesem Sommer. Was mache ich mit ihnen nach der Blüte?

Wer Spaß an seinen Sommerblumen gefunden hat, der kann die Früchte seiner Arbeit, sprich Samen, ernten. In aller Regel lassen sich die reifen Samenkapseln leicht abpflücken, trocknen, zerdrücken und die Samen durch vorsichtiges Ausblasen oder mithilfe eines Siebes reinigen. Das hängt von den jeweiligen Arten ab.

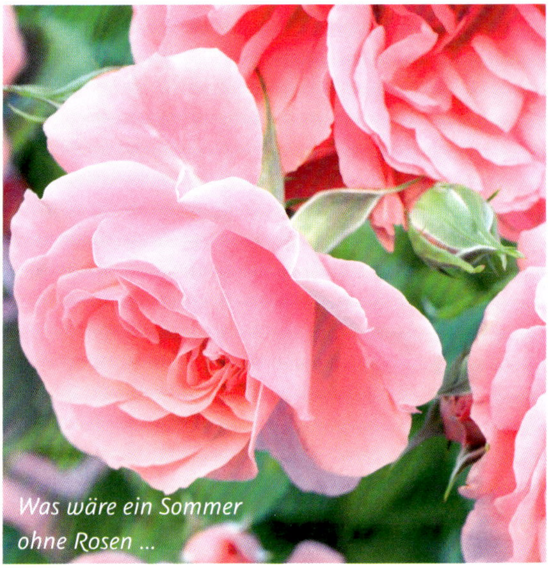

Was wäre ein Sommer ohne Rosen ...

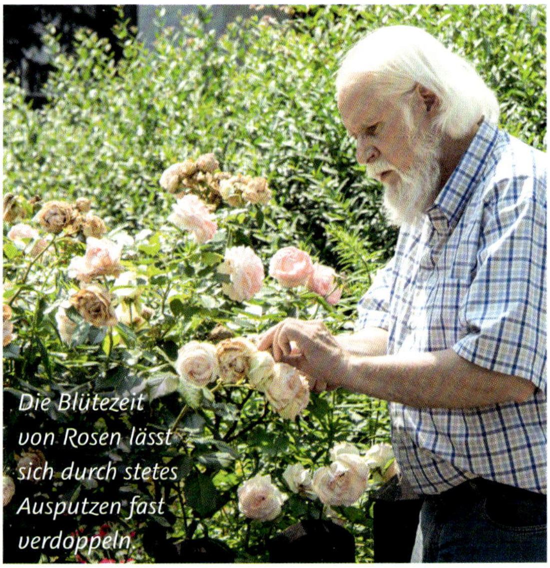

Die Blütezeit von Rosen lässt sich durch stetes Ausputzen fast verdoppeln.

Viele Rosen blühen jetzt herrlich. Was kann ich tun, damit das lange so bleibt?

Juni ist DER Rosenmonat schlechthin und Rosen sind des Gärtners liebstes Kind. Aber viele sind mit ihren Rosen auch in vielerlei Hinsicht überfordert, daher sind sie auch des Gärtners größtes Sorgenkind. Kein Wunder

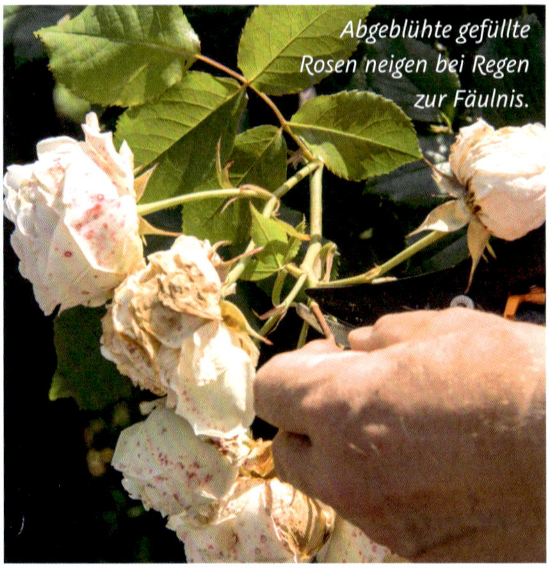

Abgeblühte gefüllte Rosen neigen bei Regen zur Fäulnis.

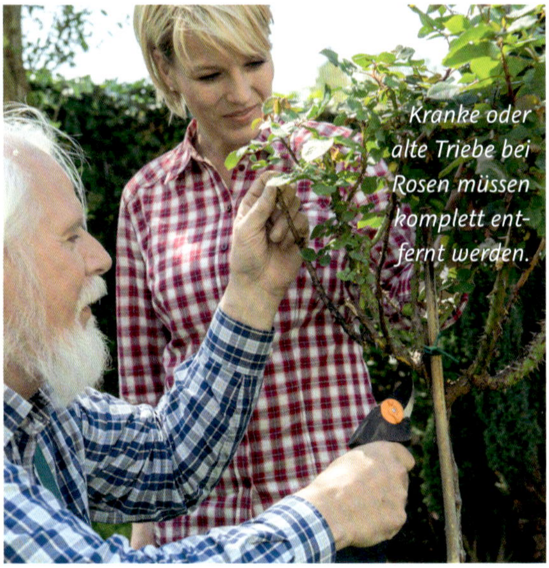

Kranke oder alte Triebe bei Rosen müssen komplett entfernt werden.

bei zigtausenden von Sorten weltweit. Um die üppige Blüte möglichst lange zu erhalten, muss jetzt unbedingt nachgedüngt werden. Außerdem muss man die Rosen auf Wildtriebe hin überprüfen und sie sofort entfernen. Wildtriebe haben fast immer deutlich anderes Laub als die Edelsorte, oft mit sieben statt mit fünf Fiedern oder einer eher stumpf blaugrünen statt einer glänzend sattgrünen Blattfarbe. Wildtriebe können sich nur unterhalb der Veredelungsstelle bilden und werden durch falschen Schnitt der Edelsorte gefördert.

Wollen die Rosen eigentlich speziellen Dünger haben oder kann ich denen den normalen organischen Dünger geben?

Wenn der „normale" organische Dünger als Blühpflanzendünger ausgewiesen ist, also genug Phosphor und Kali enthält, ist das der Dünger der Wahl! Es wird auch spezieller Rosendünger angeboten, das ist aber meistens nichts anderes als hochwertiger Universal-Blühpflanzendünger. Ich muss nicht immer jede Menge unterschiedliche Spezialdünger kaufen, auch wenn der Handel dem Verbraucher das suggerieren möchte. Ideal ist immer ein Langzeitdünger, weil er die Nährstoffe langsam, aber kontinuierlich freisetzt.

Bekomme ich die Rosen noch mal zum Blühen, wenn sie verblüht sind?

Ja und nein! Es gibt bei aller Sortenvielfalt zwei Gruppen, nämlich die einmal blühenden und die mehrfach blühenden Rosen. Die einmal blühenden Rosen besitzen meist noch den Charme der Wildformen und manche werden sogar weniger wegen der Blüte als vielmehr wegen ihrer herrlichen Früchte angepflanzt. Wer einmal die prächtigen Hagebutten der sogenannten Fruchtrosen in der Herbstsonne erlebt hat, kann das leicht nachvollziehen. Einmal blühende Rosensorten lassen sich weder mit Drohungen noch mit guten Worten zu einer zweiten Blüte „überreden".

Viele Rosenfreunde möchten jedoch am liebsten den Blütenschmuck bis in den Herbst hinein erhalten. Dann gilt, sofern es sich um eine mehrfach blühende Sorte handelt, das Motto: schneiden, schneiden, schneiden. Wie wir jetzt ja wissen, wird beim Samenansatz die Anlage von neuen Blüten hormonell unterdrückt, um die Kraft in die Samenreife zu lenken (das gilt allgemein, nicht nur für Rosen!). Verblühtes muss also immer sofort entfernt werden. Das ist jedoch oft leichter gesagt als getan. Denn die sogenannten Polyantharosen blühen in Büscheln, in denen sich die Blüten nacheinander öffnen. Hier bedeutet das Ausputzen regelrechte Fummelarbeit. Erst wenn der gesamte Blütenstand abgeblüht ist, kann er komplett entfernt werden.

Wo schneide ich Verblühtes am besten ab?

Es ist wichtig, alle Blätter, die nur drei Fiedern aufweisen, mit abzuschneiden. Denn auch die Blüte wird hormonell kontrolliert und den Blühbereich erkennt man daran, dass die üblicherweise fünfzähligen Fiederblätter plötzlich nur noch drei Fiederblätter aufweisen. Werden sie nicht mit entfernt, kommt es zu hormonellen Störungen und der Neutrieb unterhalb der Schnittstelle bleibt aus, so, als ob sich Samen bilden würden. Abgeblühte Edelrosen werden im Gegensatz zu den Polyantharosen schärfer zurückgeschnitten, damit der Neutrieb kräftiger ausfällt. Edelrosen (sogenannte Teehybriden) bilden immer nur eine Blüte je Trieb. Sie werden deshalb gerne für Blumensträuße geschnitten, bei denen ja ein langer, kräftiger Stiel erwünscht ist. Edelrosen bilden generell deutlich weniger Verzweigungen.

Wenn's warm und trocken ist, sind Unmengen von Blattläusen da – ein selbst angesetzter Sud aus Brennnesseln soll die Blattläuse angeblich vertreiben. Ich habe meine Pflanzen damit besprüht. Leider hat es nichts gebracht.

Das würde ich so nicht sagen. Brennnesselsud hilft, aber nicht wirklich gegen Läuse, sondern er wirkt als Dünger. Was viele nicht wissen: Pflanzen können Nährstoffe auch über ihre Blätter aufnehmen. Wenn ich mit Brennnesselbrühe gieße, stärke ich auf direktem Weg das Pflanzengewebe, das dann indirekt einen Läusebefall erschwert. Wenn aber erst mal Läuse da sind, kann ich sie mit dem Sud nicht mehr wirklich bekämpfen. Auch die winzigen Spinnmilben können die Pflanzen erheblich schädigen und sind nur schwer zu bekämpfen. Sie kommen meist, wenn es heiß und trocken ist und die Blätter leicht welk und geschwächt sind. Am sichersten ist es, neben Pflanzenstärkungsmitteln die Blätter häufig mit Wasser zu besprühen, aber

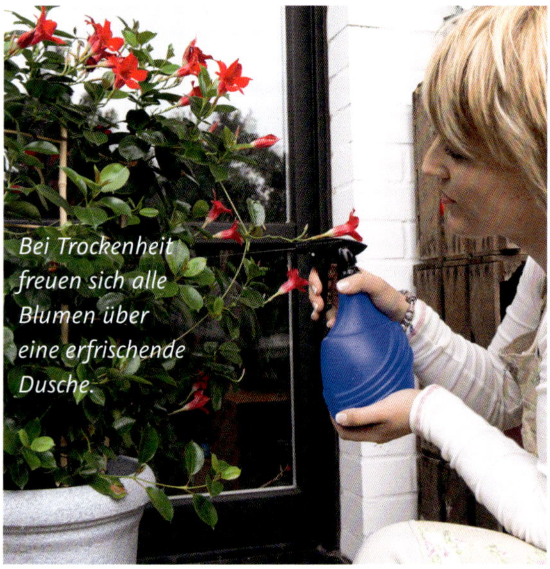
Bei Trockenheit freuen sich alle Blumen über eine erfrischende Dusche.

wer kann das schon! Das Schadbild erkennt man an leicht gepunkteten Blättern, die zudem oft eine bleigraue Färbung annehmen.

Wie kann ich die Blattläuse dann aber loswerden?

Es gibt einige Hausmittelchen, die zumindest halbwegs funktionieren, ohne gleich mit der chemischen Keule anzurücken. Eines davon ist eine Lösung aus Schmierseife oder Rapsöl mit Wasser, die über die Pflanzen gespritzt wird. Speziell bei Kübelpflanzen auf dem Balkon hat sie sich bewährt. Dazu die Kübelpflanzen leicht ankippen, damit die Spritzbrühe nicht in die Erde tropft.
Aber Geduld ist die beste Eigenschaft des Gärtners. Denn wenn man lange genug wartet, entdecken auch die natürlichen Feinde der Läuse den gedeckten Tisch und räumen manchmal in verblüffend kurzer Zeit unter den Blattsaugern richtig auf. Dann erledigt sich das Problem ohne eigenes Zutun von

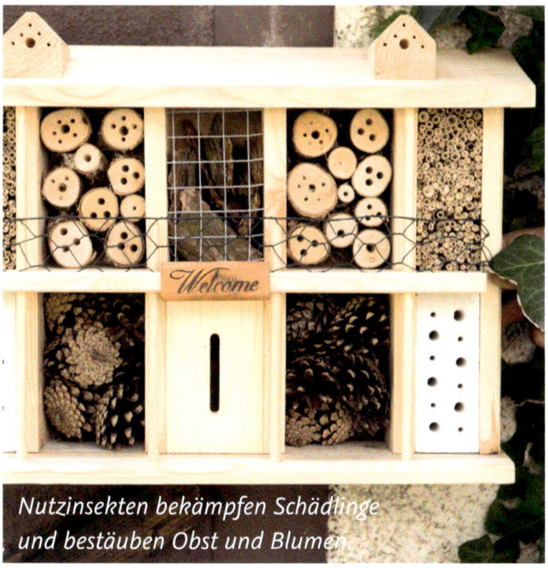

Nutzinsekten bekämpfen Schädlinge und bestäuben Obst und Blumen.

allein. Man kann diesen Prozess unterstützen, indem man sogenannte Insektenhotels aufhängt, in denen sich Nützlinge ansiedeln können. Läuse liefern außerdem ein wichtiges Aufzuchtfutter für junge Vögel.

Wo ist der beste Platz für ein Insektenhotel?

Die Südseite mit diffusem Schatten eines Baumes wäre ideal. Man kennt verschiedene Nützlinge, die gratis unterschiedliche Arbeiten erledigen. Ohrenkneifer brauchen ein Tagesversteck, um von da aus nachts auf kurzen Wegen auf Beutefang zu gehen. Ihre Lieblingsspeise sind Blattläuse. Ohrenkneifer verstecken sich gerne in einem Knäuel Holzwolle oder zwischen eng gebündelten Ästchen. Marienkäfer nutzen die gleichen Verstecke. Sie gehen von dort aus tagsüber auf Blattlausjagd. Florfliegen, auch Goldaugen genannt, suchen dunkle, kleine Hohlräume auf, um darin die Nacht oder sogar den Winter zu verbringen. Ihre Larven sind effiziente Blattlausjäger.
Heimische Wildbienen sind am stärksten von allen Nützlingen gefährdet, die angesichts des Rückgangs von Honigbienen eine immer größere Bedeutung als Bestäuber erlangen. Die allermeisten dieser Wildbienen bilden keine Staaten, sondern leben einzeln. Dazu benötigen sie Löcher oder hohle Pflanzenstängel als Wabenersatz. In diese tragen sie Nahrung ein, entweder Insektenlarven oder Pollen, legen je ein Ei dazu und verschließen das Loch sorgfältig mit Lehm. So mauern sie Loch für Loch zu.
Nützlinge und Wildbienen führen ein recht unauffälliges Leben und sind in erster Linie daran interessiert, ihre Brut zu versorgen.

Kann ich denn in irgendeiner Form vorbeugen, dass die Blattläuse erst gar nicht an meine Pflanzen rangehen?

Ein klares Ja! Wie bei Menschen sinkt das Risiko einer Erkrankung bei einer gesunden Lebensweise deutlich. Gute Pflanzenpflege ist also das A und O der Vorbeugung. Wir können das noch unterstützen, indem wir eine Brühe aus Schachtelhalm ansetzen und über die Pflanzen gießen. Das ist zwar eine etwas anrüchige Angelegenheit, denn solche Brühen fangen schnell an zu vergären und zu müffeln. Aber sie wirken! Schachtelhalm lagert viel Silikat in seine Pflanzenzellen ein, welches in der Brühe wieder freigesetzt wird. Über die Pflanzen gegossen stärkt es die Haut der Blätter und schützt sie vor den Rüsseln von Blattlausweibchen, die für ihre Brut weiche Blätter bevorzugen, etwa wenn sie leicht welk oder krank sind. Silikat schützt ja auch unsere Fingernägel vor Bruch. Es gibt im Handel auch noch andere Pflanzenstärkungsmittel auf Kalibasis.

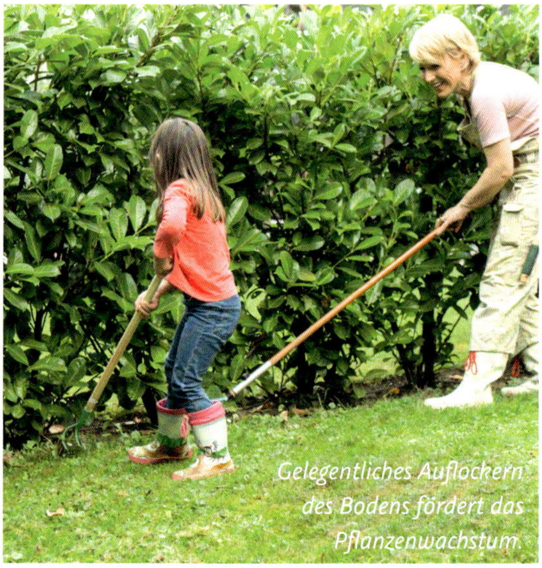
Gelegentliches Auflockern des Bodens fördert das Pflanzenwachstum.

Der Boden in meinem Beet ist recht fest geworden – wie oft und womit bearbeite ich den am besten?

Ideal ist ein Kultivator, auch Grubber genannt. Das schaut so ein bisschen wie eine Mini-Pflugschar am Stiel aus. Es gibt unterschiedliche Modelle mit nur einem Zinken, andere haben drei, wieder andere haben nur Krallen ohne Verbreiterung vorne. Die Auswahl hängt ein bisschen vom Boden ab. Habe ich einen schweren Boden, ist eine einzinkige Variante oder eine mit Krallen vielleicht leichter zu bedienen. Wer damit die Beete in regelmäßigen Abständen lockert, hat gleich zwei nützliche Effekte: Unkräuter werden entfernt, bevor sie aussamen können, und der Boden trocknet nicht so schnell

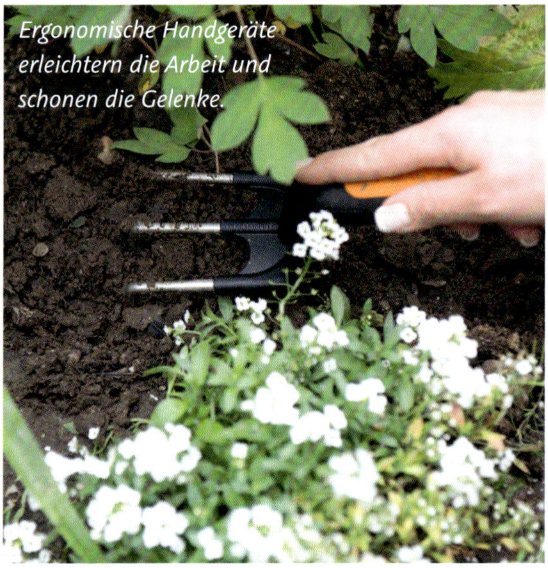
Ergonomische Handgeräte erleichtern die Arbeit und schonen die Gelenke.

aus, weil ein lockerer Boden Kapillarsperren besitzt, die das Wasser nicht an die Oberfläche hochsaugen. Eine alte Gärtnerregel besagt: „Einmal hacken spart zweimal gießen!" Gleichzeitig dringen Wasser, Dünger und Luft leichter in den Boden ein und kommen dem Pflanzenwachstum zugute.

Viele Gartenbesitzer fürchten sich vor Pilzbefall. Wer ist besonders anfällig für Pilzkrankheiten?

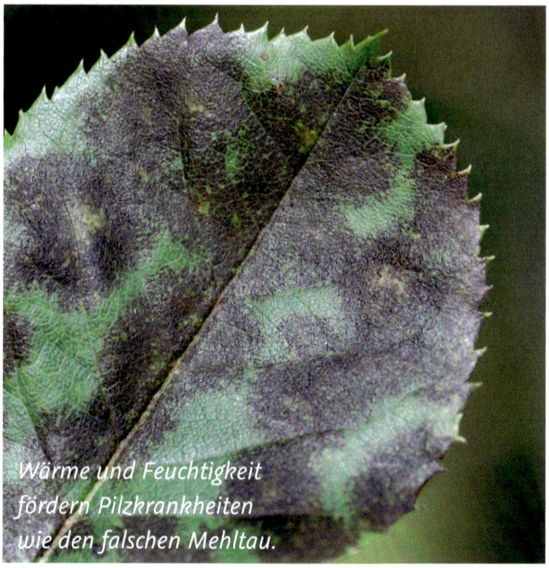

Wärme und Feuchtigkeit fördern Pilzkrankheiten wie den falschen Mehltau.

Auf der Hitliste ganz oben stehen bei den Nutzpflanzen Tomaten, Kartoffeln, Gurken und Wein, bei den Zierpflanzen sind es Rosen, Buchs und verschiedene Stauden, etwa Phlox. Aber es gibt eine ganze Reihe von Pilzen, die der Laie als solche gar nicht erkennt, etwa Wurzelerkrankungen bei Gehölzen. Allerdings ist das sehr sortenspezifisch, denn sowohl bei den Nutzpflanzen als auch bei den Zierpflanzen kennt man Sorten, die entweder gar nicht oder doch deutlich weniger dramatisch unter Pilzerkrankungen leiden, andere sind wahre Pilzmagnete. Kompetente Fachberatung beim Einkauf ist hier besonders wichtig.

Woran erkenne ich einen Pilzbefall?

Manchmal ist ein Pilzbefall leicht, oft genug auch sehr schwer zu erkennen. Befindet sich plötzlich ein weißer Belag auf den Blättern, ist es meist Mehltau, der echte befindet sich dabei auf der Blattoberseite, der falsche auf der Blattunterseite. Aber der gleiche Pilz kann auch zu Schwärzungen und zum Absterben von Knospen und Triebspitzen führen, Pilze haben oft mehrere Gesichter. Wenn Blätter plötzlich fleckig werden, können andere Pilze vorliegen, bei Rosen zum Beispiel Rost oder Sternrußtau. Bei Tomaten oder Kartoffeln ist die Kraut- oder Braunfäule gefürchtet, die man am Absterben und der Braunverfärbung von Stängeln und Blättern erkennt, was mit dem Totalverlust der Pflanzen einhergeht. Pilzerkrankungen im Wurzelbereich können nur von erfahrenen Experten der Pflanzenschutzämter sicher erkannt werden. Das Fatale bei Pilzerkrankungen ist, dass sie nicht heilbar sind.

Kann ich denn wenigstens vorbeugend irgendetwas tun, damit meine Blumen und mein Gemüse vom Pilz verschont bleiben?

Vorbeugen ist sogar die einzige Möglichkeit. Die intelligenteste Variante ist es, pilzresistente oder zumindest piltolerante Sorten zu verwenden. Hat man aber schon Pflanzen, vor allem Rosen, von denen man sich nicht trennen will, muss man vorbeugend mit einem Fungizid spritzen. Dabei die Pflanzen immer auch von UNTEN einsprühen, denn Mehltau kann wie gesagt selbst Blattunterseiten befallen! Neben Fungiziden kann man auch Pflanzenstärkungsmittel einsetzen, die allerdings nicht ganz so zuverlässig wirken. Solche Stärkungsmittel wirken zusätzlich gegenüber Blattläusen. Allerdings ist dieser Schutz auch hier nicht hundertprozentig, dafür aber sehr umweltfreundlich.

Was mache ich, wenn der Pilz da ist?

Ein trauriges Gesicht, denn Pilzbefall ist nicht heilbar. Aber wenn ich es frühzeitig erkenne, kann ich alles Befallene großzügig wegschneiden, Gärtner sagen dazu „bis ins gesunde Holz". Nach JEDEM Schnitt das Werkzeug desinfizieren, etwa mit Spiritus, sonst trägt man den Pilz von Pflanze zu Pflanze weiter! Natürlich geht das nur bei Ästen und Trieben. Stämme und Wurzeln abschneiden macht meistens wenig Sinn.

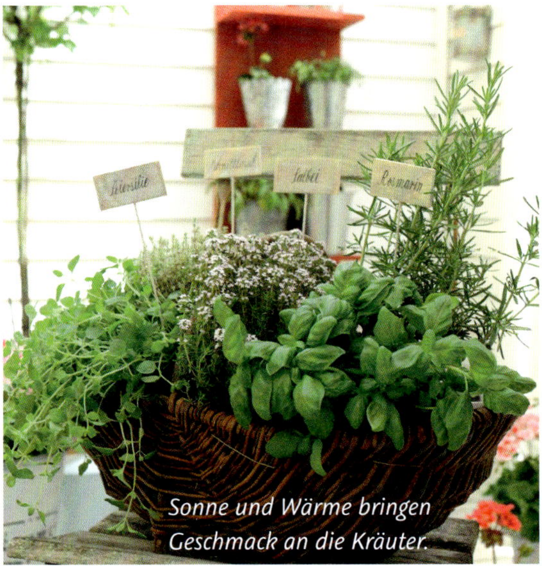

Sonne und Wärme bringen Geschmack an die Kräuter.

Lassen sich Kräuter auf dem Balkon genauso leicht aufziehen wie im Garten?

Kräuter sind dafür sogar wie geschaffen. Aber auch im Balkonkasten gilt es, die Bodenansprüche zu berücksichtigen. Entweder ich fülle den Kasten oder Kübel mit sandiger Kräutererde, dann kann ich Salbei, Lavendel, Thymian oder Oregano pflegen, oder ich nehme gut gedüngte Balkonkastenerde und setze da Basilikum, Schnittlauch oder Petersilie hinein, um nur einige zu nennen. Beides kann dann in voller Sonne gedeihen, wobei ich den Kasten mit Basilikum häufiger gießen und zwischendurch auch nachdüngen muss, die anderen können ruhig ein kleines bisschen mehr „darben". Entsprechend kann ich dann auch einen „Schattenkasten" gestalten, der aber in seiner Vielfalt etwas eingeschränkter ist.

Und ich dachte immer, Kräuter brauchen volle Sonne!

Nein, längst nicht alle! Waldmeister, Melisse, Bärlauch und Knoblauchrauke vertragen einiges an Schatten. Minze, Schnittlauch, Petersilie und Schlangen-Knoblauch gedeihen immerhin noch befriedigend im Halbschatten, wie auch Kerbel, Estragon, Rucola oder Liebstöckel. Diese Kräuter kann man selbstverständlich auch im Garten einsetzen, um schattige Eckchen zu begrünen. Und wenn sie blühen, sehen sie sogar recht hübsch aus.

Welchen Sinn hat eine Kräuterspirale?

Die Kräuterspirale ist eine geniale Erfindung! Sie bietet die Möglichkeit, den sehr unterschiedlichen Ansprüchen von verschiedensten Kräutern auf engem Raum gerecht zu werden.
Kern des Ganzen ist ein Haufen Erde, die unten nährstoffreich und feucht ist, nach oben hin dagegen durch immer mehr Untermischen von Sand zunehmend durchlässiger und nährstoffärmer wird. Von unten nach oben entstehen so verschiedene Zwischenstufen. Damit die Erde zusammenhält, werden als Gerüst Steine in Spiralform aufgeschichtet und in die dazwischen eingefüllte Erde die Kräuter ihren Bedürfnissen entsprechend eingepflanzt. Nach unten kommen die Feuchtigkeit liebenden Arten wie Minze oder Schnittlauch, weiter in der Mitte stehen Arten mit mittleren Ansprüchen, etwa Salbei oder Currykraut, und ganz oben werden dann Arten wie Oregano oder Thymian gesetzt. Weil eine Kräuterspirale rund ist, gibt es neben der Süd- auch eine Nordseite, die sich ebenfalls nutzen lässt. Auf die Schattenseite kann man dann Kräuter wie Bärlauch setzen, der allerdings im Sommer einzieht, und im Halbschatten gedeiht auch noch Schnittlauch, der ja bei uns gerne in halbschattigen Wäldern wächst. Die Steine der Kräuterspirale sind aber nicht nur reiner Zierrat oder Mittel zum Zweck, sondern erfüllen auch die Funktion eines Wärmespeichers und bieten immer feuchte Stellen für die Kräuterwurzeln. So schaffen sie ein optimales Kleinklima. Wichtig ist immer, Kräuter mit ähnlichen Anforderungen zusammenzusetzen. Eine andere, recht originelle, Möglichkeit ist das Sortieren nach Themengebieten.

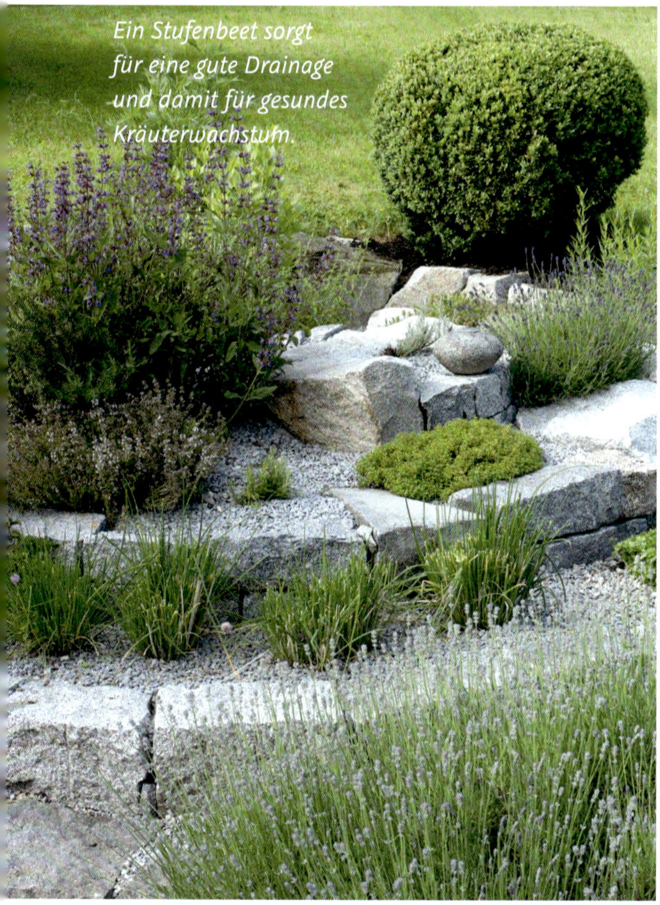
Ein Stufenbeet sorgt für eine gute Drainage und damit für gesundes Kräuterwachstum.

… also Du meinst, z.B. die Kräuter für die berühmte Frankfurter Grüne Soße alle zusammenpflanzen?

Genau das. Der eine hätte vielleicht Lust, alle sieben Kräuter zu pflanzen, aus denen man Frankfurter Soße zubereiten kann, ein anderer hat vielleicht Kinder und möchte mit ihnen Colakraut, Gummibärchenpflanze oder ähnlich kindgerechte Kräuter pflegen, ein Dritter möchte vielleicht seine Hausapotheke erweitern und Pflanzen kultivieren, die entweder gegen Erkältungskrankheiten

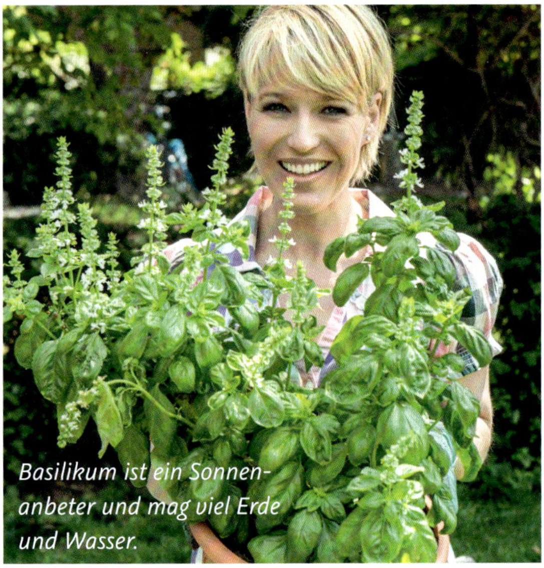
Basilikum ist ein Sonnenanbeter und mag viel Erde und Wasser.

helfen oder einen Verdauungsschnaps liefern. Alles ist möglich. Und wer Spaß am Experimentieren hat, kann dann ganz ungewöhnliche Kräuter ausprobieren, wie Currykraut, Olivenpflanze oder das Kraut der Unsterblichkeit. Die Möglichkeiten sind eigentlich unbegrenzt, solange man sich daran hält, immer nur Kräuter mit ähnlichen Pflegeansprüchen auf einer Ebene der Kräuterspirale oder auf dem Balkon in einem eigenen Gefäß zu kombinieren.

Welche Kräuter haben denn ähnliche Pflegeansprüche?

Mediterrane Kräuter wie Thymian oder Oregano kommen aus Regionen, die im Sommer heiß und trocken sind, mit steinigen und nährstoffarmen Böden. Andere dagegen, etwa Basilikum oder Ingwer, kommen aus den Tropen, wo zur Wachstumszeit viele Niederschläge fallen und die Temperaturen hoch sind. Die Böden sind sehr humusreich.

Pflanzt man Basilikum und Oregano in einen Topf, bleibt einer von beiden auf der Strecke, je nachdem, welche Erde verwendet wird und welche Pflege zum Einsatz kommt. Also ist schon ein bisschen Fingerspitzengefühl erforderlich.

Woran liegt es eigentlich, dass die Kräuter im Topf aus dem Supermarkt so schnell schlapp machen?

Das liegt an der viel zu dichten Bepflanzung der Töpfe, die ja „nach was ausschauen" sollen. Außerdem sind sie eigentlich nur zur sofortigen Verwendung gedacht. Ich verrate hier mal einen Trick, wie sie deutlich länger überleben: die Kräuter direkt nach dem Einkauf austopfen, den Wurzelballen in mehrere Portionen zerlegen (z.B. mit zwei Gabeln vorsichtig auseinanderpulen) und in mehrere Töpfe mit viel mehr (!) Erde einpflanzen als vorher, damit sie Platz zum Wachsen haben. Dann leben Basilikum und Co viel länger und liefern erstaunlich üppige Pflanzen.

Meinen Salbei hat es niedergestreckt. Die Blätter sehen vertrocknet aus, obwohl ich jeden Tag gegossen und die Erde schön feucht gehalten habe.

Das war ein Fehler! Denn Salbei ist eine Art, die es gar nicht so feucht mag. Dann faulen die Wurzeln und die Todesspirale beginnt: Die Wurzeln können weniger Wasser aufnehmen, die Blätter werden schlapp. Du denkst, die brauchen Wasser. Du gießt, die Wurzeln faulen schneller, die Blätter werden noch schneller schlapp. Das Ganze nennt sich dann eher „Todeskampf" als Salbeipflege.

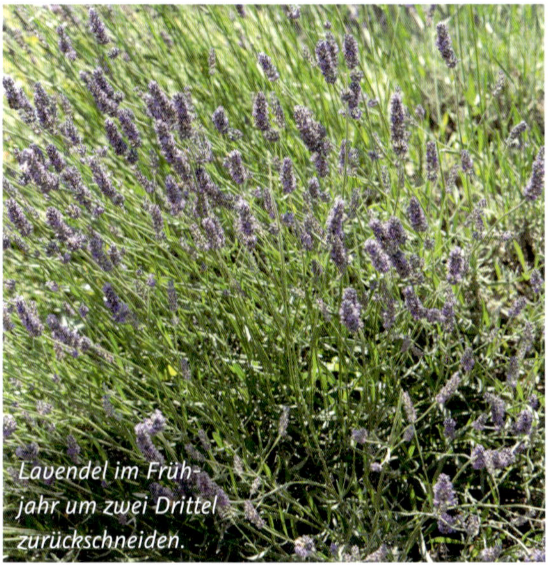

Lavendel im Frühjahr um zwei Drittel zurückschneiden.

Wie dünge ich eigentlich meine Kräuter?

Fast alle mediterranen Kräuter sind Schwachzehrer, die – wenn überhaupt – nur einige Hornspäne als Vorratsdünger ins Pflanzloch bekommen. Basilikum oder Petersilie mögen dagegen eine kräftige und nährstoffreiche Erde mit häufigeren Düngergaben. Gießen sollte man je nach Witterung in kleinen Gaben, nur Basilikum kräftiger.

Wie viel darf ich ernten?

Das hängt von der Wuchsform ab. Viele dauerhafte Kräuter wachsen als sogenannte Halbsträucher. Das sind dicht wachsende Zwergsträucher, die oft nicht höher als zwanzig Zentimeter werden. Hierzu zählen Thymian und Oregano. Salbei, Rosmarin und Lavendel bilden größere Halbsträucher. Bei allen immer nur so viel ernten, dass an den Zweigen noch genügend Blätter stehen bleiben, also etwa die halbe Trieblänge, sonst schlagen sie nicht mehr aus. Ernten ist aber wichtig, denn das ist gleichzeitig der notwendige Rückschnitt, den sie zur Verjüngung brauchen. Ideal für eine kräftige Ernte wäre der Hochsommer, daher jetzt im Juni erst noch mit Augenmaß nur die Triebspitzen verwenden. Stauden wie Petersilie kann man dagegen nahe über der Erde abschneiden, Schnittlauch sogar bis einen Zentimeter über dem Boden, selbst dann treibt er wieder aus. Wobei Petersilie nur zweijährig ist, also gegen Ende ruhig radikal abschneiden, bevor sie in Blüte geht.

Wie ernte ich meine Minze? Zupfe ich die Blätter ab oder schneide ich den ganzen Stängel?

Das hängt sehr von der Menge und vom Zeitpunkt ab. Für eine Tasse Tee zwischendurch reicht es sicherlich, ein paar Blätter abzuzupfen. Wird die Pflanze zwischenzeitlich zu üppig, bei Minze eher die Regel denn die Ausnahme, kann man komplette Triebe abschneiden. Gegen Ende der Saison dann wird die gesamte Pflanze oberirdisch abgeerntet, weil sich genügend Ausläufer im Gefäß gebildet haben. Daher auch eine Warnung an alle Minzenfreunde: Minze gilt als „frohwüchsig", nur boshafte Menschen würden es als Wuchern bezeichnen. Daher nie im Garten frei auspflanzen, sondern immer in einem großen Gefäß kultivieren. Dieses Gefäß kann man auch bündig eingraben. Aber dann gelegentlich kontrollieren, ob nicht doch einige Ausläufer den Weg durch die Abflusslöcher in die „Freiheit" gefunden haben! Übrigens: Es gibt eine große Menge höchst unterschiedlicher Minzen. Mein Favorit ist die Grapefruitminze, die einen vorzüglichen frischen Tee liefert.

Was tun gegen Schädlinge und Krankheiten an Kräutern?

In erster Linie vorher ernten. Denn regelmäßiges Ernten verbessert das Kleinklima und fördert vitalen Jungwuchs. Viele Kräuter werden durch Überdüngung für Blattläuse anfällig, weil sie dann „weich" und untypisch wachsen. Außerdem schmecken sie dann auch fade. Blattläuse kann man jedoch gut unter fließendem Wasser abspülen, auch eine Spülmittel-Lösung hilft etwas. Gift verbietet sich natürlich von allein. Gegen die Weiße Fliege kann man meist nicht viel machen – wenn Gelbtafeln nicht helfen, die Pflanze am besten austauschen. Bei Mehltau die Pflanze bis in den gesunden Teil zurückschneiden, dabei alles Befallene in den Hausmüll, nicht auf den Kompost geben. Vermutlich war der Standort nicht richtig. Wenn es geht, die Kräuter so unter Dach platzieren, dass sie von oben trocken bleiben.

Welches Gemüse kann denn jetzt direkt im Beet ausgesät werden?

Alle Arten mit einer kurzen Kulturzeit, also verschiedene Sommersalate, Spinat, Mangold, Radieschen, Rettich oder Bohnen. Was jetzt schon nicht mehr geht, sind Tomaten. Die würden bis Saisonende in normalen Jahren nicht mehr ausreifen. Von vielen Gemüsearten mit längerer Kulturzeit kann man im Juni aber noch vorgezogene Jungpflanzen kaufen, also auch Tomaten oder Paprika.

Was muss ich bei der Aussaat beachten? Wie verhindere ich, dass die Samen zu eng beieinander sind?

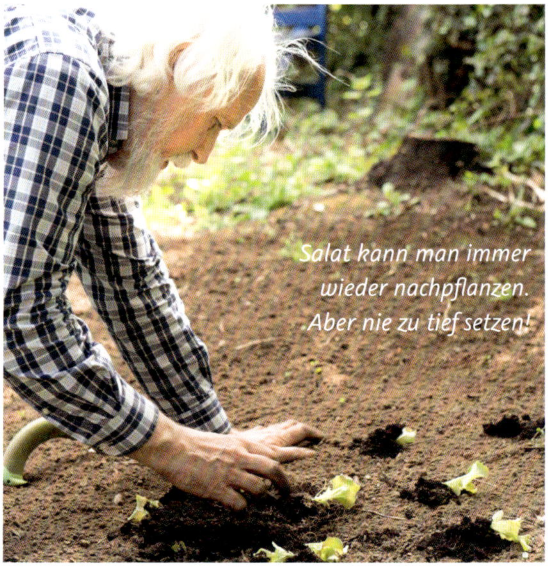
Salat kann man immer wieder nachpflanzen. Aber nie zu tief setzen!

Wo immer es geht, Saatbänder benutzen. Hier liegen die Samen im idealen Abstand und sind vor Vogelfraß oder Verspülen bei einem plötzlichen Regenguss sicher. Außerdem ist die Anwendung kinderleicht. Vorher muss lediglich der Boden gelockert werden und die Bänder müssen nach Vorschrift je nachdem, ob es sich um einen Dunkelkeimer oder Lichtkeimer handelt, mit Sand oder Erde bedeckt werden. Einfach obenauf legen geht natürlich nicht!

Ich möchte im Sommer gern meinen eigenen Salat aus dem Garten genießen. Was muss ich dafür tun? Im Beet aussäen oder vorziehen? Und wie viel Platz brauche ich dafür?

Salat ist eine typische Nachkultur, die auf kleinstem Raum möglich ist. Es geht sogar mit den richtigen Schnittsalatsorten in einem Balkonkasten! Auch hier gibt es Saatbänder oder für Balkonkästen sogar passende

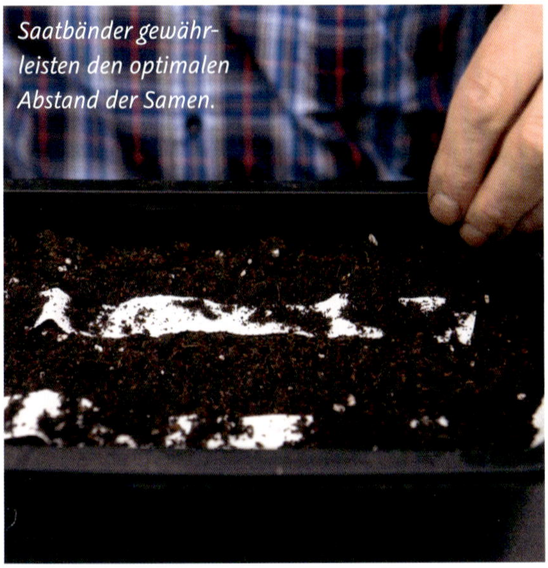
Saatbänder gewährleisten den optimalen Abstand der Samen.

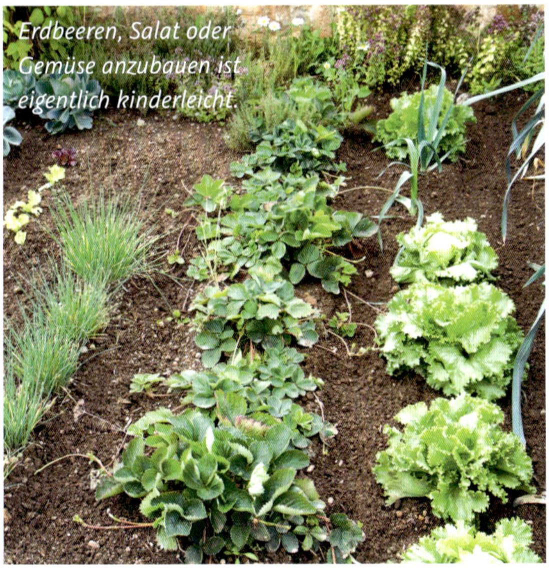
Erdbeeren, Salat oder Gemüse anzubauen ist eigentlich kinderleicht.

Saatplatten. Salat ist ein typischer Schwachzehrer, der beinahe von allein wächst. Ideal für Anfänger. Kopfsalat muss ich heranwachsen lassen, bis er erntereif ist, das ist wetterabhängig und kann mehrere Wochen dauern. Pflück- oder Schnittsalate dagegen kann ich schon nach zwei oder drei Wochen ernten – je nach Wetter natürlich –, weil ich ja hier immer nur die äußeren Blätter abpflücke und verwende. Der Rest wächst von innen her immer weiter. Schnittsalate können in fast jedem Stadium geerntet werden. Nur nicht zu tief abschneiden, um das Herz nicht zu verletzen, aus dem der Salat lange Zeit immer wieder nachtreibt.

Es wird bei Tomatenpflanzen immer von „ausgeizen" gesprochen. Was genau bedeutet das?

Tomatenpflanzen können sehr groß und buschig werden, das ist sortenspezifisch. Oft reicht dann der Topf nicht aus, um die gesamte Pflanze und die Früchte entsprechend zu ernähren und ausreifen zu lassen. Beim Ausgeizen reduziert man daher das Volumen und damit die Ernte, indem man Achseltriebe komplett entfernt, man wird also „geizig". Es ist wie beim Weinbau: Auch hier werden viele Trauben frühzeitig herausgeschnitten, um bei den verbleibenden eine bessere Qualität zu erzielen.

Welches Gemüse kann ich denn gut miteinander kombinieren?

Das ist im Prinzip die Frage nach der Mischkultur, dem Geheimnis der Biobauern. Jedes Gemüse hat seine spezifischen Schädlinge: Kohl etwa die Kohlfliege, Möhren die Möhrenfliege und Zwiebeln die Zwiebelfliege. Diese Fliegen finden ihre jeweilige Wirtspflanze über den Geruch. Bei der Mischkultur versucht man, mit einer Vielfalt von Gerüchen die Fliegen zu verwirren. Man pflanzt also alle drei Arten nebeneinander, in der Hoffnung, dass weniger Schädlinge auftreten.

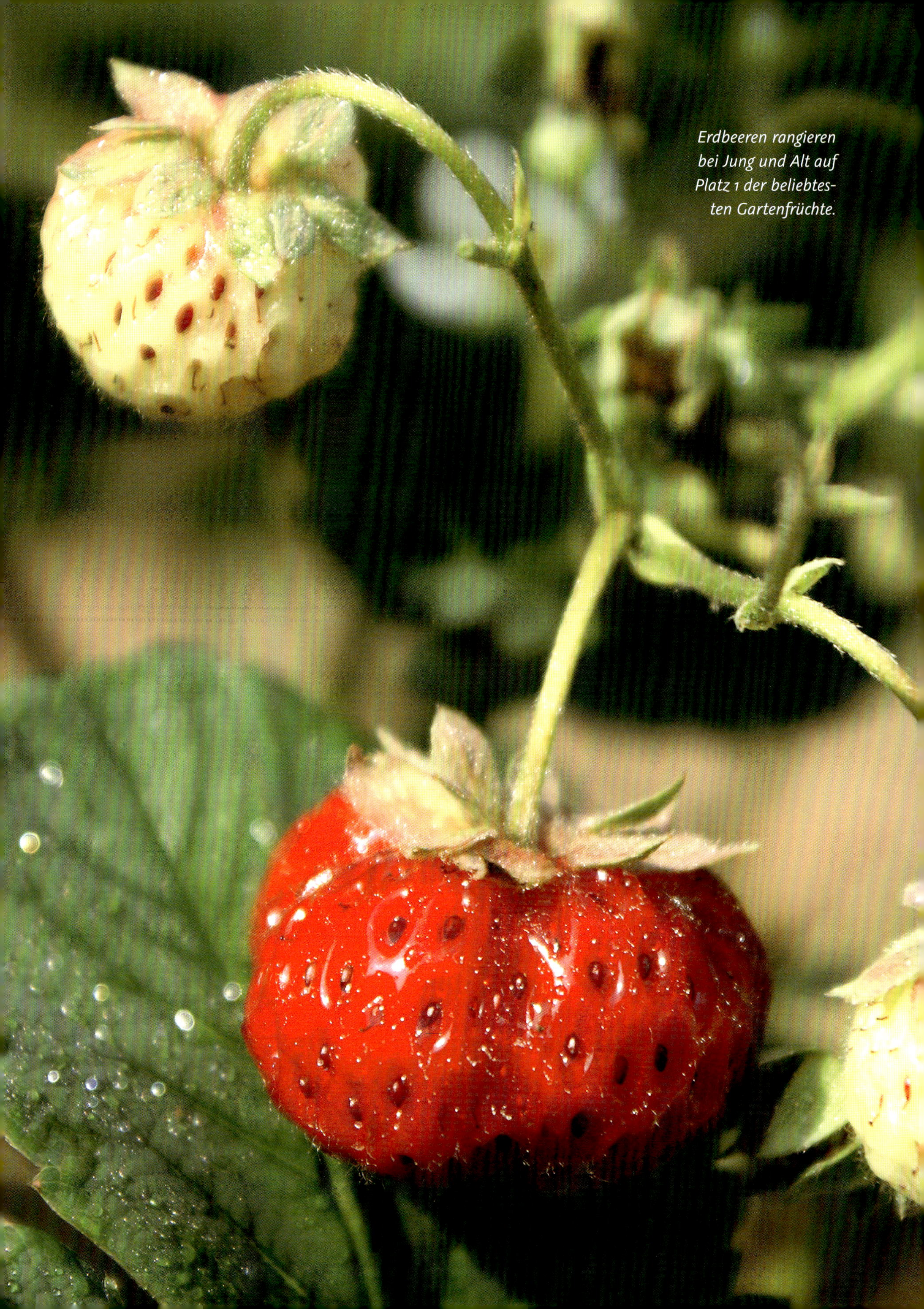

Erdbeeren rangieren bei Jung und Alt auf Platz 1 der beliebtesten Gartenfrüchte.

Dazwischen kommen noch stark duftende Pflanzen, etwa Kräuter, um die Gerüche weiter zu übertünchen. Des Weiteren gruppiert man Pflanzen mit unterschiedlichen Nahrungsansprüchen und setzt zwischen Starkzehrer dann Schwachzehrer wie Salat oder Mittelzehrer wie Möhren, um den Nährstoffvorrat im Boden optimal zu nutzen. Ringelblumen und Tagetes als Beeteinfassung halten Bodenschädlinge fern. Auf die Nordseite kann man noch gut Bohnen oder Erbsen pflanzen, ohne Schatten zu erzeugen. Sie gehören zu den Hülsenfrüchtlern und reichern den Boden mit Stickstoff an. Wer mehr darüber wissen will, sollte sich intensiv mit dem Thema Mischkultur auseinandersetzen. Es ist zwar sehr umfangreich, spart aber viel Nerven und Ärger bezüglich Krankheiten und Schädlingen sowie jede Menge Geld, weil man weniger Dünger und Pflanzenschutzmittel braucht.
Wer außerdem mit Folien, Vlies oder Insektenschutznetzen arbeitet, kann sich über eine reichhaltige und schädlingsfreie Ernte freuen.

Juni ist Erdbeerzeit. Wann ist der beste Zeitpunkt dafür?

Die beste Pflanzzeit der Erdbeerjungpflanzen ist der Spätsommer nach der Ernte. Dann kann man im folgenden Sommer die Früchte ernten. Jetzt im Juni beginnt je nach Sorte die Ernte. Aber man muss klar zwischen verschiedenen Erdbeeren unterscheiden: Walderdbeeren, Monatserdbeeren oder Gartenerdbeeren, die nicht nur verschiedenes Wuchsverhalten zeigen, sondern auch unterschiedliche Erntezeitpunkte haben. Walderdbeeren erscheinen schon recht früh, Monatserdbeeren tragen mehrmals und Gartenerdbeeren liefern je nach Sorte zu unterschiedlichen Zeitpunkten Früchte, die es neuerdings sogar in verschiedenen Fruchtfarben in Weiß oder Zartrosa gibt, mit verschiedenen Geschmacksrichtungen, die kreative Ideen für ganz neue Erdbeertorten liefern.

Welche Pflege brauchen Erdbeeren?

Erdbeeren sind recht anspruchslos und kommen mit wenig Platz zurecht. Hängesorten gedeihen sogar noch in einem großen Blumentopf. Allerdings sollte im Garten der Standort alle paar Jahre gewechselt und davor gut vorbereitet werden. Die Fläche muss vor dem Pflanzen frei von Unkraut und gut mit Kompost versorgt sein. Als typische Waldrandpflanze lieben Erdbeeren auch den leichten Schutz von etwas höheren Pflanzen in ihrer Nachbarschaft, jedoch keinen direkten Halbschatten. Spezielle Bodenansprüche stellt die Erdbeere eigentlich nicht, sofern der Boden auch für andere Gartenpflanzen geeignet ist. Wichtig ist es, alle Ausläufer frühzeitig zu entfernen, solange die Erdbeeren im Ertrag stehen, das kann drei bis vier Jahre andauern. Erst wenn die Fläche gewechselt werden soll, weil der Ertrag nachlässt, kommen bewurzelte Ableger zum Einsatz.

Bei mir sind einige Erdbeeren mit Erde in Berührung gekommen und schimmelig geworden …

… das ist nicht das einzige Problem bei Bodenkontakt, denn dieser bietet auch Schnecken und Käferlarven einen ungehinderten Weg zu den leckeren Früchten. Doch ist es vergleichsweise leicht, dieses Problem zu lösen, wenn man während der Hauptblüte um die Pflanzen eine etwa drei Finger dicke Lage aus Stroh legt. Die Fruchtstiele sind lang genug, sodass sich die reifenden Erdbeeren auf diese Mulchschicht legen und trocken bleiben können. Das verhindert zum einen Schimmelbefall, versperrt aber auch Schnecken und Käferlarven den Zugang zu den Früchten. Auch ein breiter Streifen aus Nadelstreu um die Beete vermiest den Schnecken den Weg.

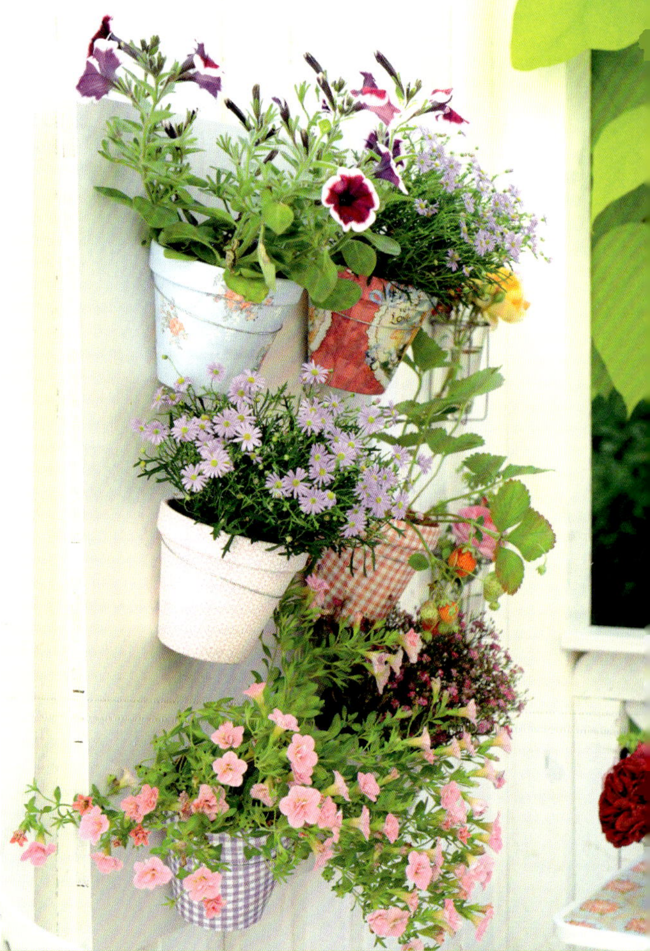

Tontöpfe sehen oft langweilig aus. Um Stimmung auf den Balkon oder die Terrasse zu zaubern, mache ich sie einfach bunt, mit Servietten, die aufgeklebt werden. Das ist vor allem für diejenigen praktisch, die nicht malen können. Und ist ganz einfach, auch Kinder können mit eingebunden werden. Weil kleine Töpfe auf dem Boden kaum zur Geltung kommen und oft nicht viel Abstellfläche vorhanden ist, kommen die Töpfe einfach auf ein Brett an die Wand.

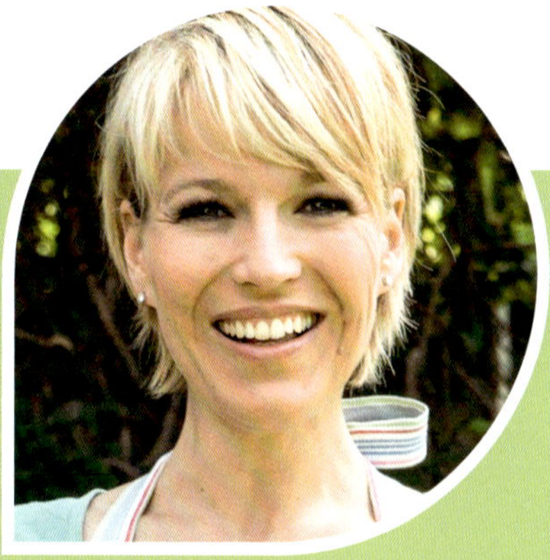

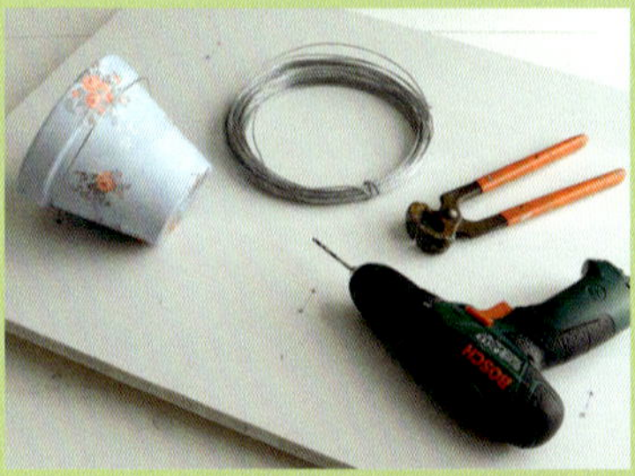

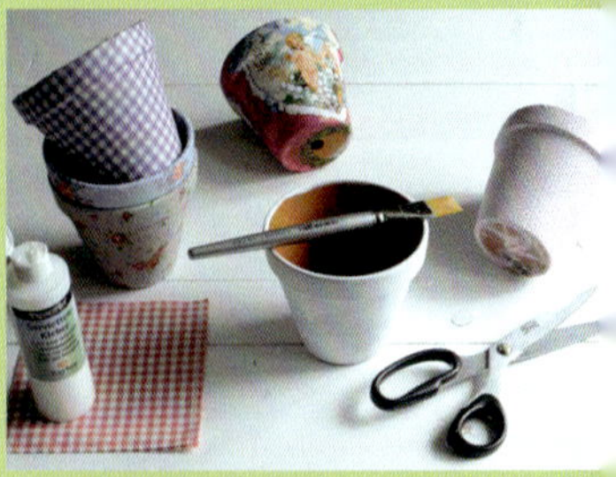

Extratipp von Andrea

Tontöpfe verzieren

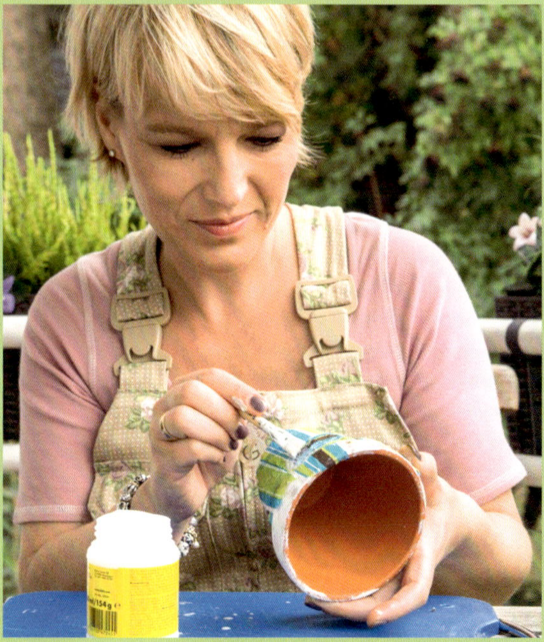

Und so geht's:
Benötigt werden: 6 Blumentöpfe, wasserfest verleimte Tischlerplatte, verzinkter Blumenbindedraht, Servietten mit floralen und gemusterten Motiven, Serviettentechniklack, weißer Acryllack, Pinsel, Cutter, Schere, Akkuschrauber, 6-mm-Holzbohrer. Die Tontöpfe mit weißer Acrylfarbe streichen und gut trocknen lassen. Die bedruckte Lage der unterschiedlichen Servietten vorsichtig ablösen und mit Serviettentechniklack auf die Tontöpfe aufbringen, den Pinsel dabei immer von innen nach außen streichen, sodass die dünne Serviettenlage nicht reißt. Trocknen lassen. Auf dem Holzbrett mit einem Lineal sechs gleich positionierte Markierungen für die Bohrung aufzeichnen, dabei an diesen Positionen mit einem 6-mm-Holzbohrer jeweils zwei Löcher mit einem Abstand von einem Zentimeter bohren. Durch diese Bohrungen wird hinterher der verzinkte Blumenbindedraht für die Aufhängung gezogen. Das wasserfest verleimte Holzbrett ein- bis zweimal mit einer weißen Wetterschutzfarbe streichen und trocknen lassen. Für die Aufhängungen sechs 25 cm lange Stücke vom verzinkten Blumenbindedraht mit einer Kneifzange abknipsen und um die Blumentöpfe binden. Die offenen Enden durch die Bohrungen im Holzbrett ziehen und ineinander verdrehen.

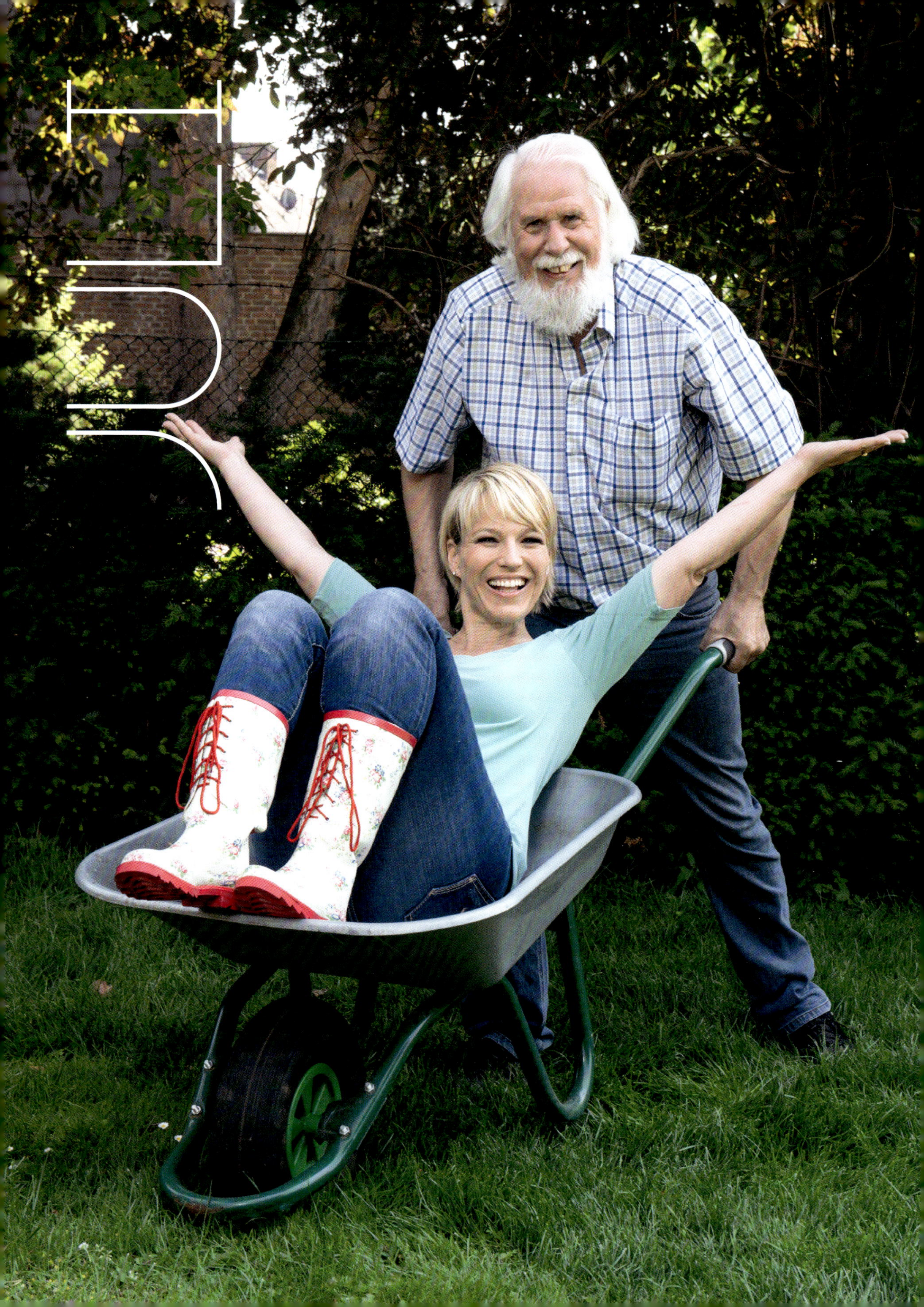
JULI

Viele fahren im Juli in den Urlaub, machen sich währenddessen aber große Sorgen um ihre Pflanzen im Garten und auf dem Balkon. Es hat ja nicht jeder so nette Nachbarn, die zwei oder drei Wochen lang jeden Abend zum Gießen vorbeikommen. Wie können die Pflanzen denn trotzdem überleben?

Für den Kurzurlaub reicht es aus, eine sogenannte Durstkugel zu verwenden, das ist im einfachsten Fall eine umgedrehte Flasche voll Wasser, die man in die Erde steckt und die langsam leerläuft, wenn die Erde darunter trocknet. Es gibt aber auch aufschraubbare Aufsätze, welche das Austreten von Wasser verbraucherabhängig verlangsamen. Man kann auch mit Dochten arbeiten. Dazu füllt man ein Vorratsgefäß mit Wasser und stellt die Töpfe zum Beispiel auf Steinen oder umgedrehten Übertöpfen so erhöht darauf, dass die Pflanzen nicht im Wasser stehen. Durch deren Abflussloch werden vorher Wollfäden eingezogen, die ins Wasser hängen und es langsam in den Topf hochsaugen. Sie verrotten zwar mit der Zeit, verrichten aber ihre Dienste in den zwei bis drei Wochen, die ein Urlaub meistens dauert, zuverlässig. Diese Methode klappt aber nur, wenn man die Saugfähigkeit der Dochte vorher ausprobiert hat, daher keinesfalls am letzten Tag, sondern mehrere Wochen vorher installieren und testen.
Zuverlässiger arbeitet eine Tauchpumpe, die Wasser aus einem Vorratsgefäß über Zuleitungsschläuche in die Beete, Töpfe oder Balkonkästen zu den Pflanzen leitet. Es gibt Pumpen mit verschiedenen Leistungen je nach Garten- oder Balkongröße. Am besten dazu im Fachhandel beraten lassen.

Wenn es längere Zeit heiß und trocken war und es dann wieder regnet, sind auch gleich die Schnecken da. Wie lästig!

Es gibt zwar viele Pflanzen, die von Schnecken verschmäht werden, z.B.

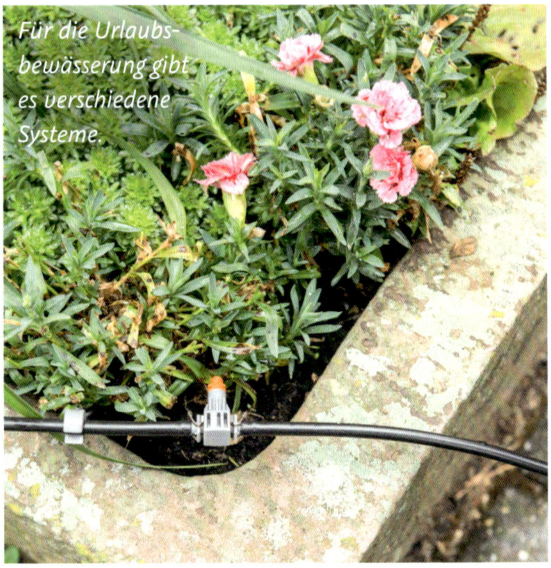
Für die Urlaubsbewässerung gibt es verschiedene Systeme.

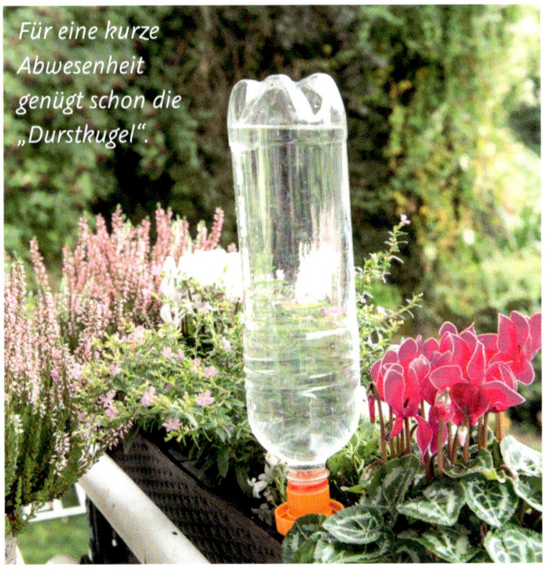
Für eine kurze Abwesenheit genügt schon die „Durstkugel“.

Pfingstrosen, Phlox oder Taglilien, es gibt aber auch genug, die ihnen schmecken. Man kann Schnecken jedoch gut aufspüren, wenn man feuchte Putzlappen oder kleine Bretter flach in die Beete legt und morgens regelmäßig kontrolliert, denn Schnecken verkriechen sich gerne darunter. Dort kann man sie absammeln. Auch Schneckenkorn hilft. Es gibt ein ungiftiges Präparat auf Eisenbasis. Wer jetzt Schnecken duldet, riskiert, dass sie jede Menge Eier legen und sich rasant vermehren. Schnecken können sich bei Hitze und Trockenheit wochenlang im Boden verkriechen und ohne Nahrung ausharren. Daher das feuchte Wetter nutzen.

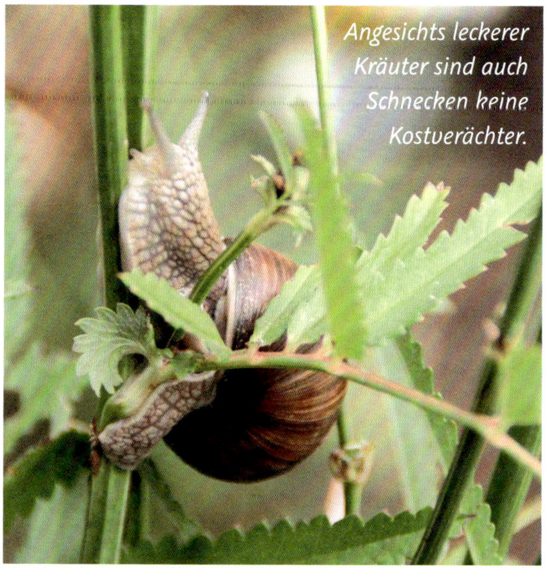

Angesichts leckerer Kräuter sind auch Schnecken keine Kostverächter.

Welche Kräuter kann ich jetzt im Juli ernten?

Im Juli sind die Tage am längsten und es ist meist sonnig und warm, daher erreichen jetzt die Aromastoffe ihr Maximum. Die meisten Sommerkräuter haben kurz vor oder während der Blüte die beste Würzkraft. Daher sollten im Juli Zitronenmelisse, Estragon, Majoran (im Blütenknospen-Stadium), Bohnenkraut (idealerweise zur Vollblüte), Basilikum, Oregano, Eberraute und Beifuß geerntet und frisch verzehrt oder konserviert werden.

Warum ist ein Rückschnitt denn so wichtig?

Schnitt fördert Wachstum! Nach der Juliernte etwa treibt die Minze noch einmal voll durch und liefert bis zum Herbst eine weitere gute Ernte. Auch andere Kräuter werden durch die Ernte – gleichbedeutend mit Rückschnitt – an der Blüte gehindert und bilden aus Ersatzknospen neue Triebe. Meist führt das auch zu einer Verzweigung, sprich größeren Ernte.

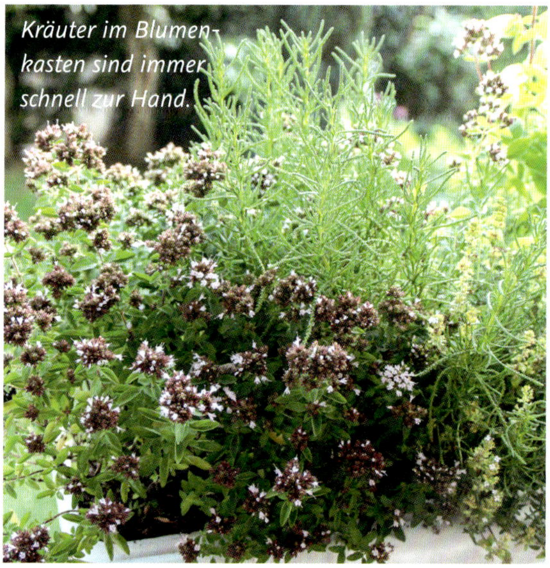

Kräuter im Blumenkasten sind immer schnell zur Hand.

Wie oft und wie sollte ich meine Kräuter zurückschneiden?

Kräuter wie Schnittlauch, Petersilie oder Sauerampfer können mehrmals im Jahr bodeneben geerntet werden, sie treiben danach wieder voll durch. Von anderen krautigen Arten wie Basilikum oder Zitronenmelisse können immer wieder die Spitzen geschnitten werden, das fördert einen buschigen Wuchs. Eher verholzende Zwergsträucher wie Thymian oder Lavendel schneidet man am besten einmal, dann aber recht forsch. Wichtig hierbei ist der richtige Zeitpunkt, damit sich die Pflanze danach

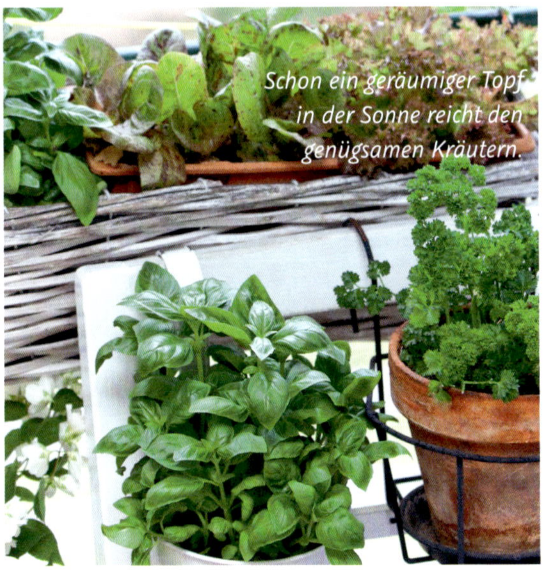
Schon ein geräumiger Topf in der Sonne reicht den genügsamen Kräutern.

wieder dicht und vital aufbauen kann. Der ideale Zeitpunkt für Lavendel ist nicht der Juli, sondern der September. Thymian, Majoran, Oregano und Rosmarin dagegen können im Sommer relativ scharf zurückgeschnitten werden, aber immer nur so weit, dass noch die Hälfte der Blattmasse am jeweiligen Trieb erhalten bleibt. Alternativ möglichst kurz vor der Blüte nur die zarten Triebspitzen, also das oberste Drittel, schneiden, dann lässt sich auch zwei- bis dreimal im Jahr ernten. Den großblättrigen Salbei lichtet man am besten aus, indem man überzählige Triebe komplett entfernt, damit mehr Sonne in die Pflanze kommt. Es gibt aber Ausnahmen, etwa den Beifuß. Hier sind nur die Blütenstände aromatisch, und zwar am stärksten, wenn die Knospen noch geschlossen sind. Sie werden frühestens Ende Juli geschnitten.

Was ist los, wenn der Thymian unten braun ist, oben aber gesund aussieht?

Dann wurde zu spät mit dem Rückschnitt begonnen. Dieses Phänomen nennt man Vergreisen, sprich die Triebe werden vorne zu lang und kahlen von der Basis her aus. Oft hilft dann ein Rückschnitt leider nicht mehr oder nimmt mehrere Jahre in Anspruch, bis sich wieder eine dichte Pflanze aufbaut. Wichtig ist immer, frühzeitig mit dem Rückschnitt zu beginnen.

Ist es egal, zu welcher Tageszeit ich ernte?

Nein, keinesfalls. Pflanzen bilden ätherische Öle ja nicht, um unsere Speisen zu verfeinern, sondern als Selbstschutz. Entweder vergraulen sie damit Fressfeinde, viel häufiger aber bilden sie diese als Kühlmittel, vor allem die Arten, die an ihrem Naturstandort in der vollen Sonne wachsen. Die Verdunstungskälte nutzen die Pflanzen gegen Überhitzung. Daher bilden sie vor der Mittagshitze die meisten ätherischen Öle, nachmittags sind

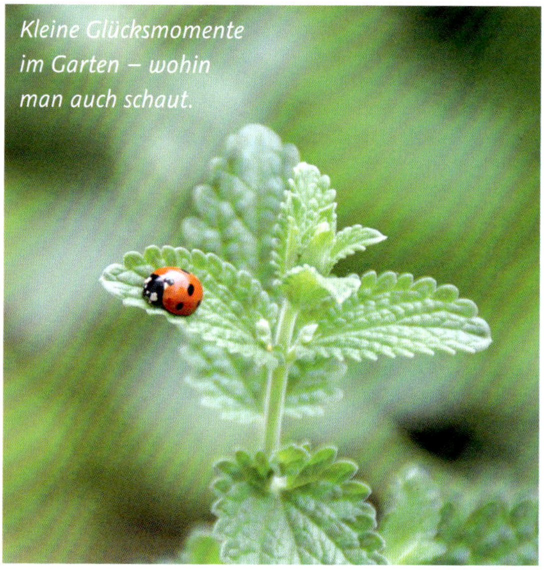

Kleine Glücksmomente im Garten – wohin man auch schaut.

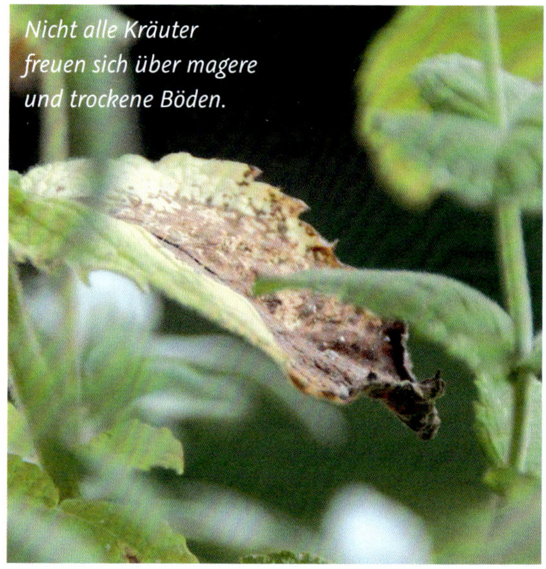

Nicht alle Kräuter freuen sich über magere und trockene Böden.

sie verbraucht und nachts sogar überflüssig. Der frühe Vormittag bei vollem Sonnenschein ist also ideal, abends oder bei regnerischem Wetter lohnt sich eine Ernte weniger. Nach einer Regenperiode am besten zwei bis drei Tage warten, damit die Pflanzen ihren Schutzmechanismus, sprich die Bildung der ätherischen Öle, wieder voll aktiviert haben.

Warum sollte ich meine Minze nicht frei in den Garten pflanzen?

Minze treibt sehr viele unterirdische Bodenausläufer, die – wenn man nicht aufpasst – den ganzen Garten durchwandern können und einem dann den letzten Nerv rauben. Deshalb sollte man sie nicht frei in den Garten setzen, sondern in einen billigen Baueimer pflanzen und diesen bodeneben eingraben. Unten im Eimer eine Drainage-Schicht einbringen und seitlich (ca. 10 cm vom Boden des Eimers) ein Loch für den Wasserabfluss bohren. Minze mag einen feuchten und lockeren Boden. Es lohnt sich in jedem Fall, Minzen zu pflanzen, denn es gibt viele tolle Sorten für ganz unterschiedliche Geschmacksrichtungen!

Was hat es zu bedeuten, wenn die Blätter an meiner Minze braun oder gelb sind?

Dann steht die Minze zu trocken. Minzen kommen gemeinhin an Bachufern oder in Feuchtwiesen vor und brauchen daher eine gleichbleibende Wasserversorgung. Daher ja auch der Trick, in den Baueimern den Wasserablauf hoch zu legen, damit sich unten immer ein Wasservorrat sammeln kann, der natürlich nicht ewig hält.

Was kann ich jetzt im Ziergarten aussäen?

Bis Mitte Juli ist immer noch Zeit, zweijährige Blumen auszusäen, etwa Goldlack, Stiefmütterchen, Mohn, Maßliebchen oder Vergissmeinnicht. Auch viele Stauden lassen sich jetzt aussäen. Bei den Kräutern ist die Aussaat von Petersilie möglich, viele wissen nicht, dass sie nur zweijährig ist. Und Petersilie nie an die gleiche Stelle säen, wo sie die letzten zwei bis drei Jahre schon einmal gestanden hat.

Blühen meine abgeblühten Stauden in diesem Jahr noch mal?

Die meisten nicht, die sollten nur ausgeputzt werden. Aber Rittersporn, Katzenminze, Steppen-Salbei und einige andere Stauden bilden nach einem kräftigen Rückschnitt unmittelbar (!) nach der Blüte einen zweiten Flor. Die Pflanzen etwa eine Handbreit über dem Boden zurückschneiden, sobald die meisten Blüten verwelkt sind. Anschließend düngen und wässern, damit sie neue Kräfte mobilisieren können.

In welchen Fällen wird eigentlich gemulcht, außer um Unkrautwuchs zu vermeiden?

Mulchen ist eine gesunde und intelligente Art der Bodenbedeckung. Mulch hilft dem Boden, bei Hitze die Feuchtigkeit zu halten und locker zu bleiben, bei Regen nicht zu verschlämmen, verbrauchte Nährstoffe zurückzuführen und Bodenlebewesen die Existenz zu sichern. Mulchmaterial zersetzt sich zu Humus, den die Böden dringend benötigen. Im Gemüsebeet oder zwischen Lücken bei der Aussaat hat sich Mulchen besonders bewährt. Dazu kann man etwa für größere Flächen Rhabarberblätter abbrechen und umgekehrt auflegen, für kleinere Flächen Brennnesselblätter oder Blätter vom Beinwell antrocknen lassen und in die Lücken legen. Regenwürmer lieben dieses Material, ziehen es in den Boden, sorgen so für eine gute Durchlüftung und bringen Nährstoffe in den Untergrund. Regenwürmer sind quasi lebende Spaten! Also nicht wundern, wenn das Mulchmaterial quasi über Nacht verschwindet, sondern gleich wieder neues aufbringen – es lohnt sich.

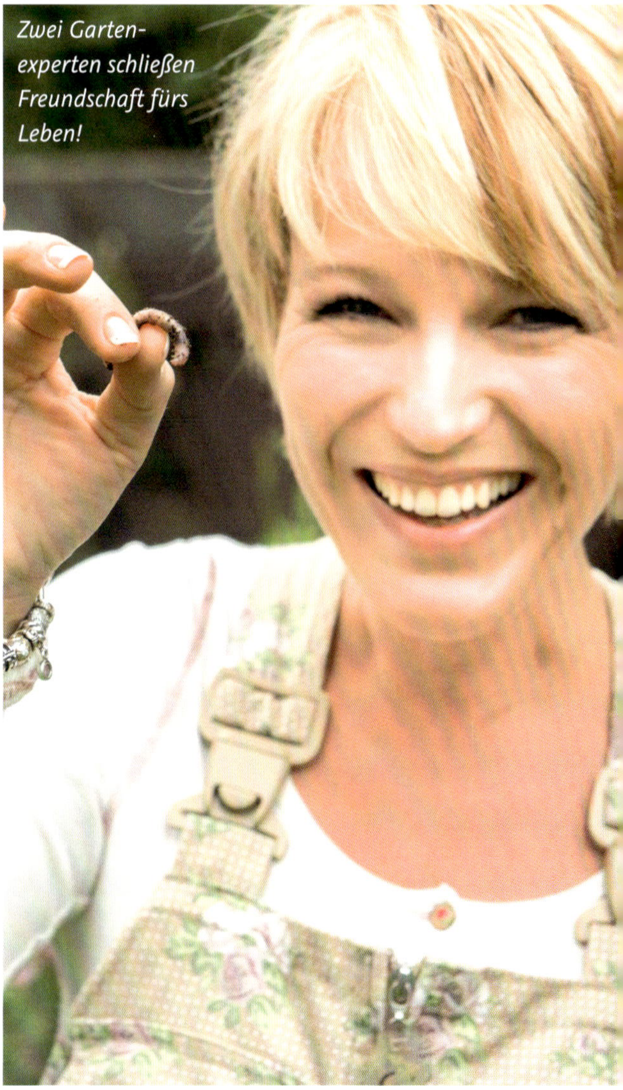

Zwei Gartenexperten schließen Freundschaft fürs Leben!

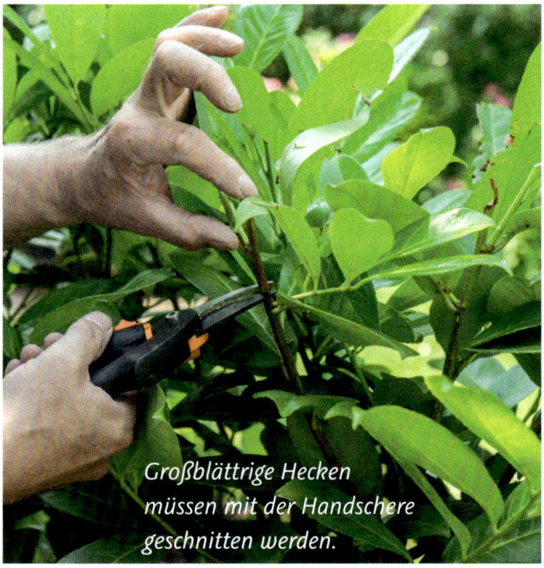

Großblättrige Hecken müssen mit der Handschere geschnitten werden.

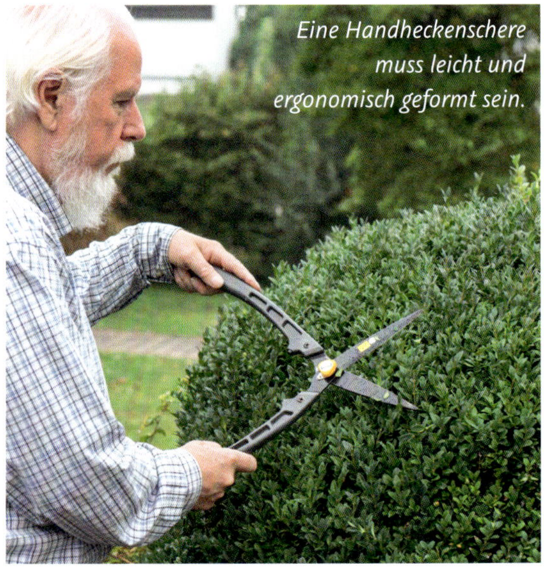

Eine Handheckenschere muss leicht und ergonomisch geformt sein.

Die Laubhecke hat ganz schön ausgetrieben. Wie weit und wie oft muss ich die Laubhecken schneiden?

Wie tief abgeschnitten wird, ist eine Frage der Funktion. Als Sicht- oder Windschutz sollte sie etwa zwei Meter hoch sein. Laubhecken – oft ist es ja eine Buchenhecke – schneidet man am besten einmal nach dem Winter und ein zweites Mal nach der Brutsaison der Vögel gegen Ende Juli.
Außerdem beliebt sind Buchsbaumhecken, entweder als Beeteinfassung oder als Formgehölz. Sie sollte man nur bei feuchter Witterung schneiden, weil die Schnittverletzungen an den Blättern sonst braunrandig und damit hässlich werden.

Was muss im Juli sonst noch alles beschnitten werden?

Rosen, Sommerflieder und Stauden sind jetzt ebenfalls ein Fall für die Schere. Rosen und Sommerflieder blühen viel länger, wenn Verblühtes sofort abgeschnitten wird, damit sich keine Samen bilden. Das gilt auch für alle Einjahresblumen im Beet oder auf dem Balkon. Viele Stauden, etwa Lupinen, Salbei, Rittersporn oder Margeriten blühen oft ein zweites Mal, wenn Verblühtes sofort entfernt wird, auch das hat etwas mit der Samenbildung zu tun. Reifende Samen bilden Hormone und unterdrücken die Bildung von neuen Blüten.

Kann ich jetzt auch mit der Schere an den Wein ran? Der wächst einem ja fast über den Kopf.

Also die Hauptschnittzeit für Wein ist eigentlich das zeitige Frühjahr. Aber natürlich kann man jederzeit störende Triebe entfernen. Auch sollte jetzt zur Gartenschere gegriffen werden, um Seitentriebe, an denen sich Trauben gebildet haben, zwei bis drei Blätter über den Früchten abzuschneiden, um die Kraft in die Früchte zu leiten, nicht in

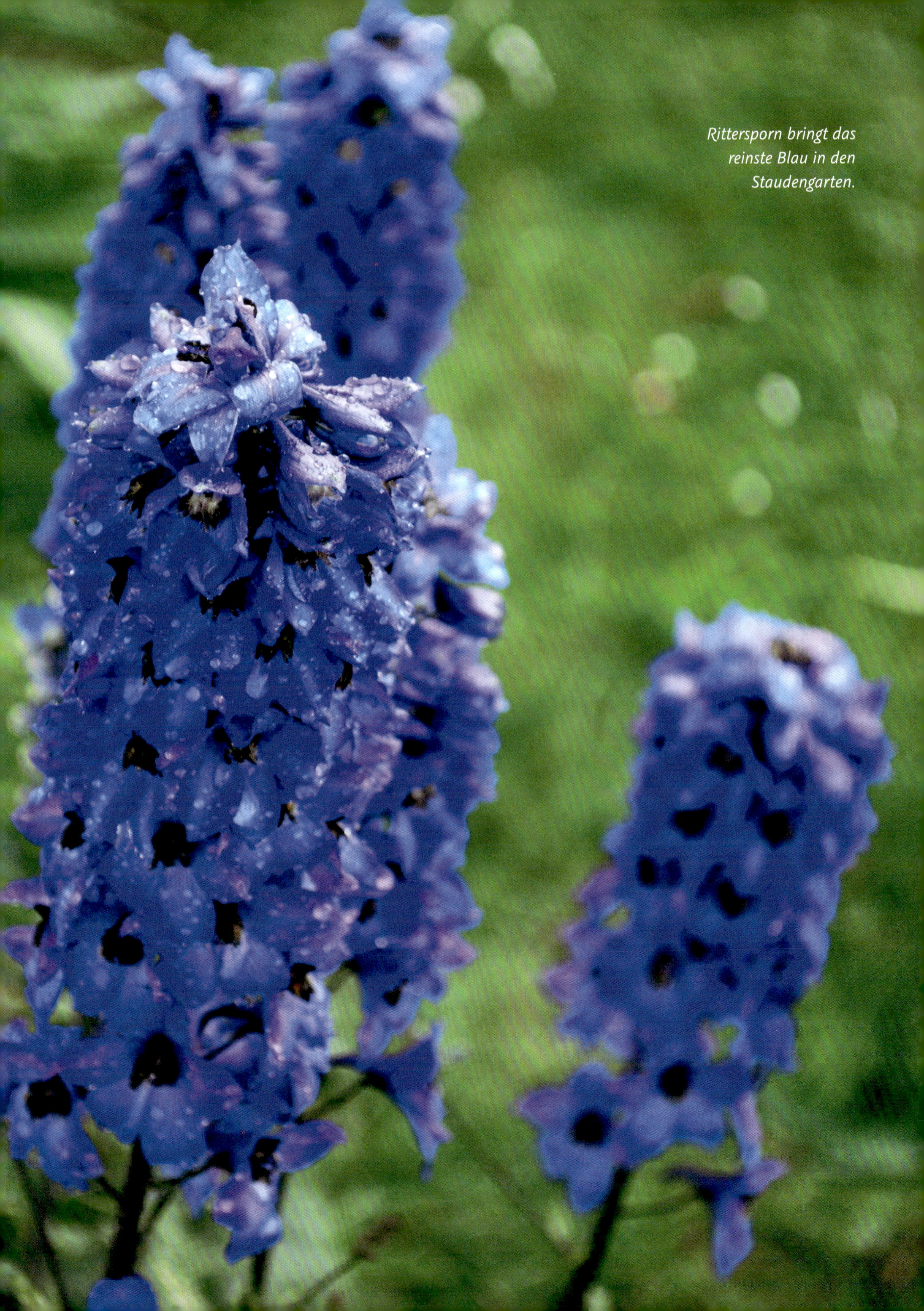

Rittersporn bringt das reinste Blau in den Staudengarten.

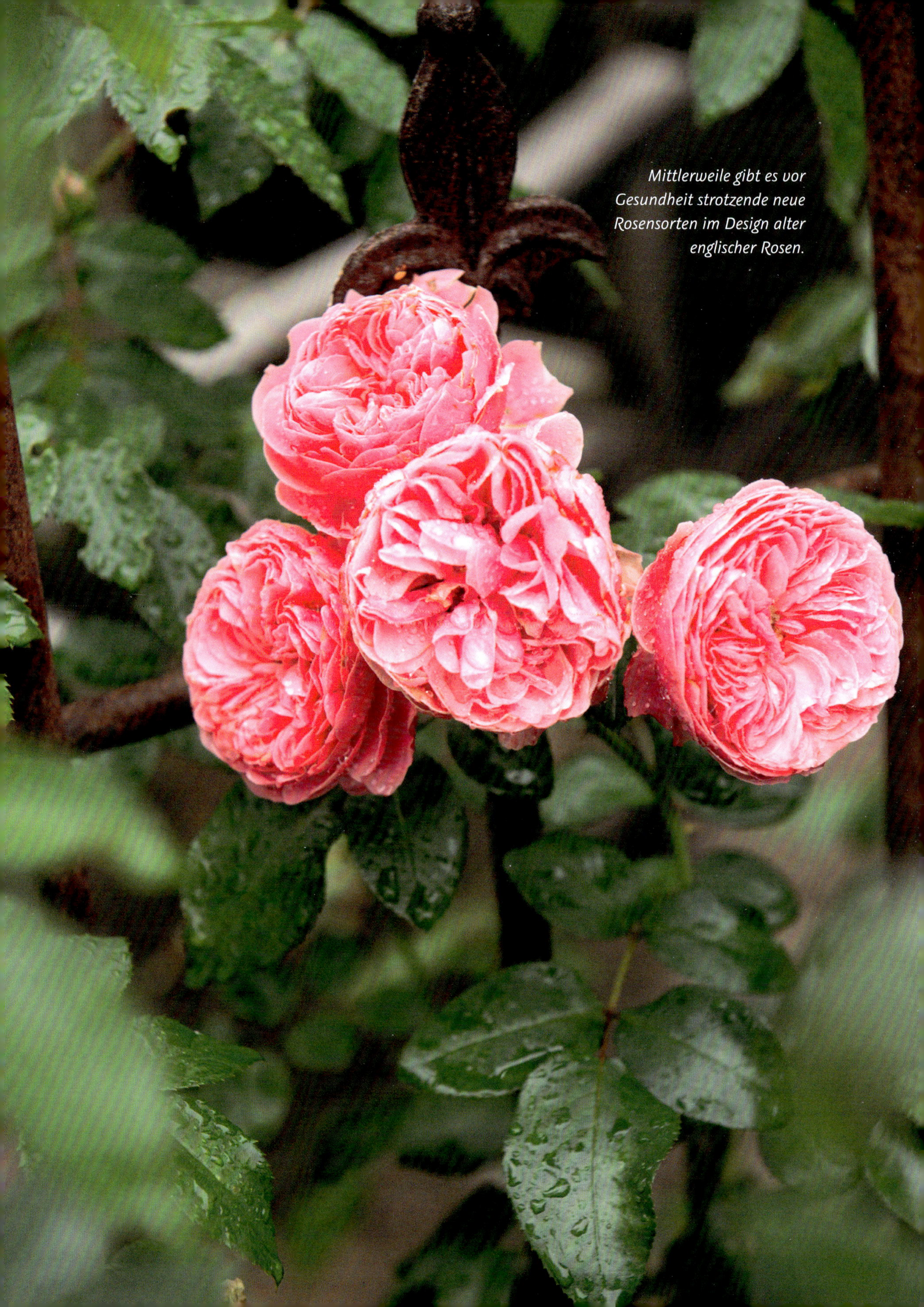

Mittlerweile gibt es vor Gesundheit strotzende neue Rosensorten im Design alter englischer Rosen.

Neutriebe. Auch sollten Blätter entfernt werden, die Schatten auf die Trauben werfen. An den Schnittstellen werden sich vermutlich schnell neue Triebe bilden, die immer wieder ausgebrochen werden sollten. Das kann mehrmals bis Ende August nötig sein. So bekommt man größere saftigere Früchte und die Pflanze schießt nicht ins Kraut, sondern bleibt „übersichtlich". Jetzt versteht man vielleicht besser, warum Winzer so viel Zeit im Weinberg verbringen.

Kann ich jetzt eigentlich noch Rosen einpflanzen oder ist es dafür schon zu spät?

Rosen sollten jetzt schleunigst in den Boden, damit sie noch genügend frische Wurzeln bilden können. Wer Rosen im Sommer pflanzt, muss darauf achten, dass der Container vorher einige Zeit im Wasser steht, damit sich die Erde voll Wasser saugen kann. Sinnvoll ist es auch, das ausgehobene Loch randvoll mit Wasser zu füllen, um den umgebenden Boden gut zu durchfeuchten. Wenn das Wasser versickert ist, die Rose so in das Pflanzloch halten, dass die Veredelungsstelle etwa fünf Zentimeter unter die Oberfläche kommt, und rundum mit Erde auffüllen. Mit den Händen die Erde leicht andrücken, nicht mit dem Fuß antreten, und angießen. Abschließend die Erde leicht anhäufeln und die Rose weiterhin ausreichend mit Wasser versorgen.

Wie schneide ich Rosen richtig zurück?

Man unterscheidet zwischen Pflanzschnitt, Erziehungsschnitt und Erhaltungsschnitt. Beim Pflanzen bleiben nur die kräftigsten Triebe stehen. Meist sind sie vom Händler bereits optimal geschnitten, sofern es sich nicht um Billigware handelt. Baut sich die Rose im Laufe der Saison schön auf, werden im nächsten Jahr diese Triebe auf etwa drei Augen eingekürzt und vom Zuwachs schont man einige der stärksten neuen, bodennahen Triebe in der Weise, dass sie sich nicht gegenseitig bedrängen. Beim Schnitt immer beachten, dass die Knospen die Wuchsrichtung vorgeben. Zeigen die obersten Knospen nach innen, verfilzen die Pflanzen, zeigen sie nach außen, ergibt das einen schönen, buschigen Wuchs. Beim Erhaltungsschnitt nach einigen Jahren werden dann immer die ältesten Triebe komplett entfernt und die Nachwuchstriebe gefördert, es ist also eine permanente Verjüngungskur. Das gilt aber nicht für Kletterrosen, hier muss man die stärksten Triebe fördern und darf auch nicht zu kurz schneiden. Sie unterscheiden sich also deutlich von Strauchrosen.

Welche Rosenarten soll ich für welchen Standort wählen?

Rosenkauf ist natürlich in erster Linie Geschmacksache. Aber schon beim Kauf sollte man auf ihre Wuchsgröße und Wuchsform achten, da gibt es beträchtliche Unterschiede. Und eine Zwergrose bekomme ich selbst mit noch so viel Dünger nicht groß. Außerdem sind viele Rosen empfindlich gegenüber Pilzkrankheiten, besonders in der heutigen Klimawandel-Zeit. Zum Glück gibt es viele Rosen mit Gesundheits-Garantie. Ein untrügliches Zeichen dafür ist das ADR-Siegel für Rosen, die von unabhängigen Fachleuten geprüft und als besonders gesund angesehen werden. Gute Züchter bieten oft gleichwertige Ware auch ohne dieses Zeichen an, dann aber nicht mit dieser hohen Garantie. Ein Restrisiko bleibt immer. ADR-Rosen sind unter dieser Bezeichnung im Internet aufgeführt, immer auch mit den aktuellen Rosenneuheiten. Eine Neuheit ohne dieses Zertifikat bedeutet dagegen keine Garantie für eine gesunde Sorte.

Mit welchen Pflanzen verstehen sich Rosen denn gut?

Rosen brauchen am liebsten einen Hofstaat! Denn nackter Boden ist immer schlecht. Und schon gar keinen Rindenmulch verwenden, wie immer wieder empfohlen wird. Daher unter Rosen entweder Sommerblumen pflanzen oder folgende Tipps beachten: Rosen vertragen sich besonders gut mit Lavendel, sowohl farblich als auch von der „Zusammenarbeit" her, denn Lavendel entsendet ätherische Öle, welche die Rosengesundheit fördern; und er stellt keine besonders große Konkurrenz für Rosen dar, was die Nährstoffe anbelangt. Auch ein paar eingepflanzte Knoblauchzehen unter den Rosen wirken gut, denn sie sondern Duftstoffe ab, die dank ihres Schwefelgehalts Pilzkrankheiten und Schädlinge fernhalten. Daneben machen sich Katzenminze oder andere nicht zu groß

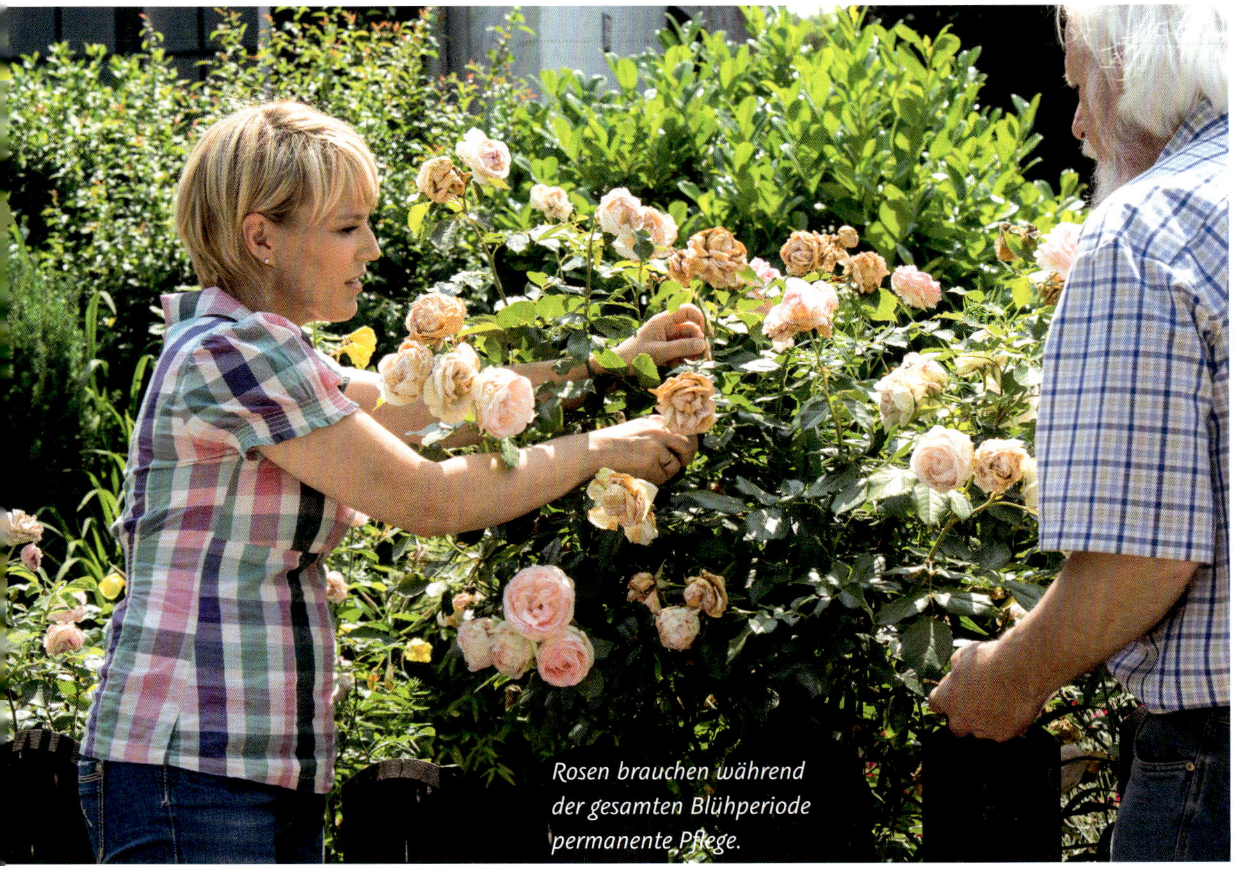

Rosen brauchen während der gesamten Blühperiode permanente Pflege.

werdende Stauden gut. Ansonsten sollte man empfindliche Rosen bei der Ankündigung von Regen VORBEUGEND gegen Pilze spritzen, denn heilen geht nicht. Auch helfen immer Spritzungen mit Pflanzenstärkungsmitteln, welche die Blattoberfläche widerstandsfähiger gegenüber Krankheiten und Schädlingen machen. Die viel gerühmte Brennnesseljauche hilft jedoch weniger, obwohl sie als Zusatzdüngung durchaus Sinn macht, aber auch ganz ordentlich mieft. Wirksamer sind da schon Brühen aus Schachtelhalm oder Beinwell. Insektizide haben bei Rosen nichts zu suchen, denn damit schadet man nützlichen Insekten, allen voran den Bienen!

Gedeihen Rosen genauso gut im Kübel auf dem Balkon?

Sehr bedingt. Denn Rosen sind Tiefwurzler und möchten einen tiefgründigen Boden, der nur in hohen Gefäßen halbwegs geboten werden kann. Es gibt allerdings auch Topfrosen, die mit weniger tiefen Gefäßen klarkommen, wenn auch nicht auf Dauer.

Welche Bedingungen brauchen Rosen eigentlich, um optimal zu gedeihen?

Es müssen drei grundsätzliche Voraussetzungen für ein gesundes Rosenwachstum gegeben sein: der richtige Boden, keine Staunässe und ein sonniger Standort. Der richtige Boden ist etwas lehmig und leicht kalkhaltig, muss aber auch einen ausreichenden Humusanteil aufweisen. Daneben ist die Weiterpflege, also regelmäßiger Schnitt und konstante Düngung, für ein gutes Gedeihen unerlässlich.

In welchen Fällen empfiehlst Du, für Vögel eine Tränke aufzustellen?

Vögel sind wichtige „Mitarbeiter" des Gärtners. Daher sollte man alles dafür tun, dass sie sich wohlfühlen. Wenn ein Garten in einem Umfeld liegt, in dem alle Gärten „wie geleckt" ausschauen und in denen keine Gartenteiche mit einer Flachwasserzone vorhanden sind, ist es sinnvoll, Vögeln in der heißen Sommerzeit eine Tränke anzubieten.

Was muss ich bei der Vogeltränke beachten?

In erster Linie ist Hygiene angesagt. Vögel kommen nicht nur zum Trinken, sondern sie baden auch regelmäßig im Wasser. Da sie aber auch gerne mal ein Sandbad nehmen, um Gefiederparasiten loszuwerden, sind die Vogeltränken schnell verschmutzt. Auch werden sie rasch durch Vogelkot verunreinigt. Um Krankheiten von Vögeln fernzuhalten, muss das Wasser also täglich gewechselt werden und die möglichst flache Schale sollte nach sorgfältiger Reinigung auch immer katzensicher aufgestellt werden. Glasierte Schalen sind besonders hygienisch, und katzensicher heißt etwas erhöht mit einem großen Sichtfeld drum herum, nie in der Nähe von Hecken.

Gerade jetzt im Hochsommer denken viele über einen Teich im Garten nach. Das erzeugt irgendwie Urlaubsfeeling. Ist so etwas überhaupt in einem kleinen Garten umzusetzen?

Klar! Ein Mini-Teich im halbierten Fass oder einem Kübel findet selbst auf der Terrasse oder auf dem Balkon seinen Platz und kann ohne großen Aufwand selber angelegt werden. Im Garten können auch kleine Folien- oder Fertigteiche benutzt werden. Eigentlich gibt es keine Vorschrift für eine Mindestgröße, wenigstens solange man keine Fische darin halten möchte. Was nicht geht, sind Metallgefäße aus Kupfer Messing bzw. verzinkte Eimer oder Wannen. Sie geben Schwermetalle an das Wasser ab, die für Pflanzen toxisch sind. Solche Gefäße müssen von innen mit einer Teichfolie oder einem Bitumenanstrich abgedichtet werden. Für Holzkübel gibt es hin und wieder Kunststoffeinsätze, die sind praktisch, weil das Holz schon mal undicht werden kann.

Welche Mindestgröße sollten die Gefäße haben?

Damit das Wasser nicht zu stark aufheizen kann, sollte das Gefäß mindestens 15 bis 20 Liter fassen. Im Garten mit Folie sind der Größe keine Grenzen gesetzt. Auf Balkon oder Terrasse muss ich allerdings die Statik beachten, also sollten die Gefäße hier nicht wesentlich voluminöser als hundert Liter sein.

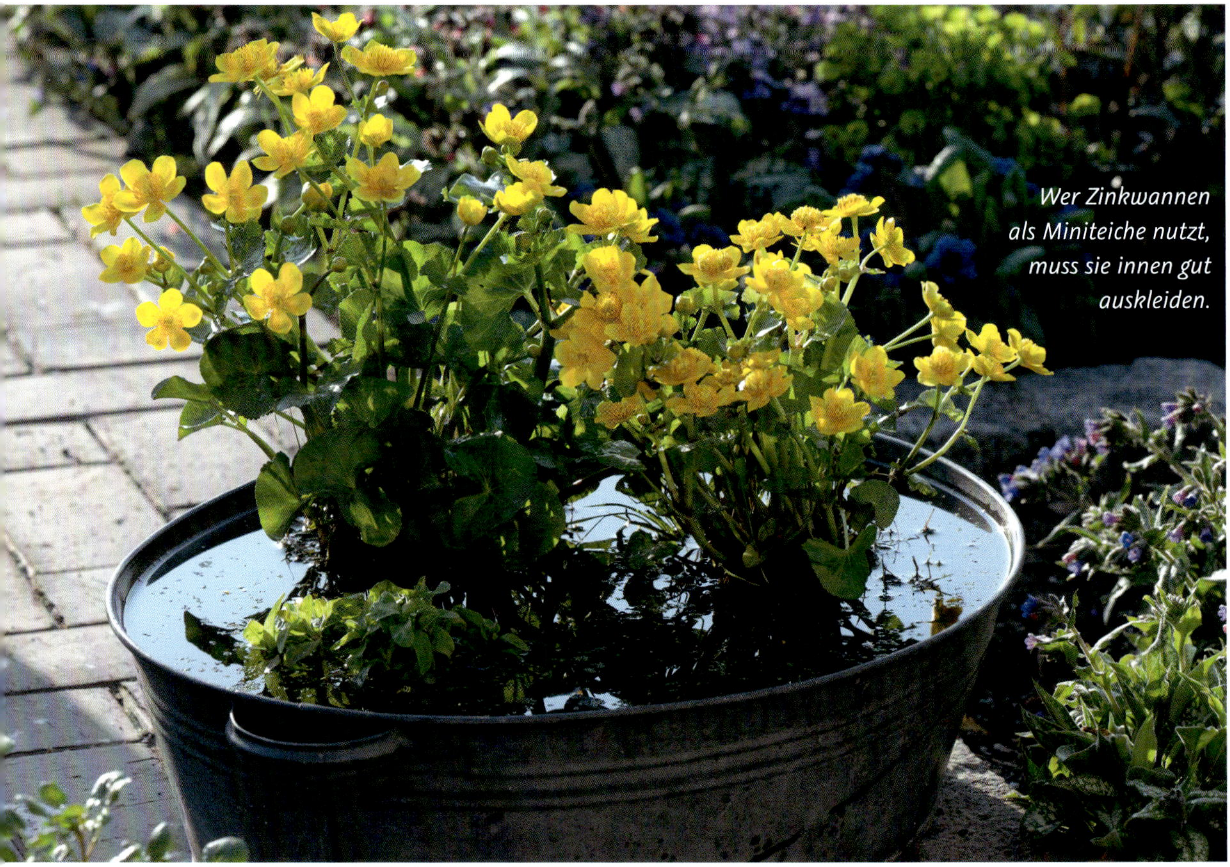

Wer Zinkwannen als Miniteiche nutzt, muss sie innen gut auskleiden.

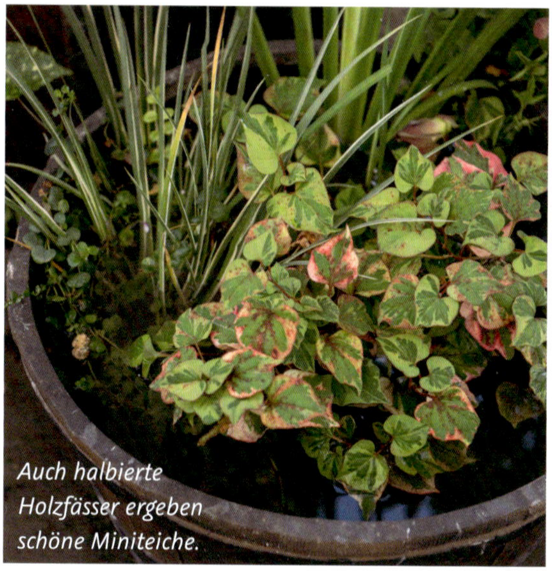
Auch halbierte Holzfässer ergeben schöne Miniteiche.

Darf ich den Teich mit jedem beliebigen Wasser auffüllen?

Nein, keinesfalls! Es sollte nur weiches Wasser oder Regenwasser Verwendung finden. Denn Leitungswasser enthält nicht selten Phosphat oder Kalk, beides fördert Algenwachstum. Bei kalkhaltigem Wasser hilft immerhin in gewissen Grenzen abkochen. Das ist natürlich nur bei kleinen Wassermengen sinnvoll.

Welche Pflanzen eignen sich für einen Mini-Teich?

Am einfachsten sind Schwimmpflanzen wie Wasserlinse, Wassersalat, Wasserfarn oder Wasserhyazinthe. Sie werden einfach ins Wasser „geworfen" und brauchen weder ein extra Gefäß noch Erde. Sie beschatten recht schnell das Wasser und sorgen dafür, dass es sich nicht zu schnell aufheizt. Man sollte weder zu hohe Pflanzen – wie Schilf – noch Pflanzen wählen, die sich rasant vermehren, wie etwa die Wasserpest.

Man kann natürlich auch Töpfe mit Pflanzen auf Steine stellen, um ihnen die benötigte Wassertiefe zu bieten. Ideal ist eine Kombination mit einigen Schwimmpflanzen und getopften Einzelpflanzen. Aber daran denken, dass man in den Töpfen keine Erde verwendet, auch keine Teicherde, sondern nur Kies, in dem sich die Wurzeln verankern können. Die Nährstoffe sollen sie aus dem Wasser holen, das verhindert Algenwuchs. Auch Seerosen können wie Schwimmpflanzen eingesetzt werden, obwohl sie einen Wurzelstock in einem Gittertopf ausbilden. Der Gittertopf muss beschwert sein, da er sonst nach oben treibt.

Worauf sollte ich bei der Standortwahl achten? Muss der Teich in die Sonne oder darf er auch im Schatten sein?

Ein halbschattiges Plätzchen wäre optimal. Die Pflanzen benötigen einerseits Licht, um wachsen zu können, dürfen andererseits aber auch nicht in der prallen Sonne stehen, weil das Wasser sonst zu schnell aufheizt – bei kleinen Gefäßen schneller als bei großen und bei dunklen Außenwänden schneller als bei hellen. Wenn das Wasser zu warm wird, entstehen schnell Algen und zufällig angesiedelten Kleintieren geht die Luft zum Atmen aus.

Das Wasser im Teich bewegt sich ja nicht – bilden sich da nicht ganz schnell Algen und fängt das Wasser dann nicht an zu stinken?

Das kann schnell passieren. Aber wenn ich dafür sorge, dass das Wasser komplett mit Pflanzen bedeckt ist (etwa mit Schwimmpflanzen oder mit Seerosenblättern) und wenn ich strikt auf Teicherde und Dünger verzichte, kann ich lange Zeit Freude an dem Miniteich haben. Auch hilft ein Wasserspeier als Wasserspiel. Wasser stinkt nur, wenn Sauerstoff fehlt.

Wie kann ich Algen entfernen, wenn es dann doch passiert?

Am besten mechanisch herausfischen. Chemikalien sind nicht empfehlenswert. Man kann aber auch Lavakies auf dem Teichboden verteilen, der hat eine große Oberfläche, an dem sich viele Mikroorganismen festsetzen können, die mit Algen in Konkurrenz treten und das Wasser reinigen und klären.

Kann ich den Teich auch über Winter draußen stehen lassen?

Ja, wenn das Gefäß selber frostfest ist, kann man den Mini-Teich über Winter auf dem Balkon lassen. Bauchige Gefäße platzen aber oft, wenn sich Eis darin bildet und es sich dabei ausdehnt. Konische Gefäße sind für diesen Zweck die sicherere Variante, dann schiebt sich das Eis einfach nach oben.

Kann ich auch Tiere, etwa kleine Fische, im Miniteich halten?

Ein klares Nein! Bei derart kleinen Volumina ist die Gefahr, dass beim Erwärmen der Sauerstoff komplett entweicht, sehr groß. Dann würden die Tiere qualvoll ersticken. Tiere können nur in einem größeren Gartenteich mit in der Mitte mindestens 1,80 Metern Tiefe gehalten werden, weil sich nur dann eine stabile Wasserschichtung aufbauen kann.

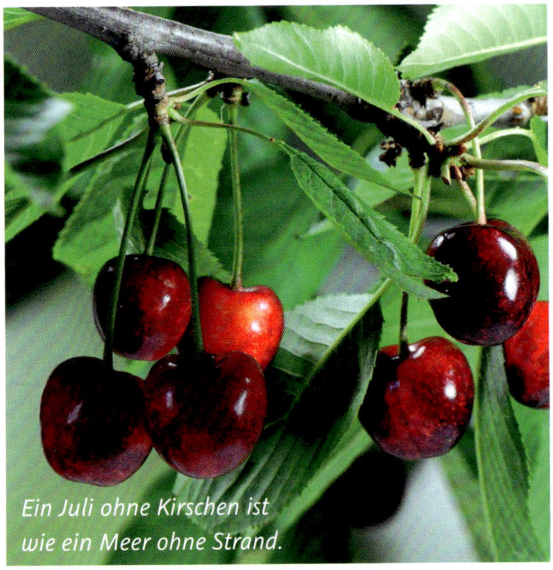

Ein Juli ohne Kirschen ist wie ein Meer ohne Strand.

Im Juli beginnt die Erntezeit für Obst. Die Kirschen sind jetzt reif. Worauf muss ich bei der Ernte achten?

Kirschen unbedingt immer komplett abernten, denn in reifenden Kirschen wachsen die Larven der Kirschfruchtfliege heran. Das sind die „Würmer" in den Kirschen, die mit dem Fallobst auf den Boden gelangen und sich in der Erde verpuppen. Im kommenden Juni schlüpfen sie wieder und befallen die Kirschen, wenn sie sich von Grün nach Rot verfärben, erneut und in vermehrter Zahl. Daher Fallobst nie auf den Kompost werfen, sondern mit der Biotonne entsorgen und täglich absammeln, bevor die Fliegenmaden die Frucht verlassen können.

Was mache ich mit den abgeernteten Erdbeerpflanzen?

Sollen sie noch länger an diesem Standort wachsen, dann sollten alle Ausläufer schnellstens abgeschnitten werden, um die Kraft in der Mutterpflanze zu lassen. Nach spätestens drei Jahren sollte dann aber ein neues Beet angelegt werden, um Wurzelkrankheiten zu vermeiden und um den Käferbefall zu reduzieren. Hier kann man dann die kräftigsten Ausläufer bewurzeln lassen, abschneiden und im Spätsommer pflanzen.

Was lässt sich im Gemüsebeet jetzt noch aussäen?

Jetzt geht noch alles mit kurzer Kulturdauer, also späte Radieschen, späte Salate (Sommersorten wählen, weil sie nicht schossen, d.h. nicht in Blüte gehen!), Buschbohnen, aber auch schon Wintergemüse wie Feldsalat, Winterrettich oder Endiviensalat.
Die Beete nie brachliegen lassen, weil sich ganz schnell Unkrautwuchs einstellt, stattdessen mulchen oder besser eine Gründüngermischung einsäen. Auch kurzlebige Kräuter wie das wärmeliebende Basilikum können jetzt noch bedenkenlos ausgesät werden.

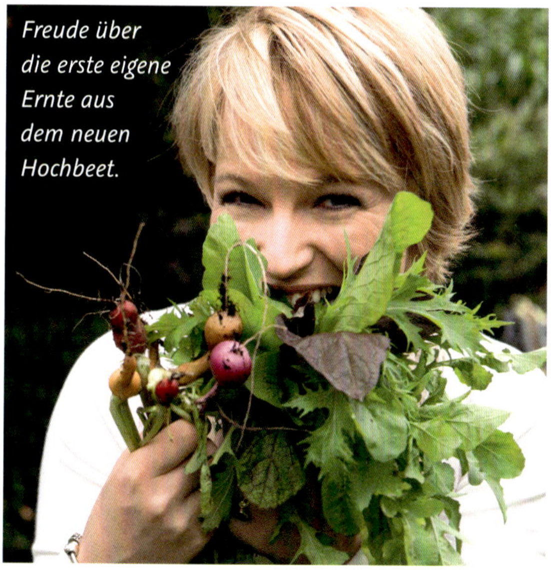

Freude über die erste eigene Ernte aus dem neuen Hochbeet.

In meinem Balkonkasten wird es langsam ganz schön eng ...

Dann hast Du eigentlich alles richtig gemacht! Wenn sich die Pflanzen aber gegenseitig schwächen, hilft nur noch Ausdünnen, das heißt die unattraktivsten ersatzlos entfernen, um den besten bis zum Rest der Saison Raum zum Entfalten zu geben. Bei manchen hilft auch ein kräftiger Rückschnitt. Auch wenn es brutal klingt: Werden Petunien oder Männertreu in der Hochblüte zurückgeschnitten, erblühen sie im Spätsommer noch einmal in voller Pracht. Viele neue Balkonblumen-Sorten sind aber selbstreinigend, d.h. sie werfen verwelkte Blüten von allein ab, ohne Samen zu bilden, und werden so zu Dauerblühern bis zum Frost. Einige Arten sind dazu jedoch (noch) nicht in der Lage. Vertrocknete Blütenstände sehen nicht nur hässlich aus, sie verhindern auch die Bildung neuer Blütenknospen, daran sind wieder mal die Hormone schuld. Daher regelmäßig alle verblühten Blütenstände ausputzen.

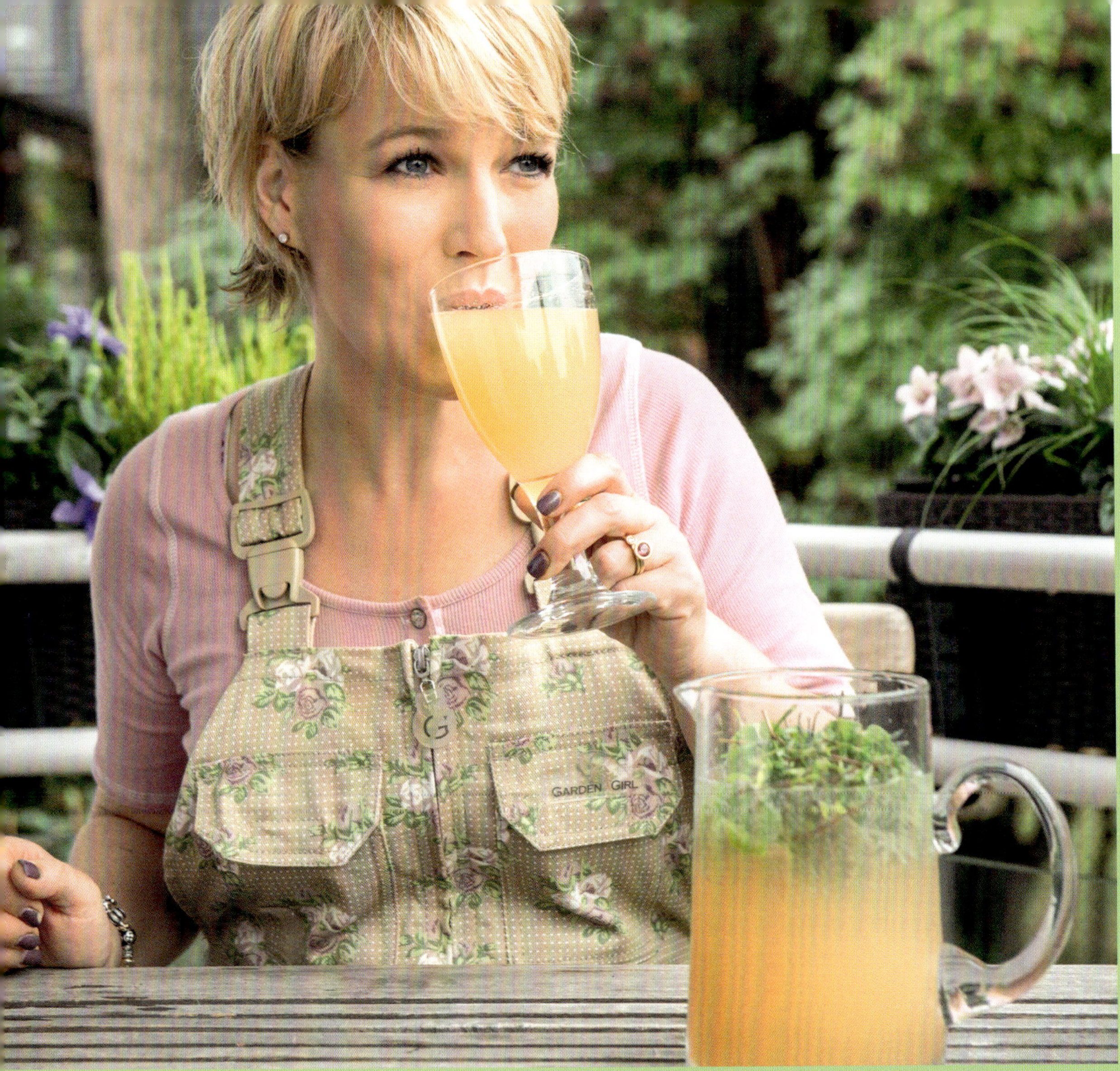

Extratipp von Andrea

Kräuter

Kräuterbowle für heiße Sommertage: Kräuter wie Melisse, Thymian, Rosmarin oder Salbei mit naturreinem Apfelsaft übergießen, zwei bis drei Stunden im Kühlschrank durchziehen lassen, mit Mineralwasser aufgießen und mit etwas Zitronensaft abschmecken – herrlich erfrischend!

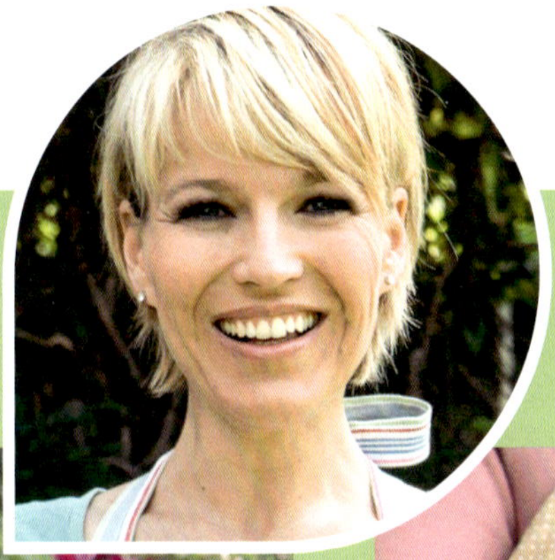

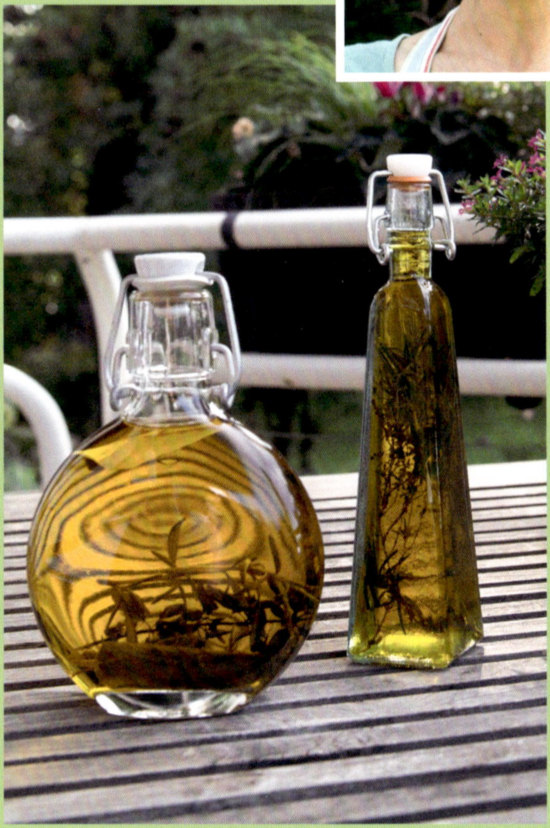

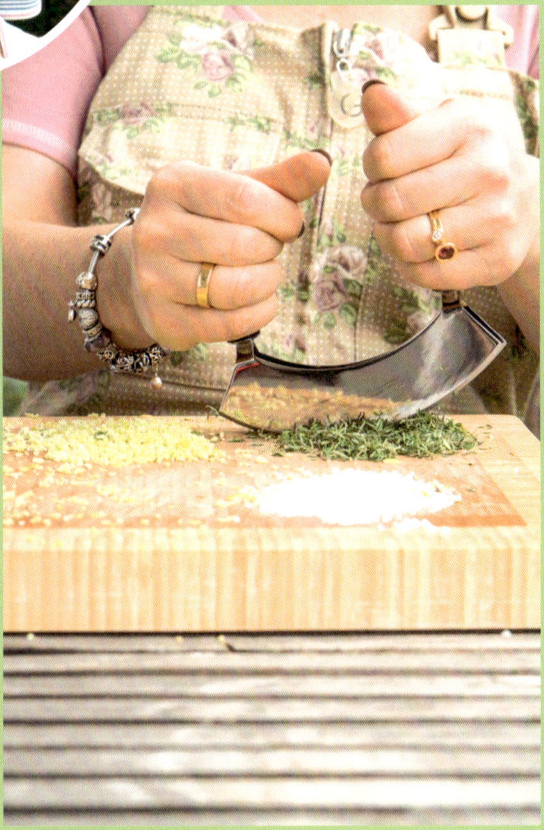

Kräuteröl: Je einen Zweig Salbei, Rosmarin, Thymian und Lavendel waschen und trocknen lassen. Kräuterzweige und ein Lorbeerblatt in eine Flasche mit hochwertigem Öl füllen, zwei Wochen an einem dunklen Ort durchziehen lassen, absieben. Wer das Kräuteröl verschenken möchte, lässt einen Zweig in der Flasche. Bleiben alle Kräuter drin, ist der Geschmack zu intensiv. Passt hervorragend zu mediterranen Gerichten.

Zitroniges Thymian-Salz: Zwei unbehandelte Zitronen mit heißem Wasser überbrühen, trocken reiben, Zesten von der Schale abziehen und fein hacken. Thymianblätter von einem Bund Thymianzweige von den Stielen pflücken und grob hacken. 200 g grobes Meersalz im Mörser mit Thymian und Zitronenzesten zerstoßen, in Gläser füllen. Passt wunderbar zu Fisch und anderen Grillgerichten.

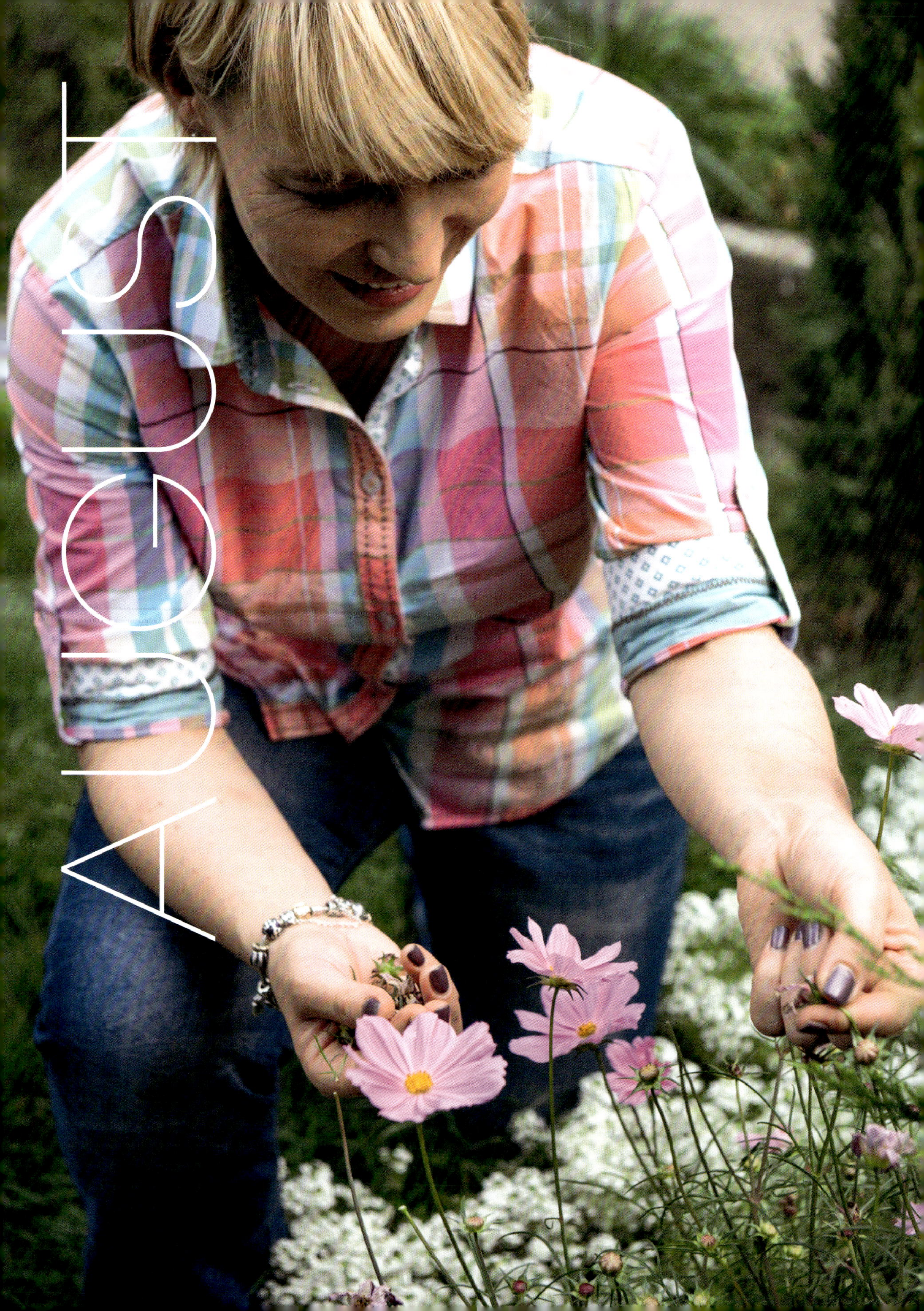
AUGUST

Die erste große Blüte ist vorbei. Viele Blumen sind verblüht. Es sieht im Beet zum Teil etwas traurig aus. Was nun?

Am besten überbrückt man diese Zeit mit schönen Blattschmuckstauden! Im Angebot findet sich eine Vielzahl von Pflanzen, die weniger ihrer Blüten als vielmehr ihres dekorativen Blattschmucks wegen verkauft werden. Hosta und Heuchera stehen da ganz oben, aber auch manche Geranien (es sind nicht die Balkongeranien gemeint, sondern die Stauden!) haben sehr dekorative Blätter. Für sinnlich Veranlagte gibt es den wolligen Ziest, dessen silbergraue Blätter förmlich zum Streicheln animieren. Es lohnt sich immer wieder, die Gartencenter nach solchen Schätzchen zu durchforsten.

Ich sehe überall diese zarten, hohen Blumen der Schmuckkörbchen. Was muss ich machen, damit sie im Sommer auch in meinem Garten so wundervoll blühen?

Schmuckkörbchen, botanisch Cosmeen, sind einjährige Pflanzen, die hätte man schon Mitte Mai aussäen müssen. Zum Glück kann man jetzt in Töpfen vorgezogene Cosmeen blühend kaufen und noch pflanzen. Sie mögen viel Dünger und können dann in kurzer Zeit noch zu ungeahnter Pracht heranwachsen. Dann heißt es, Abgeblühtes schnellstens abknipsen, sonst bilden sich keine neuen Knospen, sondern nur noch Samen.

Wo schneide ich die verblühten Pflanzenteile ab? Unter der Blüte oder unten am Stängel?

Den Stängel kann man zwar komplett entfernen; lässt man ihn aber noch eine Weile stehen und zupft nur die verblühte Blüte ab, ziehen die Pflanzen noch Kraft aus ihm heraus, erst wenn er braun und trocken ist, schneidet man ihn ab. Es sieht zwar nicht hundertprozentig gepflegt aus, hilft aber der Pflanze, Kraft zu sparen. Keinesfalls zu tief

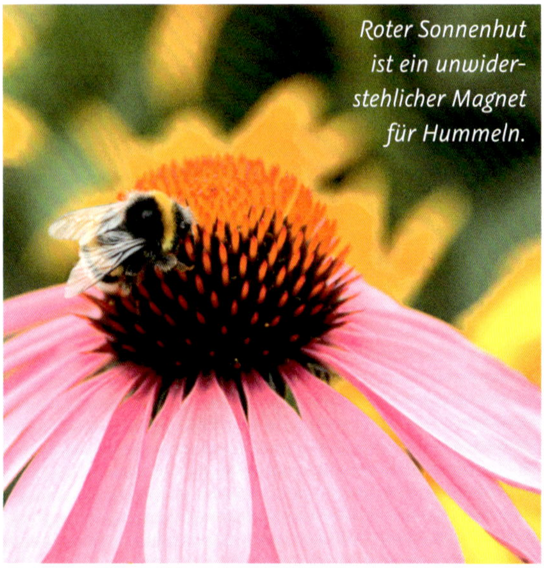

Roter Sonnenhut ist ein unwiderstehlicher Magnet für Hummeln.

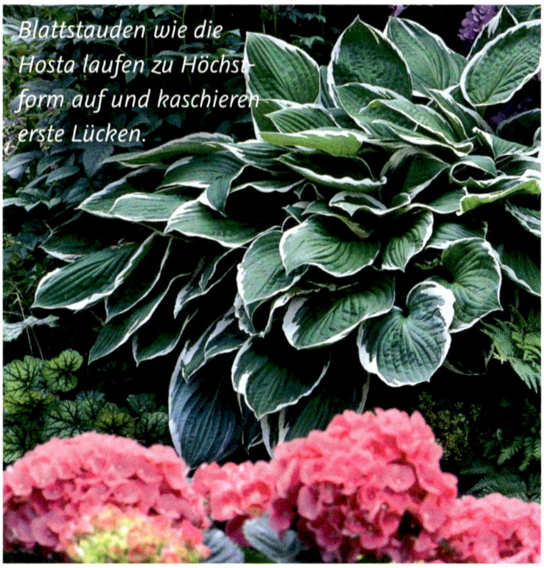

Blattstauden wie die Hosta laufen zu Höchstform auf und kaschieren erste Lücken.

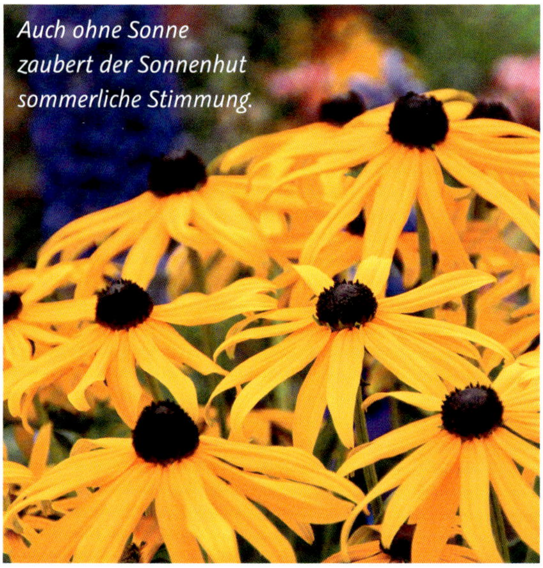

Auch ohne Sonne zaubert der Sonnenhut sommerliche Stimmung.

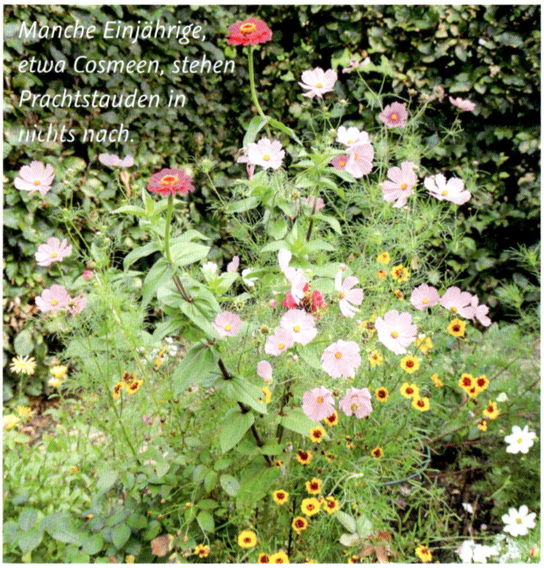

Manche Einjährige, etwa Cosmeen, stehen Prachtstauden in nichts nach.

abschneiden, denn von unten drängen viele neue Triebe und Blütenknospen nach.

In vielen Gärten sehe ich jetzt Phlox und Sonnenhut. Was muss ich denn tun, damit sie auch bei mir so herrlich blühen?

Phlox und Sonnenhut sind Prachtstauden, die jedes Jahr schöner und üppiger wachsen. Sie brauchen dafür aber genug Platz, gute Düngung und eine lockere Gartenerde. Sie sind gegen die meisten Krankheiten und Schädlinge gefeit, nur ganz wenige Sorten sind für Mehltau anfällig. Was wichtig ist: Beim Phlox Verblühtes sofort entfernen, denn sie samen sich leicht aus. Das Problem ist, dass die Sämlinge meistens die besseren Sorten verdrängen. Beim Sonnenhut zuerst nur die abgeblühten Köpfe abschneiden und die Stängel eintrocknen lassen. Erst dann den Rest entfernen. Einjährige Sonnenhüte muss man natürlich gegen Ende der Blütezeit stehen und ausreifen lassen, denn sie versamen sich recht willig im Staudenbeet und kommen als willkommener Lückenfüller im nächsten Jahr an Stellen wieder, die ihnen zusagen.

Was mache ich mit Lavendel, der unten schon stark verholzt ist?

Da ist kaum noch etwas zu retten. Hier hilft nur noch Zusammenbinden, weil er sonst auseinanderfällt, und ab sofort regelmäßiges Schneiden, immer nur so viel, dass noch genügend grüne (eigentlich sind es ja graue) Blätter stehen bleiben. Vielleicht schlägt der eine oder andere kahle Ast noch mal aus, sicher ist es aber nicht.

Kann Lavendel auch etwas Schatten vertragen?

Nein. Lavendel ist ein Sonnenanbeter, schließlich kommt er aus offenen Landschaften des Mittelmeerraums.

Was muss ich jetzt noch alles zurückschneiden?

Alles, was noch wächst, Samen gebildet hat oder blüht. Blauregen legt jetzt richtig los und kann leicht Regenrohre einwickeln, die später gnadenlos zerquetscht werden können. Also die noch weichen Triebe schnellstens entfernen. Fingerkraut, Sommerflieder und die späten Rosen blühen jetzt noch und müssen regelmäßig von alten Blütenständen befreit werden. Obstbäume kann ich noch von den steil nach oben wachsenden Wasserschossen befreien, das bringt den reifenden Früchten mehr Licht und sorgt für schnellere Abtrocknung der Blätter. Manche Staude zieht sich schon langsam zurück und kann stufenweise nachgeschnitten werden, also alles, was braun und unansehnlich geworden ist, es sei denn, ich möchte die Samen für Vögel als Winternahrung stehen lassen.

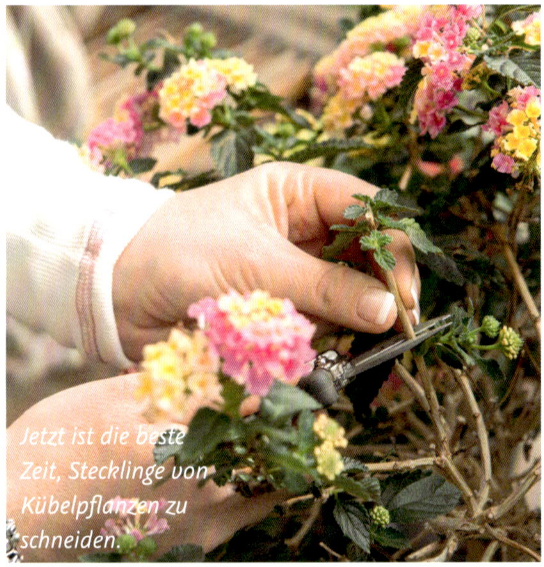

Jetzt ist die beste Zeit, Stecklinge von Kübelpflanzen zu schneiden.

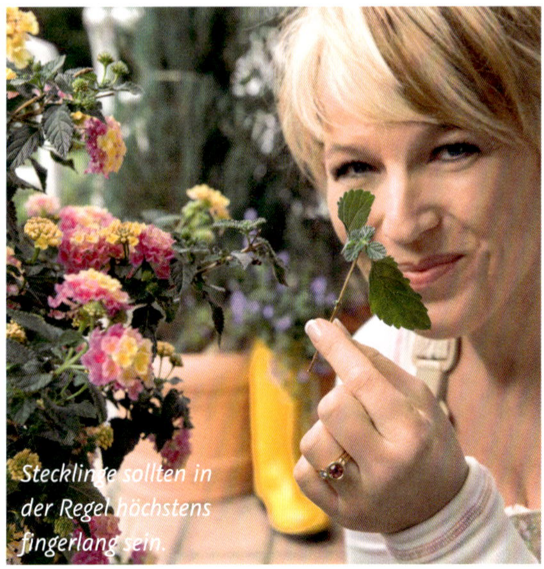

Stecklinge sollten in der Regel höchstens fingerlang sein.

Wenn ich besondere Pflanzen im Garten habe und noch ein bisschen Platz, dann könnte ich sie doch selbst vermehren und spare somit Geld. Wie gehe ich dabei am besten vor?

Da gibt es mehrere Methoden: Entweder man sammelt Samen, etwa die von Sommerblumen oder von einigen Stauden. Will man aber die Sorteneigenschaften erhalten, wie bei speziellen Stauden oder Gehölzen, teilt man sie oder man schneidet Stecklinge. Die etwa fingerlangen Stecklinge sollten unten nur leicht verholzt sein, direkt unterhalb eines Blattknotens geschnitten werden und sollten keine Blüten oder Blütenknospen haben. Die untersten Blätter werden entfernt und die Schnittstellen in ein Bewurzelungshormon getunkt (gibt es im Fachhandel). In einem geschlossenen Minigewächshaus (regelmäßig lüften!) auf der hellen Fensterbank ohne direkte Sonne immer warm und feucht gehalten, bewurzeln sie leicht.
Auch von Kübelpflanzen wie Balkongeranien, Fuchsien, Oleander oder Engelstrompeten

können jetzt grüne Kopfstecklinge geschnitten und in obiger Weise bewurzelt werden. Als Jungpflanzen kriegt man sie besser über den Winter als die Mutterpflanzen. Schneidet man zum Beispiel von großblättrigen Duftpelargonien oder Buntnesseln Stecklinge, sollten die verbleibenden Blätter quer halbiert werden. Man sollte drei bis vier Blätter stehen lassen, mehr nicht, denn sonst ist der Verdunstungsverlust zu groß. Gesteckt wird entweder in Aussaaterde oder in Torfquelltöpfchen.

Welche Pflanzen eignen sich für Anfänger denn am besten zum Vermehren?

Besonders leicht gehen Engelstrompete, Fuchsie, Geranie, Hibiskus, Oleander, Strauchmargerite, Wandelröschen, aber auch Kräuter wie Salbei, Rosmarin, Oregano, Minze, Estragon oder Thymian, um nur die wichtigsten zu nennen.

Manche verteilen Kaffeesatz in ihrem Beet. Was soll das bringen?

Kaffeesatz ist ein ideales Mulchmaterial. Allerdings besitzt er viele Gerbsäuren und ist vor allem bei Moorbeetpflanzen willkommen, also Rhododendren, Hortensien, Heidekräutern, Heidelbeeren und anderen. Rosen dagegen mögen eher kalkhaltige Böden und sollten daher nicht mit Kaffeesatz „gedüngt" werden. Übrigens: Regenwürmer stehen auf Kaffeesatz, das regt sie zu Höchstleistungen an!

Was muss ich denn jetzt im Hochsommer beim Bewässern beachten? Wie lange muss ich abends nach Feierabend den Schlauch aufs Beet halten und wie oft braucht mein Rasen eine Dusche aus dem Sprenger?

Die Sommermonate sind oft sehr trocken und viele Pflanzen schauen schnell recht traurig aus. Das hängt natürlich auch von der Bodenbeschaffenheit ab. Sandböden oder humusarme Böden trocknen schnell aus, humusreiche oder stark lehmhaltige Böden dagegen halten die Feuchtigkeit recht lange. Allgemein gilt im Garten: Halbherziges Gießen schadet eher, als dass es nützt. Lieber alle paar Tage lang anhaltend und durchdringend wässern als jeden Morgen und Abend ein bisschen. Das fördert nämlich nur die Flachwurzler, zu denen ganz viele Unkräuter zählen. Sie profitieren dann davon, die tief wurzelnden Stauden dagegen oder der Rasen gehen leer aus. Damit Wasser in etwa zehn Zentimeter Tiefe zu den Wurzeln vordringen kann, sind fünfzig Liter (!) pro Quadratmeter erforderlich. Dann reicht es allerdings auch für mehrere Tage.

Mein Rasen sieht ziemlich mitgenommen aus, er hat zum Teil braune und kahle Stellen. Wie kann ich ihn retten?

Rasenreparaturen sind noch bis Mitte September möglich, hier sollte man aber günstiges Wetter abwarten. Günstiges Nachsaatwetter heißt Regenwetter, weil bei Hitze die jungen Sämlinge sonst zu schnell verbrennen können.
Wer aus dem Urlaub kommt, sollte den zu lang gewachsenen Rasen stufenweise auf die gewünschte Länge bringen. Nicht auf einmal kurz schneiden, sonst verbrennt er sehr leicht und bildet außerdem keine

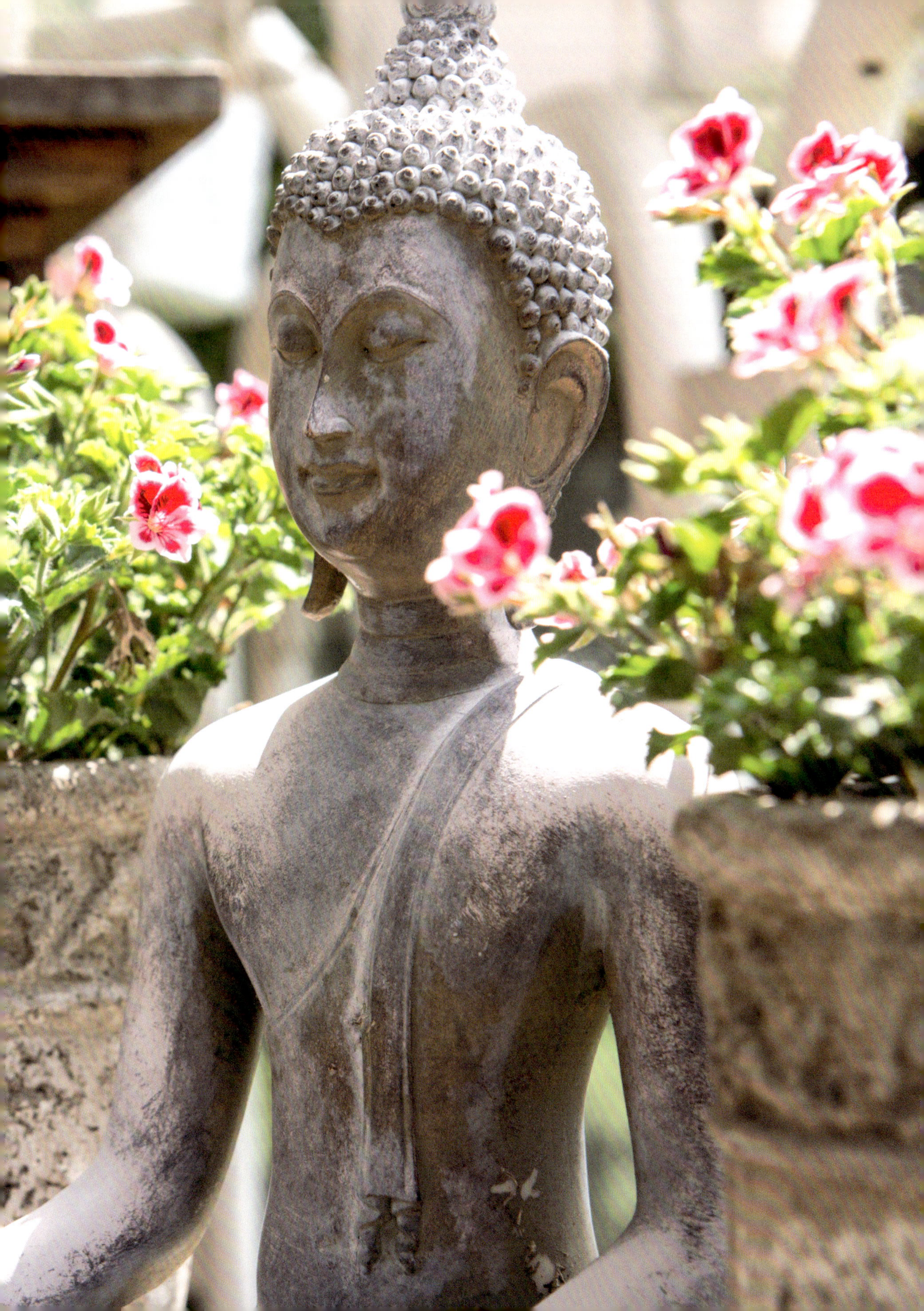

Seitenknospen, die wichtig sind, damit der Rasen dicht wächst. Es gilt die Faustregel: Nie mehr als 40 Prozent der Halmlänge auf einmal kürzen, danach mindestens eine Woche warten. Auch sollte der Rasen jetzt zum letzten Mal mit normalem Rasendünger versorgt werden. Ab Mitte September ist dann Herbstdünger angesagt.

Was kann ich tun, wenn der Kompost zu trocken ist – außer gießen?

Ein Komposthaufen ist ja keine Abfalltonne, sondern ein Platz, um Wertstoffe zu erzeugen. Man sollte ihn also gelegentlich umsetzen, das heißt, die Umrandung entfernen, daneben wieder aufbauen und den Kompost durchmischen und neu einfüllen. Ist er leicht trocken, kann man schon mal die Feinanteile absieben und zwischen die Pflanzen in den Beeten verteilen. Aber in Zukunft unbedingt abdecken und schattig halten.

Jetzt sind die Gurken langsam reif. Kann ich sie zum Ernten auch abreißen oder muss ich sie zwingend abschneiden?

Gurken sind Rankpflanzen, bei denen die Früchte frei herabhängen. Dementsprechend sind die Fruchtstiele recht kräftig ausgebildet. Reiße ich sie ab, kann ich ganze Rankenteile von der Unterlage lösen und die Triebe beschädigen. Also Gurken, Zucchini und später auch Kürbisse mit einem scharfen Messer abschneiden, um Schaden zu verhindern.

Woher weiß ich, dass mein Gemüse wirklich reif ist und ich es ernten kann?

Bei Möhren oder Radieschen kann man leicht feststellen, ob sie groß genug sind, indem man oben ein bisschen Erde wegschabt. Radieschen lieber jünger ernten, als sie zu lange im Boden lassen, sonst werden sie holzig. Auch wenn Kohlrabi zu lange stehen bleibt, wird er holzig, also spätestens mit 10 cm Durchmesser ernten. Das gilt nicht für die Sorte Superschmelz, die sehr lange zart bleibt, auch wenn sie schon sehr groß geworden ist. Kartoffeln sind reif, wenn die Blätter zu welken beginnen. Dann am besten mit der Grabegabel ernten, das ist am schonendsten.

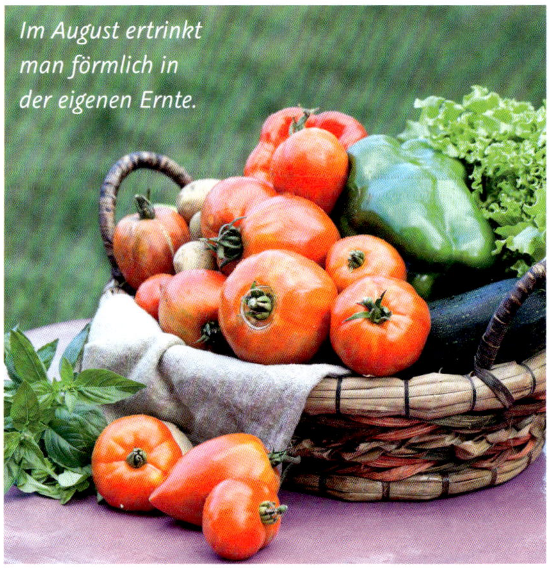
Im August ertrinkt man förmlich in der eigenen Ernte.

Es ist die Zeit der Tomatenernte. Wie schaffe ich es, dass meine Tomatenpflanze auch wirklich pralle, rote Früchte trägt?

Tomaten sind Starkzehrer und Schnellwachser. Hier gilt düngen, was das Zeug hält, und gießen, gießen und nochmals gießen, aber immer so, dass die bodennahen Blätter nicht benetzt werden. Bei zu wenig Wasser können

die Früchte platzen! Als Dünger eignen sich Flüssigdünger oder Brennnesseljauche. Für Langzeitdünger ist es um diese Jahreszeit schon fast zu spät! Tomaten können nur dann groß werden, wenn sie einen großen Topf oder im Garten viel Platz haben.
Mit dem Wachstum muss man die Tomaten regelmäßig an stabile Stäbe anbinden oder es machen wie die Profis: Sie befestigen an den Schutzdächern oder im Gewächshaus unter dem Giebel stabile Schnüre bis zum Boden, binden sie unten am Stängel fest und ziehen daran die Tomaten hoch. Um die gefürchtete Braunfäule nistet sich immer bei Feuchtigkeit ein, die sich im Blätterwirrwarr natürlich besonders gut hält. Also im Tomatenhaus stets ausreichend lüften! Die Windbewegung fördert zudem eine bessere Befruchtung, weil die Blüten bei Vibration die Pollen besser freigeben. Der Wind kann dann die freigesetzten Pollen verbreiten! Kräftiges Rütteln an den Pflanzen um die Mittagszeit erhöht den Bestäubungserfolg und damit den Fruchtansatz ebenfalls erheblich, denn Tomaten sind eigentlich Selbstbefruchter.

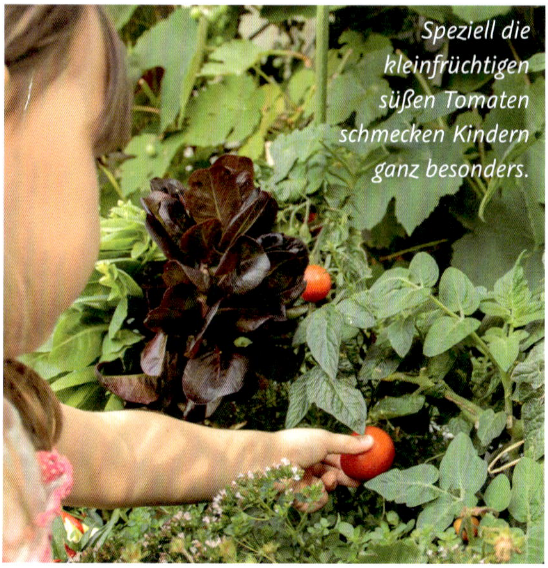

Speziell die kleinfrüchtigen süßen Tomaten schmecken Kindern ganz besonders.

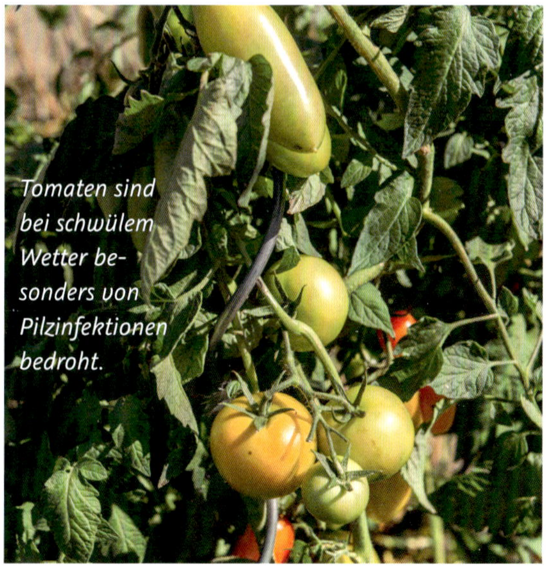

Tomaten sind bei schwülem Wetter besonders von Pilzinfektionen bedroht.

Kraft in der Pflanze zu lassen, übermäßigen Wuchs begrenzen, das heißt, Seitentriebe der Blattachseln frühzeitig ausknipsen. Und auch die Triebspitze der Pflanze kappen, wenn sie genug Früchte angesetzt hat, damit die Energie in die Qualität der Früchte geht und nicht in die Menge. Außerdem fördert ein lockeres Wachstum die Pflanzengesundheit, denn Wildtomaten sind in dieser Hinsicht wesentlich einfacher zu handhaben: Sie kennen keine Krankheiten und tragen unermüdlich bis zum ersten Frost, solange sie Sonne, Dünger und Wasser satt haben – und etwas Unterstützung unter den untersten Verzweigungen, damit sie nicht auf dem Boden liegen. Ausgeizen ist hier nicht erforderlich.

Wann ist die beste Pflückzeit für Tomaten?

Der beste Erntezeitpunkt für Tomaten ist zwei bis drei Tage nachdem sie sich – je nach Sorte – satt rot, orange, gelb oder sogar violett verfärbt haben. Den richtigen Reifezeitpunkt bei grünen Tomatensorten – auch die gibt es – erkennt man daran, dass die Früchte bei leichtem Druck nachgeben und sich der Stielansatz – je nach Sorte unterschiedlich stark – orangefarben oder gelblich verfärbt. Ernteüberschüsse am besten bei Zimmertemperatur lagern oder nachreifen lassen. Im Kühlschrank bleiben die Früchte zwar länger schnittfest, verlieren aber schnell an Geschmack und an Wertstoffen.
Es gibt leckere Rezepte für Konfitüren oder Chutneys mit unreifen Tomaten, die man unbedingt mal ausprobieren sollte. Das ist wichtig zu wissen, denn im August werden viele Tomatenpflanzen Opfer der Kraut- und Braunfäule. Dann ist schon mal eine Noternte erforderlich, bei der auch unreife Tomaten anfallen. Unreife Tomaten sind giftig! Sie werden aber genießbar, wenn man sie kocht. Das ist ja bei Bohnen nicht anders.

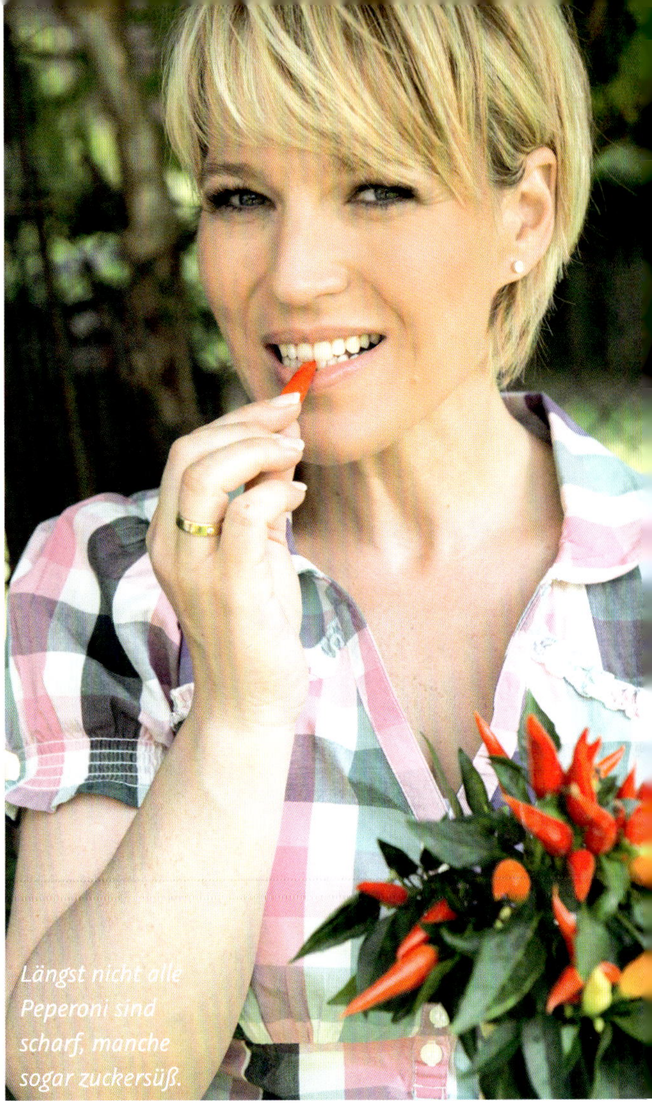
Längst nicht alle Peperoni sind scharf, manche sogar zuckersüß.

Apropos Bohnen. Welches Gemüse kann ich denn jetzt noch aussäen? Bohnen ja wohl nicht mehr.

Bohnen natürlich nicht. Anfang des Monats gedeihen aber noch ohne Probleme Chinakohl, Pak Choi und Kopf-, Eis- und Pflücksalat. Diese reifen auch in der kälteren Jahreszeit, ohne Schaden zu nehmen, und – wichtiger noch – sie kommen vor allem mit den jetzt kürzer werdenden Tagen gut zurecht. Bis Mitte des Monats lassen sich Radieschen, Winterrettich, Frühlingszwiebeln, Kopf- und Eissalat aussäen und bis Ende des Monats gehen außerdem problemlos Feldsalat, Spinat, Mangold, Rucola sowie Winterendivie, Radicchio und Winterlauch. Wichtig: Auf der Tüte darauf achten, dass die Sorten für die späte Aussaat geeignet sind.
Im August werden auch noch die zweijährigen Kräuter ausgesät, die über Winter grün bleiben und in der kalten Zeit sogar geerntet werden können, wenn sie entsprechend geschützt werden, etwa mit einem Vlies. Zu ihnen zählen Petersilie, Kümmel, Löffelkraut, Barbarakraut (Winterkresse), Winterportulak und Löwenzahn.

Was muss ich bei der Aussaat des Gemüses beachten?

Speziell bei der Aussaat von Feldsalat hat es sich bewährt, die Saat mit einer feuchten Zeitung oder einem leichten Teppich abzudecken (Feldsalat ist ein Dunkelkeimer!), aber auch andere Saaten lassen sich so vor Überhitzung schützen. Viele Arten keimen jetzt viel schneller, etwa Petersilie, die unter optimalen Umständen jetzt schon in 14 Tagen keimt, statt in drei bis vier Wochen. Aber aufgepasst: Petersilie nicht wieder an die gleiche Stelle oder in Beete säen, in denen Möhren oder Sellerie gestanden haben, sie ist nämlich mit sich selbst und allen verwandten Doldenblütlern unverträglich. Das gilt auch umgekehrt, also keine Möhren etc. nach Petersilie ins gleiche Beet!

Wann pflanze ich meine vorgezogenen Setzlinge?

Am besten eine Schlechtwetterperiode abwarten, dann wachsen die Sämlinge ohne Stress an. Ansonsten eher gegen Abend auspflanzen, nachdem der Boden durchdringend gewässert wurde. Danach die Setzlinge noch mal gut angießen, um Bodenschluss zu bekommen und damit sich die Hohlräume um die Wurzeln schließen. Auch leichtes Mulchen mit frischem Grasschnitt um die Pflänzchen hilft nach dem Einsetzen, den Boden vor zu schneller Austrocknung zu schützen.

Was ist sonst noch im Gemüsebeet zu erledigen?

Um die Fruchtqualität zu verbessern, alle Gemüsepflanzen bei Trockenheit ausgiebig gießen und düngen. Vor allem Kürbisgewächse wie Gurken, Zucchini und natürlich Kürbisse freuen sich über diese Maßnahme.
Kürbisse auch auf die vorgeschriebene Fruchtzahl reduzieren (siehe Tütenaufschrift) und überzählige Triebe entfernen, dann gedeihen die verbliebenen Früchte besonders prächtig.
Jungpflanzen und Aussaaten bei Hitze schattieren, aber nicht mit einem Vlies, denn darunter bildet sich ein Hitzestau. Notfalls ein Zelt aus Zeitung darüberbauen.
Weil immer noch Gemüseschädlinge wie Kohlweißlinge oder Gemüsefliegen unterwegs sind, Schutznetze gegen fliegende Insekten überlegen, kein Vlies verwenden, wegen der Überhitzung.
Außerdem regelmäßig den Boden hacken oder mit einem Grubber lockern. Das verhindert Unkrautwuchs, Austrocknung und bringt Luft an die Wurzeln. Auch Mulchen mit Rasenschnitt ist nicht verkehrt.

Womit und wie oft muss ich mein Gemüsebeet im August düngen?

Anfang des Monats ist noch Langzeitdünger möglich, er muss dann aber gut feucht gehalten werden, damit die Mikroorganismen sofort mit ihrer Zersetzungsarbeit beginnen können. Ansonsten kann man mit Flüssigdüngern oder Pflanzenjauchen arbeiten. Brennnesseljauche wurde ja schon zur Pflanzenstärkung angesprochen. Das reicht für Blattgemüse. Fruchtgemüse dagegen, also Tomaten, Möhren oder Sellerie, benötigen einen erhöhten Kalianteil, wie er im Beerendünger enthalten ist, auch Beinwelljauche kann verwendet werden. Das verbessert die Fruchtqualität und erhöht die Lagerfähigkeit.

Pflanzenjauchen sind gewöhnungsbedürftig, denn sie müffeln ganz ordentlich. Die Gefäße sollten daher mit Stoff abgedeckt werden, damit es nicht so stinkt, keine Tiere hineingeraten, aber trotzdem Luft zirkulieren kann. Einmal am Tag umrühren. Bei dieser Gelegenheit etwas Gesteinsmehl mit unterrühren, das dämpft die Geruchsbildung und erhöht den späteren Gehalt an Mikronährstoffen.

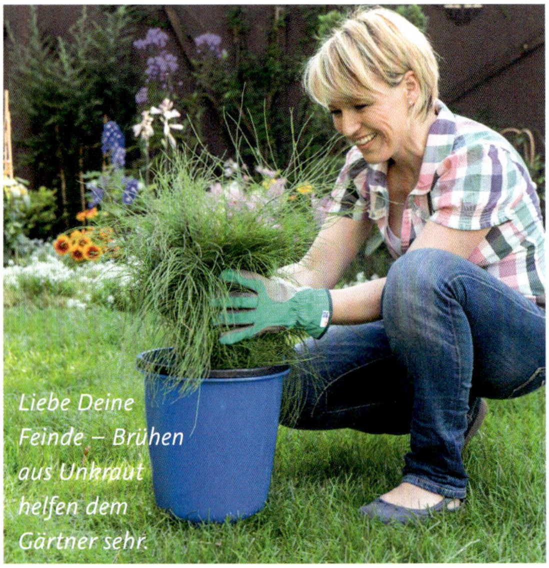
Liebe Deine Feinde – Brühen aus Unkraut helfen dem Gärtner sehr.

Welche Unkräuter sind denn für so eine Düngungsjauche geeignet?

Es sind viele Arten verwendbar. Allerdings sind einige Kenntnisse erforderlich, denn die Pflanzen lagern unterschiedliche Inhaltsstoffe in ihre Zellen ein, die ich gezielt für meine Zwecke nutzen kann. Grundsätzlich müssen die grob zerkleinerten Pflanzen alle erst einmal in einem Eimer mit Wasser einige Tage lang ziehen.
Wegen des hohen Stickstoffgehalts wird Brennnesseljauche vorrangig zur Düngung verwendet. Brennnesseln als Starkzehrer häufen in ihren Zellen jede Menge Stickstoff-Verbindungen an, die beim Ansetzen der Brühe logischerweise nicht verloren gehen. Man kann diese Brennnesseljauche absieben und aus der Kanne über seine Pflanzen gießen. Das hilft, denn auch Blätter sind zur Nahrungsaufnahme befähigt. Als Blattdüngung erhöht sie dann die Widerstandskraft der Pflanze und wirkt in gewissen Grenzen Läuse abwehrend. Beinwell liefert neben Stickstoff auch zusätzlich einen erhöhten Kalianteil.
Spritzbrühen aus Ackerschachtelhalm beugen aufgrund ihres hohen Kieselsäuregehalts Pilzkrankheiten vor. Sie stärken Zellstrukturen und die Blattoberfläche der behandelten Pflanze und erschweren Infektionen und

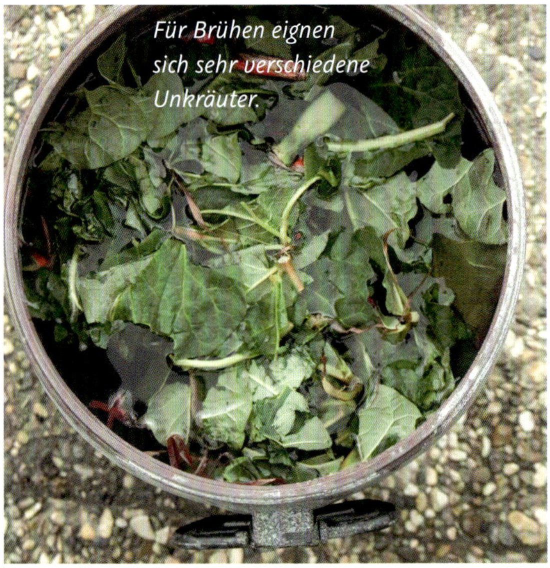
Für Brühen eignen sich sehr verschiedene Unkräuter.

Schädlingsbefall. In Kombination mit Beinwell sind sie höchst effizient, denn auch Kali stärkt die Blatthaut. Speziell bei Rosen ist diese Kombination ausgesprochen wirkungsvoll!
Jauchen aus Wurm- und Adlerfarnblättern wirken vor allem gegen Schild-, Schmier- oder Blutläuse. Adlerfarn enthält außerdem große Mengen Kalium zur Blattstärkung.

Solche Brühen sind selbst bei Läusen an Baumrinden gut einsetzbar.
Rainfarn- und Wermutextrakte wirken allgemein gegen Schädlinge, vor allem gegen Erdbeer- und Brombeermilben, Erdbeerblütenstecher, Himbeerkäfer oder Blattwespen, aber auch gegen Blattläuse, Raupen, Ameisen oder Apfelwickler. Sie sind vor allem zur Pflege von Beerenobst als giftfreie Alternative zu empfehlen.

Wann ist die Jauche fertig zum Düngen?

Wenn sich kein Schaum mehr bildet und die Farbe bräunlich geworden ist – das kann zwei bis drei Wochen dauern –, ist der Gärprozess beendet und die Brühe einsatzbereit. Düngejauche kann direkt an die Wurzeln gegeben und mit klarem Wasser eingespült werden. Andere sind gut als Pflanzenstärkungsmittel zu verwenden, wenn sie abgesiebt und etwa 1:10 verdünnt mit der Gießbrause über die Blätter verteilt werden (im Fachjargon heißt das „Blattdüngung"). Die fertige Jauche ist längere Zeit haltbar, sollte dann aber mit einem Deckel verschlossen werden.

Welches Obst kann man jetzt schon ernten?

Im August endet die Beerensaison, stattdessen beginnt jetzt die Ernte von Kern- und Steinobst. Ab August reifen die ersten Äpfel, der bekannteste ist der „Klarapfel". Frühe Äpfel taugen zwar nicht als Lagerobst, schmecken aber frisch vom Baum besonders gut und sollten gleich zu Saft, Gelee oder Kompott verarbeitet werden, da sie in spätestens zwei Wochen verderben.

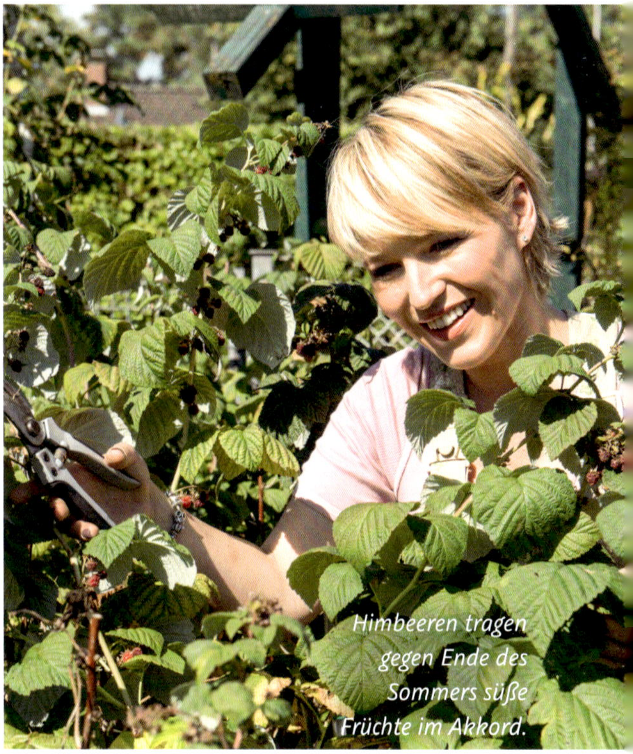

Himbeeren tragen gegen Ende des Sommers süße Früchte im Akkord.

Die ersten Sommerbirnen sollte man frühzeitig ernten, denn vollreife Früchte werden rasch mehlig. Als Faustregel gilt: Sobald die ersten Birnen von allein vom Baum fallen, sind die restlichen erntereif.
Pfirsiche und Aprikosen sollte man dagegen nur vollreif ernten, denn je länger sie am Baum bleiben, desto mehr Aromen und Geschmacksstoffe bilden sie. Das merkt man spätestens, wenn man die üblicherweise unreif geernteten Früchte aus dem Supermarkt damit vergleicht.
Beim Steinobst ist jetzt Hochsaison, denn es ist auch die große Zeit von Pflaumen und Zwetschgen. Zwar reifen frühe Sorten wie die „Bühler Frühzwetsche" schon Ende Juli heran, aber die Hauptmasse kommt im August. Die Reife fällt leider nicht besonders gleichmäßig aus, daher lieber mehrmals

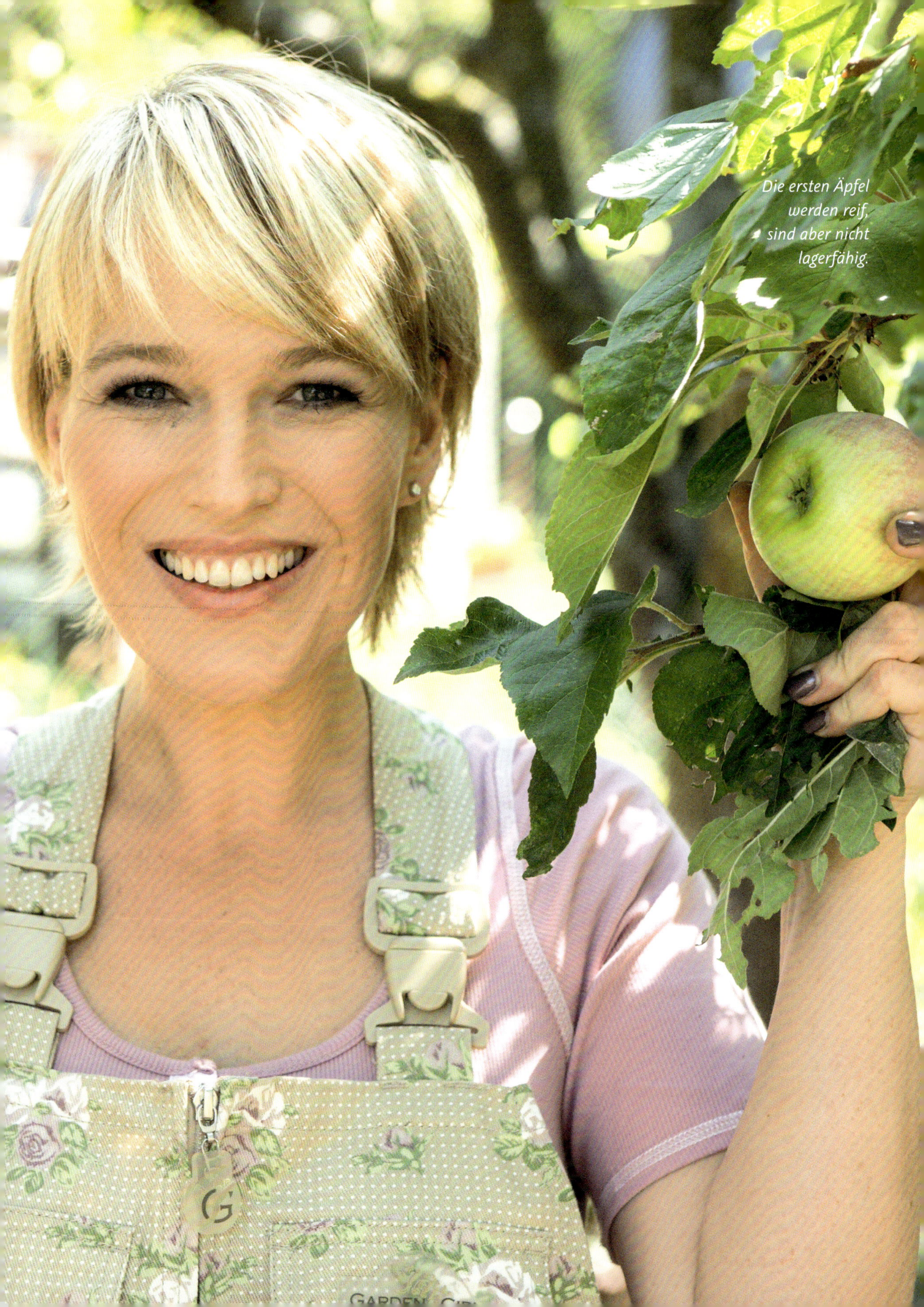

Die ersten Äpfel
werden reif,
sind aber nicht
lagerfähig.

durchpflücken. Nicht vollreife Früchte sind dabei eher saftig und leicht sauer und somit ideal für den Rohverzehr oder für den Pflaumenkuchen. Je reifer sie werden, desto trockener werden sie, aber auch umso süßer, und eignen sich dann hervorragend für die Zubereitung als Pflaumenmus.
Mirabellen gedeihen nur in warmen Lagen, auch sie reifen gegen Mitte des Monats heran, leider wie die Pflaumen auch nicht gleichmäßig. Hier gilt beim Durchpflücken, immer nur vollreife, also gut gelb ausgefärbte Früchte zu ernten, weil sich die unreifen nur schlecht vom Stein lösen und sie auch nicht so gut schmecken. Man muss sie schnell verzehren oder zu Saft, Konfitüre oder Kompott verarbeiten, denn die Lagerfähigkeit ist gering.
Wenn es ein gutes Obstjahr ist, biegen sich die Bäume förmlich unter der Last der Früchte. Um ein Zusammenbrechen der Bäume zu vermeiden, müssen die Äste mit geeigneten Maßnahmen gestützt werden. Aber bitte nicht einfach Stangen oder Holzpfosten darunterklemmen, sondern mit Vergabelungen oder zumindest mit Poltermaterial arbeiten, damit die Rinde keinen Schaden nimmt. Bei weichen Böden vorher auch Steinplatten oder Bretter unterlegen.

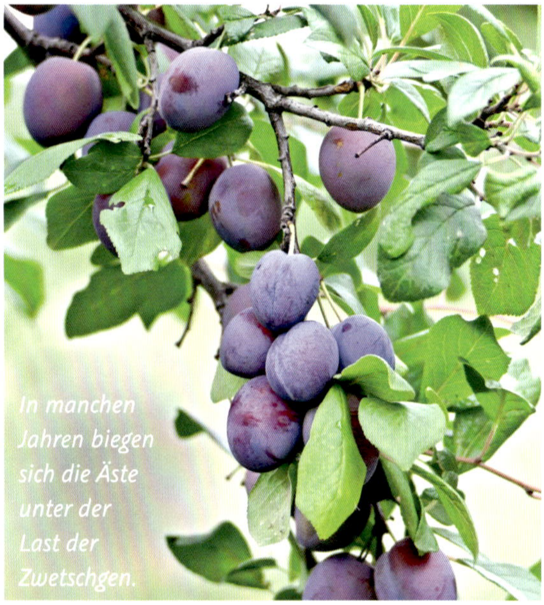

In manchen Jahren biegen sich die Äste unter der Last der Zwetschgen.

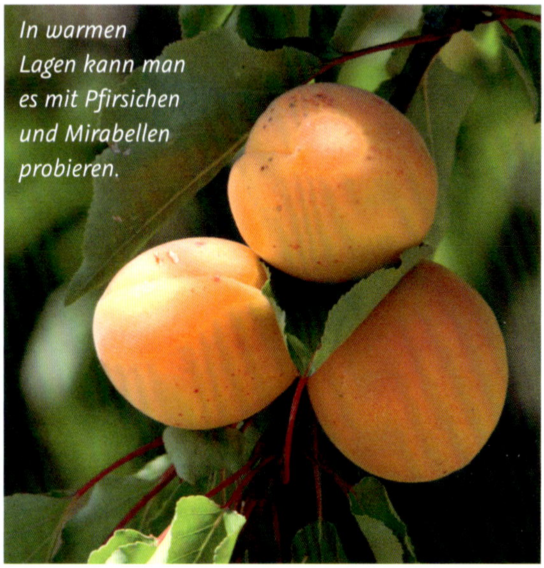

In warmen Lagen kann man es mit Pfirsichen und Mirabellen probieren.

Muss ich die Obstbäume jetzt schon beschneiden?

Für Steinobst wie Süß- oder Sauerkirschen und für Walnüsse ist Ende Juli bis Anfang August der beste Zeitpunkt für einen Rück- oder Formschnitt. Zu allen anderen Terminen würden die Schnittwunden übermäßig bluten. Alle anderen Obstbäume können entweder jetzt oder für den Rest der Saison auch noch bis September oder Oktober geschnitten werden.

Ein Schnitt zur Erntezeit hat aber mehrere Vorteile: Die Wunden verheilen sehr schnell, und selbst größere Eingriffe bis ins alte Holz werden gut vertragen. Bei großen Bäumen können die Ausmaße jetzt auf das gewünschte Maß reduziert werden und auch eine eventuell zu dichte Krone kann im belaubten

Zustand viel besser beurteilt und entsprechend ausgelichtet werden. Praktischerweise können die süßesten Kirschen aus den oberen Kronenpartien geerntet werden, indem man die entsprechenden Äste komplett mit einer Teleskopschere herausnimmt und erst am Boden abpflückt. Rückschnitt und Ernte in einem. Und sicher dazu, weil Leitern bei der Ernte immer gefährlich sind. Arbeitssparender geht es wirklich nicht.

Johannis- und Himbeeren sind nun auch abgeerntet. Darf ich die Beerensträucher jetzt schon beschneiden?

Abgetragene Ruten von Sommerhimbeeren und Brombeeren sollte man jetzt bodeneben wegschneiden, um Neutriebe zu fördern, denn nur daran tragen sie im kommenden Jahr Früchte. Außerdem die schwächsten Ruten entfernen, optimal sind etwa sechs starke Triebe pro Pflanze. Immer gleich nach dem Schnitt düngen.

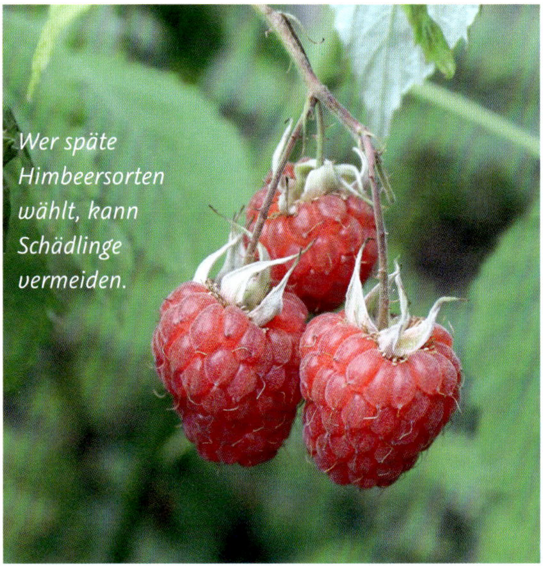
Wer späte Himbeersorten wählt, kann Schädlinge vermeiden.

Es gibt auch sogenannte Herbsthimbeeren, die erst spät im Jahr fruchten. Das hat Vorteile: Erstens sind sie madenfrei, weil die Himbeerkäfer, die ihre Eier in die jungen Früchte legen, zu dieser Zeit nicht mehr fliegen. Und zweitens kriegen Herbsthimbeeren keine Rutenkrankheit, weil sie ihre Neutriebe erst im Frühjahr bilden. Um die Rutenkrankheit, eine Pilzinfektion im Winter, zu unterbinden, müssen die Jungtriebe normaler Himbeeren mit Erde angehäufelt werden.

Die ältesten Äste bei Johannis- oder Stachelbeeren jetzt ebenfalls zugunsten jüngerer Triebe auslichten, falls es nicht schon im Frühjahr geschehen ist. Da es verschiedene Erziehungsformen gibt (Strauch, Spindel oder Hochstämmchen), ist die Schnittstrategie entsprechend anzupassen. Mehrere Jahre alte Äste erkennt man an der dunkleren Rinde. Auch hier gilt, immer wieder durch Schnitt die Verjüngung anzuregen. Dreijährige Triebe tragen am besten. Bei Sträuchern sollten nach Möglichkeit höchstens acht starke Triebe erhalten bleiben, bei Hochstämmchen etwa ebenso viele. Wachsen die Sträucher zu dicht, fehlt es an ausreichend Sonnenlicht für die Fruchtreife. Spindeln werden bekanntlich eintriebig oder maximal mit drei Bodentrieben gezogen und liefern daher die beste Fruchtqualität.

Stachelbeeren werden stärker verjüngt, hier tragen die zwei- bis dreijährigen Triebe am besten und lassen danach stark nach. Also können alle älteren Triebe entfernt werden. Beim Schnitt darauf achten, ob Triebspitzen von einem weißen Belag mit Stachelbeermehltau befallen sind. Sie müssen sofort entfernt und separat in den Müll entsorgt werden. Danach alle benutzten Werkzeuge sorgfältig mit Spiritus desinfizieren.

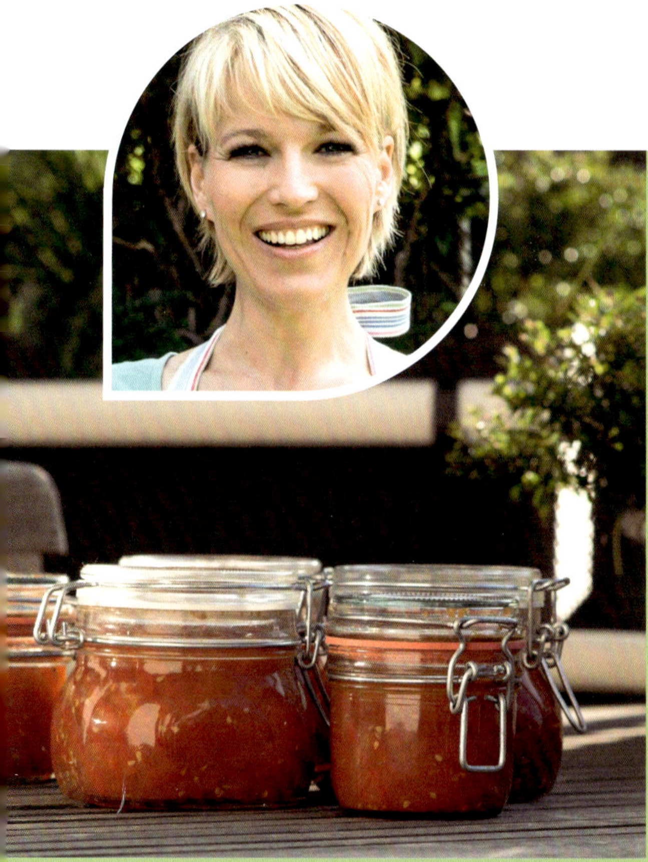

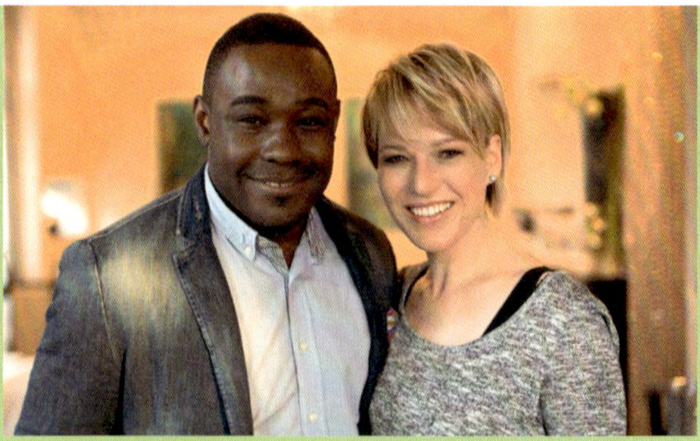

Extratipp von Andrea

Tomaten-Chutney

Diesen Tipp liefert der von mir sehr geschätzte Sternekoch NELSON MÜLLER aus Essen, den ich schon mehrmals bei „Volle Kanne" interviewt habe. Der August ist der Tomatenmonat. Nelson Müller macht daraus gern Tomaten-Chutney. Geht schnell und einfach.

3 kg reife Tomaten
1 kg Gelierzucker (3:1)
4 EL frisch geriebener Ingwer
1 TL gemahlener Kreuzkümmel
1/2 TL gemahlener Koriander
2 Lorbeerblätter
1 Zimtstange
3 Stück Sternanis
1/2 TL gemahlene Nelken
4 TL Salz
4 rote Chilischoten, fein gewürfelt
100 ml weißer Balsamessig

Die Tomaten würfeln und mit allen Zutaten in einem großen Topf mischen. Eine Stunde ziehen lassen, bis genug Flüssigkeit aus den Tomaten gezogen ist.

Den Topf nun auf den Herd stellen und einmal aufkochen. Vier Minuten bei offenem Deckel einkochen, abschmecken und noch heiß in Einmachgläser füllen.

Tomaten-Chutney passt sehr gut zu Fischgerichten (zum gebratenen Fisch) sowie zu Lamm mit Couscous und Minze. Außerdem können Sie Tomaten-Chutney gut als Aufstrich für Crostini oder als Füllung von Ravioli einsetzen (Die Zutaten reichen für circa acht mittelgroße Einmachgläser).

Unkräuter

Viele Gartenbesitzer hadern mit Unkräutern oder mit dem, was sie als solche empfinden. Dabei liefern sie viele Informationen, die uns Gärtnern nützlich sein können. Brennnesseln oder Franzosenkraut zum Beispiel signalisieren einen nährstoffreichen Boden. Gänseblümchen oder Wegerich im Rasen dagegen zeigen Stickstoffmangel an und teilen dem Gärtner mit, dass er doch gefälligst mal wieder den Rasen düngen sollte. Daneben gibt es Zeigerpflanzen für verdichtete Böden, wie den Hahnenfuß, oder zum Vernässen neigende Böden, die dann gerne vom Schachtelhalm erobert werden, usw. Das hilft zwar für die Diagnose, beseitigt aber das Problem nicht wirklich.

Es gibt allerdings Gärtner, die Brennnesseln oder Schachtelhalm ernten, um daraus Pflanzenstärkungsmittel zu brauen. Manche sehen das als natürlichen Dünger an, andere erhoffen sich davon, ihre Schädlinge loszuwerden.

Die nächste Stufe, seine Unkräuter loszuwerden, wenn man sie nicht vergären möchte, ist es, sie regelmäßig auszustechen. Löwenzahn oder Zaunwinde etwa kann man ausrotten, wenn man ständig mit einem langen Unkrautstecher oder einem vorne spitzen und scharfen Messer schräg neben dem Unkraut tief in den Boden sticht und die Wurzel möglichst weit unten durch-

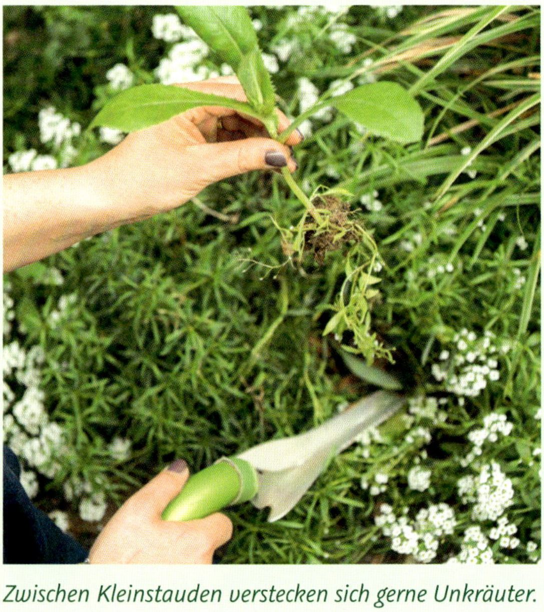

Zwischen Kleinstauden verstecken sich gerne Unkräuter.

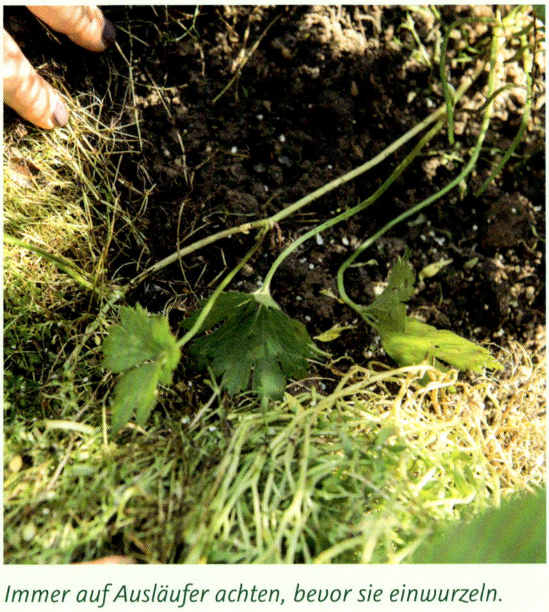

Immer auf Ausläufer achten, bevor sie einwurzeln.

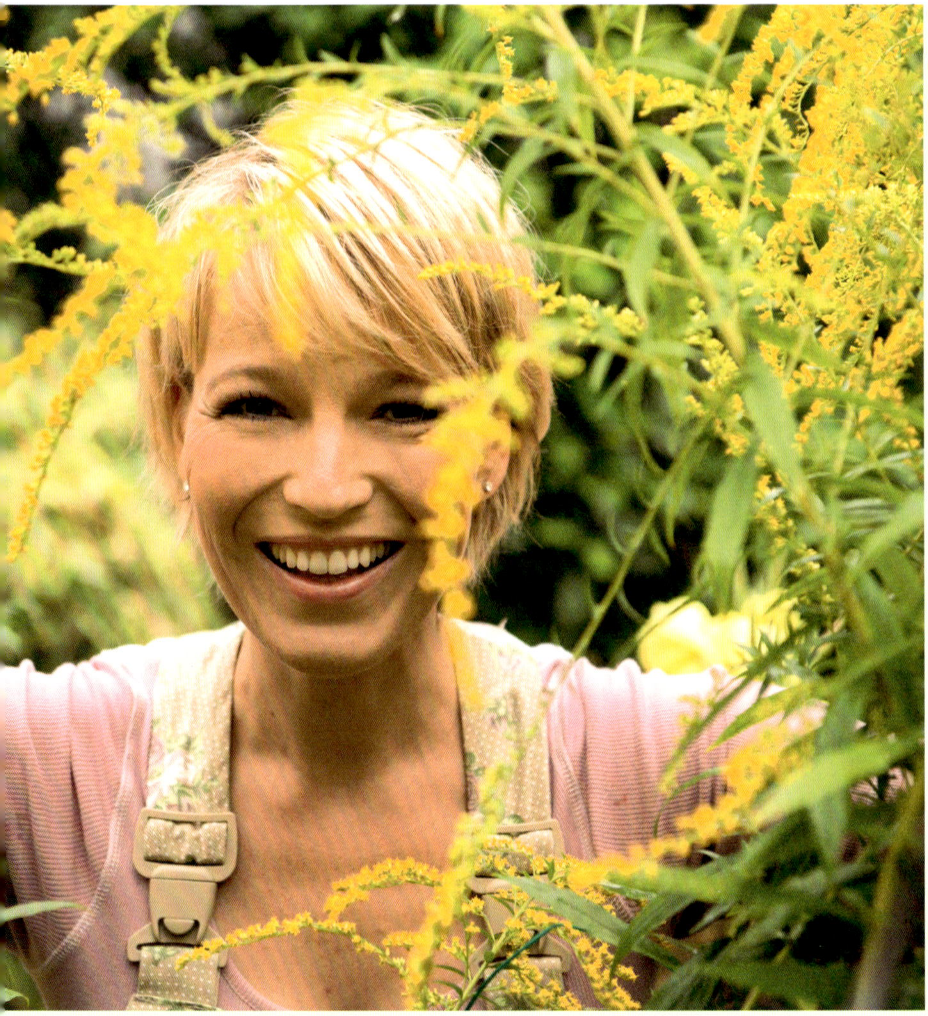

Die Kanadische Goldrute – für den einen Grund zur Freude, für den anderen ein lästiges Unkraut. Fest steht, dass solche eingeschleppten Pflanzen in der Natur großen Schaden anrichten können.

trennt. Die Regenerationsfähigkeit ist zwar enorm und die Pflanzen sind nicht ohne Grund so verbreitet, weil sie viel aushalten, aber steter Tropfen höhlt den Stein. Das heißt, wenn man eine Saison lang hartnäckig dranbleibt, bekommt man das Problem gut in den Griff. Giersch oder Brennnesseln sind da schon hartnäckiger. Hier muss man, ob man will oder nicht, den Wurzeln nachgraben und sie nach Möglichkeit VOLLSTÄNDIG entfernen, denn schon kleinste Wurzelreste schlagen wieder aus. Auch hier heißt es, am Ball zu bleiben. Beste Zeit für deren Bekämpfung ist der Winter, dann sind die Saughaare reduziert und die Wurzeln gehen leichter aus dem Boden.

Zu mühsam? Dann sollte man folgende Methode probieren: Die verunkrautete Fläche mit einer schwarzen, lichtdichten Folie

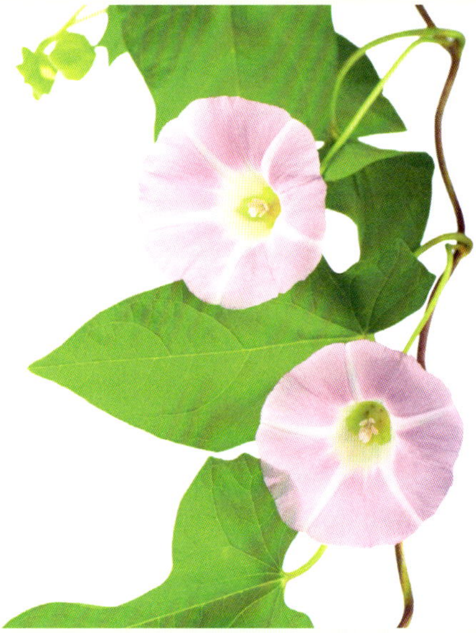

Ackerwinde muss man mit allen Wurzen ausgraben.

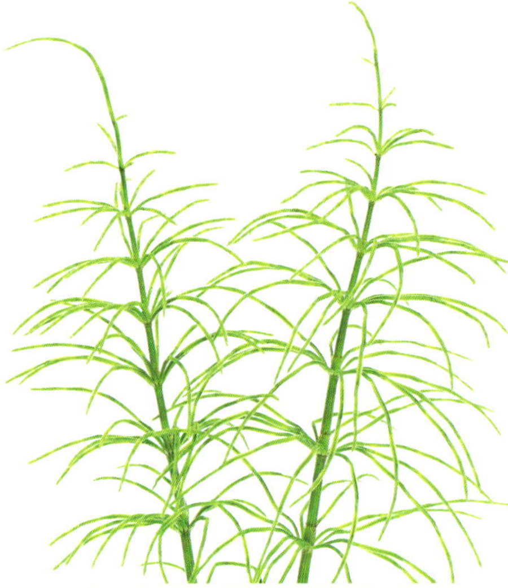

Schachtelhalm zeigt staunasse Böden an.

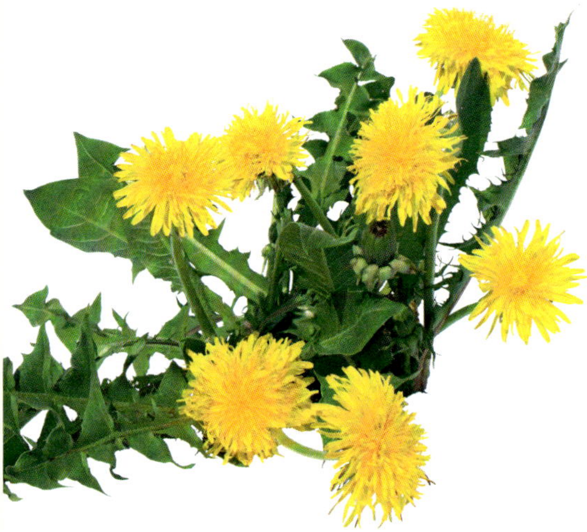

Löwenzahn nistet sich gerne im Rasen ein.

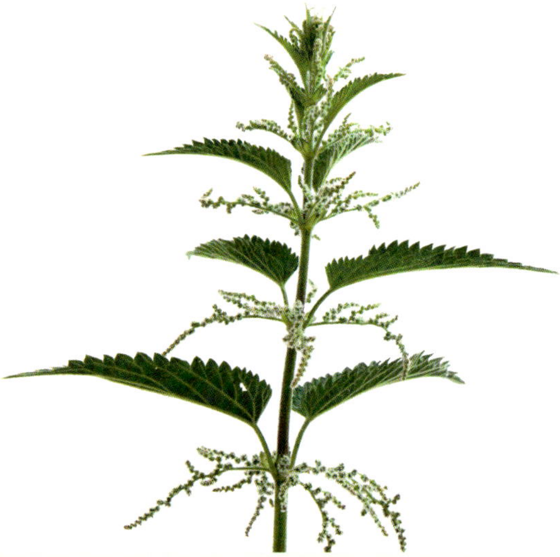

Brennnesseln zeigen einen erhöhten Stickstoffgehalt im Boden an.

(Mulchfolie im Fachhandel!) eine Saison lang abdecken. Damit es nicht so trostlos ausschaut, kann man die Folie verschämt mit Rindenmulch abdecken und darauf Kübelpflanzen stellen oder provisorisch ein Hochbeet aufbauen. Durch diesen Lichtentzug lassen sich viele Unkräuter dauerhaft loswerden, nicht aber die Samenunkräuter, wie das Franzosenkraut oder Klebkraut, die jahrzehntelang im Boden ausharren können und jede sich bietende Chance nutzen, um zu keimen. Hier muss man die Keimlinge genau kennen und frühzeitig auszupfen.

Aber Achtung: Viele verteilen Rindenmulch pur auf ihren Beeten, weil sie meinen, dass man damit Unkrautwuchs verhindern kann. Auf Rosenbeeten zum Beispiel mindert Rindenmulch den Blütenreichtum ganz erheblich, erstens wegen der Versauerung des Bodens, zweitens wegen des hohen Stickstoff-Verbrauchs. Das gilt auch für die meisten anderen Gemüse und Zierpflanzen, außer für Moorbeetpflanzen. Also auf Rindenmulch in Beeten am besten ganz verzichten. Wegen seiner wuchshemmenden Wirkung ist Rindenmulch allerdings ein optimaler und naturnaher Belag für Wege oder Sitzplätze, die dann weitgehend unkrautfrei bleiben und angenehm begehbar sind.

Man kann auch durch Einsaat von Sommerblumen, mit Gründüngung, durch Mulchen mit Kompost oder kleingehäckseltem Rasenschnitt das Keimen der lichthungrigen Unkrautsamen vermeiden oder zumindest stark eindämmen.

Ein probates und eigentlich logisches Gegenmittel funktioniert nach dem Motto „Wo einer ist, kann kein Zweiter sein". Das heißt: Dort, wo Pflanzen dicht wachsen, kann kein oder zumindest nur wenig Unkraut aufkommen. Das hilft allerdings vor allem gegen Samenunkräuter, aber nicht gegen bereits etablierte Wurzelunkräuter, wie etwa Zaunwinde oder Brennnesseln. Sie mogeln sich auch zwischen die Lücken durch. Also sind immer Wachsamkeit und sofortiges Handeln gefragt. Doch ansonsten kann man sein Beet relativ unkrautfrei halten, wenn man einen Pflanzplan umsetzt, bei dem Stauden möglichst dicht stehen und wenig Licht den Boden erreicht. Pflanzen, die viel Licht abschirmen, sind großblättrige Stauden wie die Hosta (Funkie) mit ihren vielen Sorten, die sowohl in der Sonne als auch im Schatten gedeihen und fast universell einsetzbar sind.

Als letztes Mittel sollte Essigessenz herhalten, indem man mit einem Pinsel oder mit einer Sprühflasche die Essigsäure gezielt „ins Herz", also in die Mitte der Pflanze bringt, was zum Absterben führt, aber nur oberirdisch. Wurzelunkräuter muss man nach wie vor immer wieder jäten, und zwar sehr häufig, damit sie keine Reservestoffe im Boden einlagern können, sondern diese – im Gegenteil – verbrauchen.

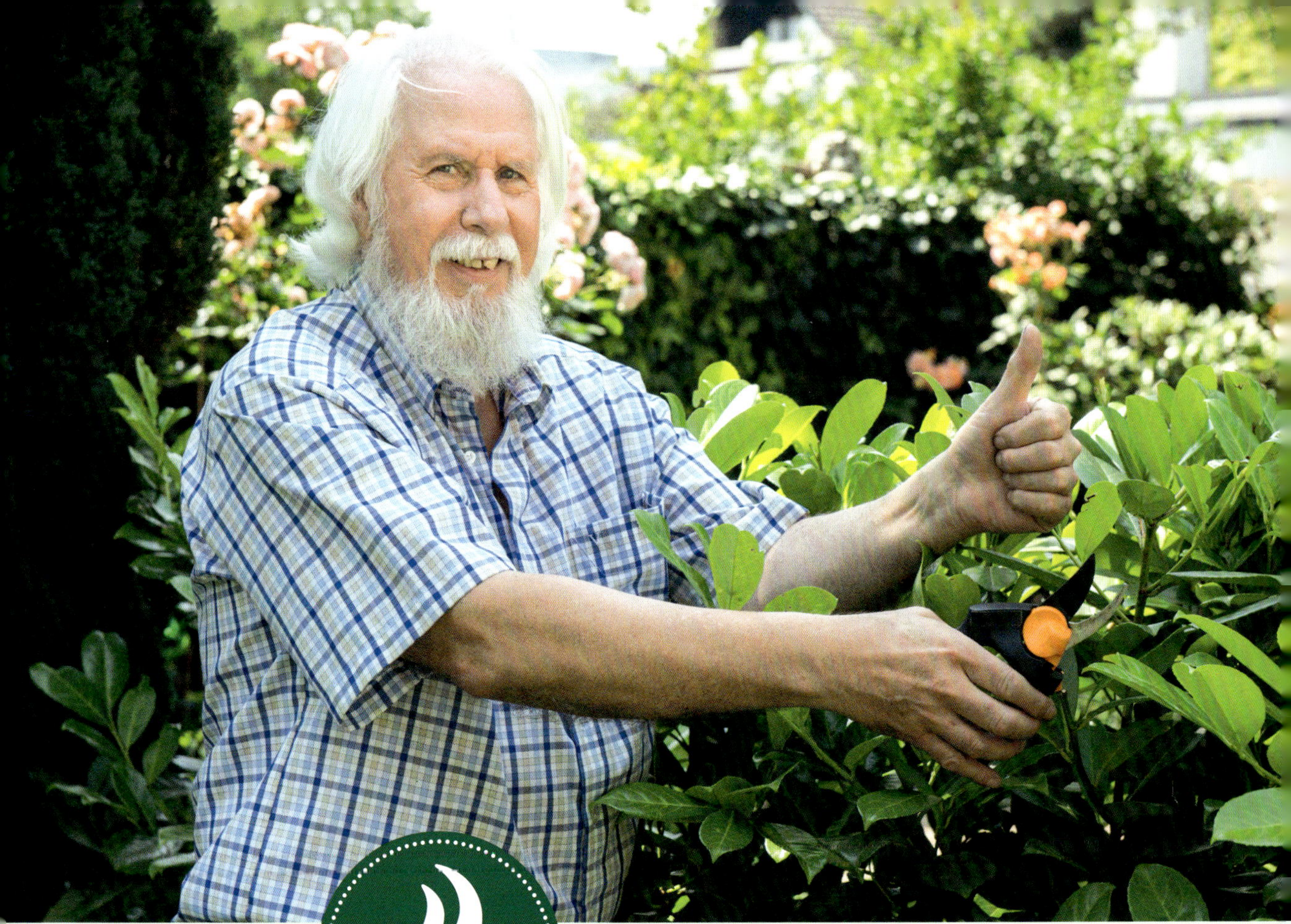

Hecke schneiden

Hecken schneiden ist eigentlich ganz einfach, aber halt nur eigentlich, denn es gibt doch eine ganze Menge zu beachten. Zuerst müssen die Brutzeiten von Vögeln berücksichtigt werden, daher ist von Mitte März bis Mitte Juli Hecken schneiden tabu, regional auch noch anders geregelt! Das gilt natürlich nicht für Minihecken, die als Beeteinfassungen gepflanzt wurden.

Hecken sollten unten immer etwas breiter sein als oben. Es ist also ein trapezförmiger Querschnitt anzustreben. Ansonsten kann es passieren, dass die Hecke unten auskahlt, weil Licht fehlt. Mit einer Heckenschere nach Möglichkeit immer von unten

Gloßblättrige Hecken nur mit der Handschere schneiden, sonst werden die Blätter hässlich braun!

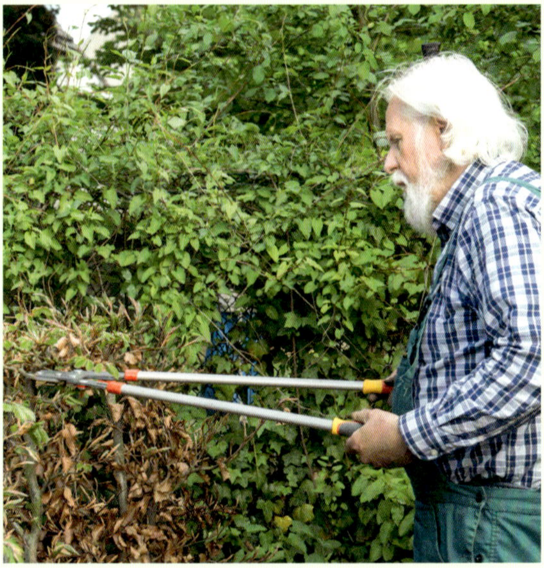

Buchenhecken bilden mit der Zeit dicke Strünke, die immer ...

nach oben schneiden, weil sonst längere Äste abspreizen können und dann zu kurz geraten. Das gibt hässliche Dellen in der Oberfläche. Buchenhecken und andere laubabwerfende Arten schneidet man am besten im Winter. Damit die Hecke auch wirklich dicht wird, muss man anfangs sehr stark zurückschneiden, damit von der Basis her viele Triebe gebildet werden. Ist man zu zögerlich, bilden sich unten Stämme, die auskahlen.

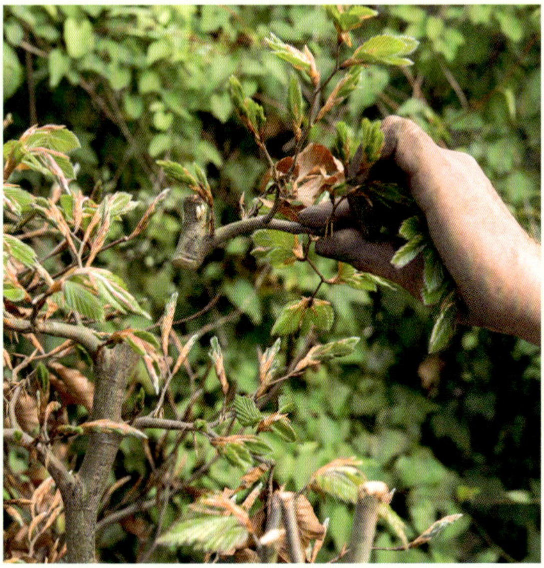

... direkt über einer Verzweigung eingekürzt werden müssen.

Thuja-Hecken, immer noch des Deutschen liebstes Kind, bereiten in aller Regel zwar keine Probleme, wirken aber wie Gefängnismauern und kaum einer traut sich wirklich frühzeitig an den Schnitt. Die Quittung kommt spätestens dann, wenn man sie schneidet „weil es ja irgendwann mal sein muss". Der Schnitt ins alte Holz führt bei Thujen unweigerlich zu hässlichen braunen Stellen, die sich leider oft genug nie mehr begrünen. „Schnitt fördert Wachstum", diese bewährte Gärtnerregel gilt für vieles im Garten – für den Rasen, Rosen, Obstgehölze und natürlich auch für Hecken, die alle regelmäßig geschnitten werden müssen.

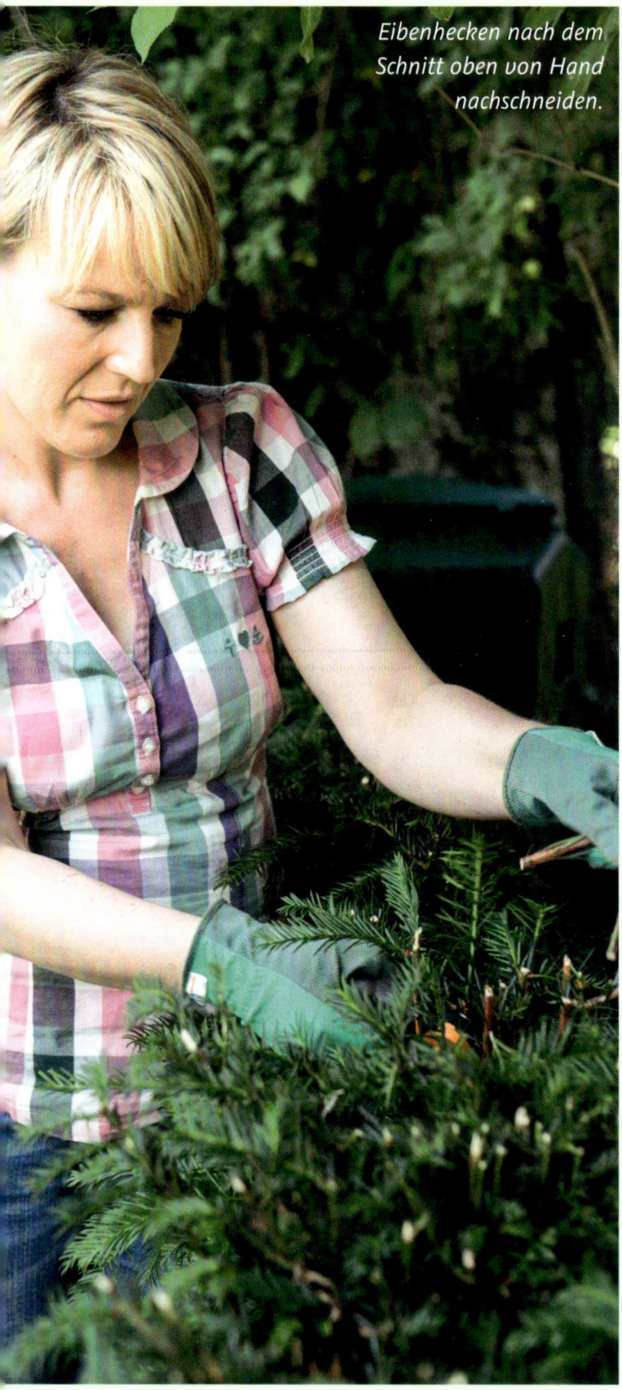

Eibenhecken nach dem Schnitt oben von Hand nachschneiden.

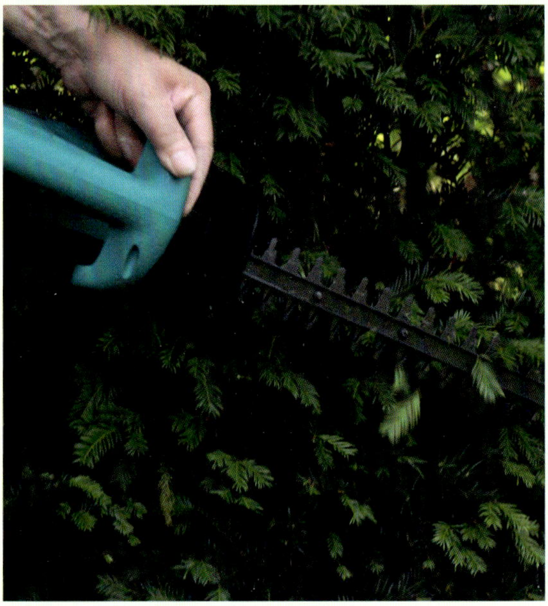

Die Heckenschere immer von unten nach oben führen.

Damit eine Hecke akkurat gerade wird, helfen ein paar billige Dachlatten, die man sich als Schablone schnell zusammenschrauben kann und oben mit einer Wasserwaage ausrichtet. So lässt sich, ausgehend von der niedrigsten Stelle, die Hecke leicht in der Waage schneiden, oder bei Gefälle entsprechend mit einem konstanten Neigungswinkel. Auch für die Trapezform helfen leicht schräg montierte Dachlatten als Schablone.

Des Deutschen zweitliebstes Kind sind Hecken aus Kirschlorbeer. Aufgepasst bei Billigangeboten! Denn was schnell vorzeigbar ausschaut und zur Begeisterung der Heckenbesitzer anfangs rasant wächst,

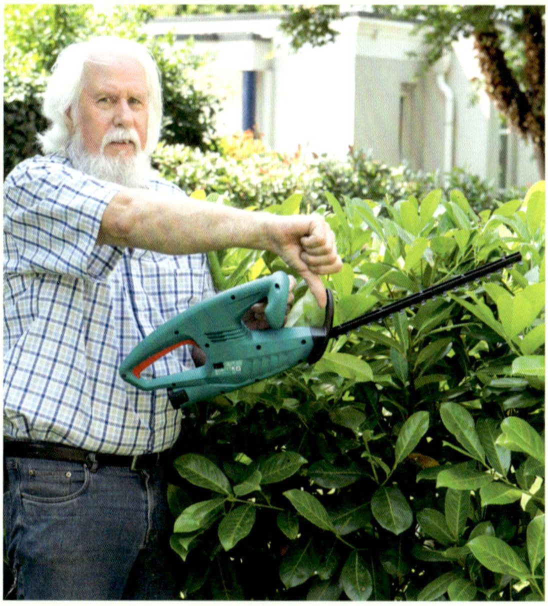

Heckenscheren verbieten sich bei großblättrigen Immergrünen wie Kirschlorbeer …

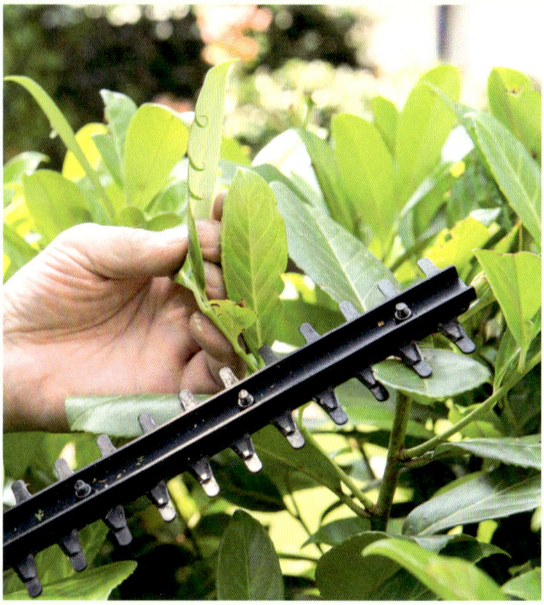

… weil die zerschnittenen Blätter sonst dauerhaft braune Ränder haben.

hält sich leider nicht an die gewünschte Wunschhöhe und wächst ungefragt weiter. Manche Sorten erreichen Baumhöhe. Wehe, man versäumt den Schnitt-Termin! Außerdem vertrocknen die Blätter in sehr kalten Wintern. Bei Bodenfrost sind schon ganze Kirschlorbeer-Hecken abgestorben, weil die Blätter Stoffwechsel betreiben wollten, aber kein Wasser aus dem gefrorenen Boden verfügbar war. Und es gibt bei solchen großlaubigen Hecken noch ein weiteres Problem: Wer mit der elektrischen Heckenschere drangeht, hat anschließend jede Menge verletzter Blätter, die braune Ränder bekommen und dann nicht mehr wirklich toll ausschauen. Solche Gehölze muss man je nach Größe mit Astscheren und Handscheren kappen, eine recht mühsame Arbeit. Da wäre eine sinnvolle Investition in schwach wachsende Sorten das bei Weitem kleinere Übel.

Eiben sind aus mehrerlei Gründen eine Alternative: Sie vertragen nahezu jeden Schnitt und schlagen selbst dann wieder aus, wenn sie fast bodeneben abgeschnitten wurden. Sie haben ein angenehmes, dichtes Grün, sind im Gegensatz zur Thuja heimisch und vertragen sowohl Sonne als auch Schatten. Es gibt schwach wachsende Säuleneiben, die mit wenig Schnittaufwand als schmale Hecke im Zaum gehalten werden können.

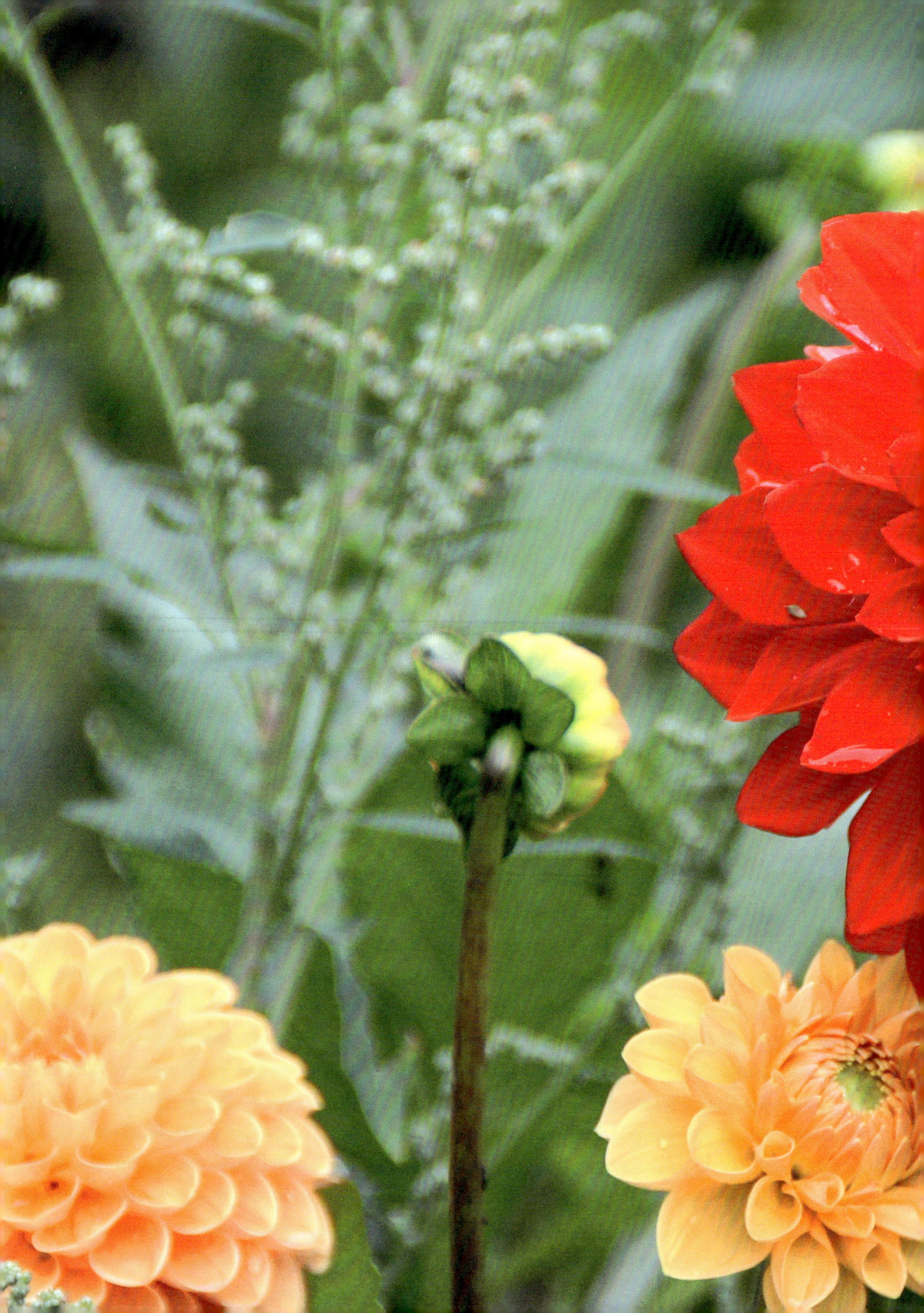

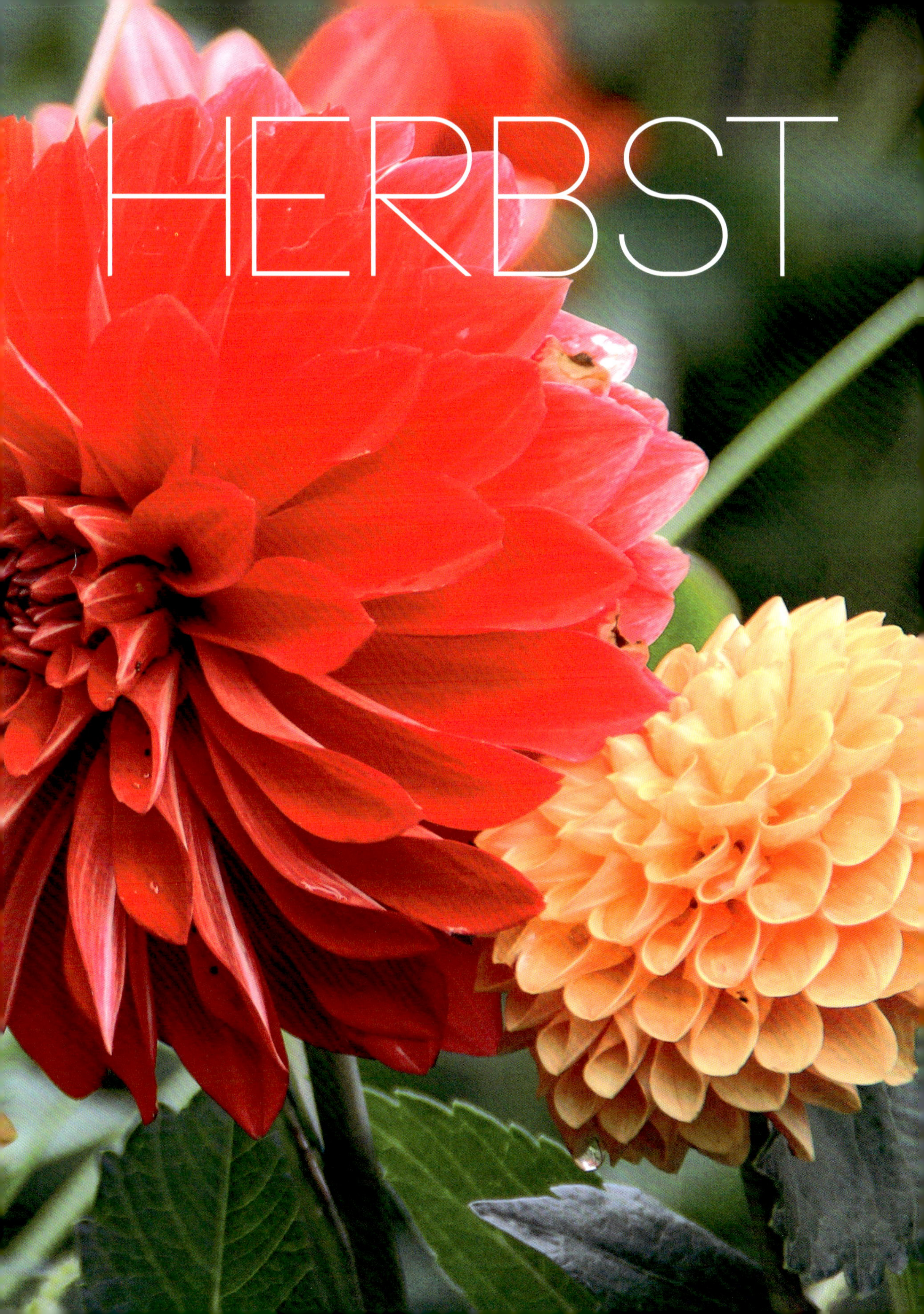
HERBST

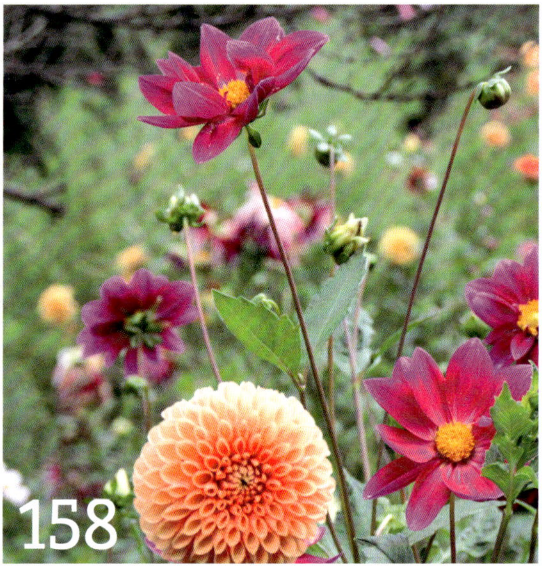

September

Im Garten leuchtet das letzte große Blütenfeuerwerk.

- Unkraut jäten
- Abgeblühte Stauden zurückschneiden und ggf. teilen
- Lavendel nach Blüte zurückschneiden
- Gehölze, Stauden und Frühjahrszwiebeln pflanzen
- Netz über Gartenteich ausbreiten
- Rasen aussäen und Herbstdünger aufbringen
- Kompost verteilen
- Kartoffeln und Zwiebeln ernten
- Gründüngung auf abgeernteten Gemüsebeeten aussäen
- Tomatensamen ernten
- Herbsthimbeeren ernten und schneiden

Oktober

Jetzt denkt der Gärtner schon an den kommenden Winter und die nächste Saison.

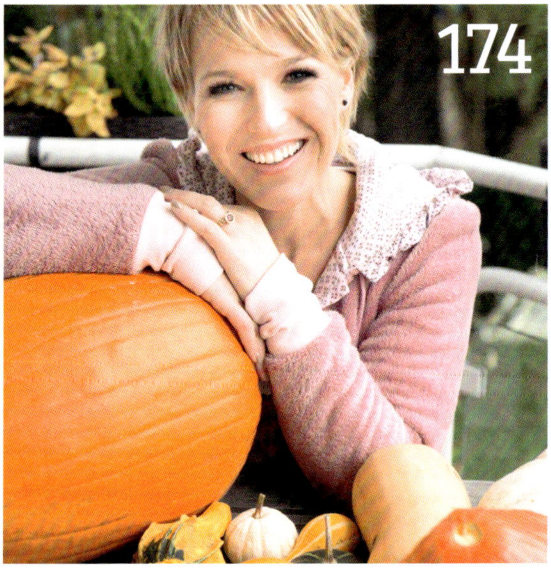

- Sommerzwiebeln (Dahlien) aus dem Boden holen
- Rosen pflanzen und pflegen
- Clematis pflanzen
- Herbstlaub vom Rasen sammeln und kompostieren
- Das letzte Mal Rasen mähen
- Igelschutz aufstellen
- Bodenprobe vornehmen bzw. Bodenanalyse beauftragen
- Wurzelnackte Obstgehölze und Beerensträucher pflanzen
- Frostempfindliche Kübelpflanzen einräumen

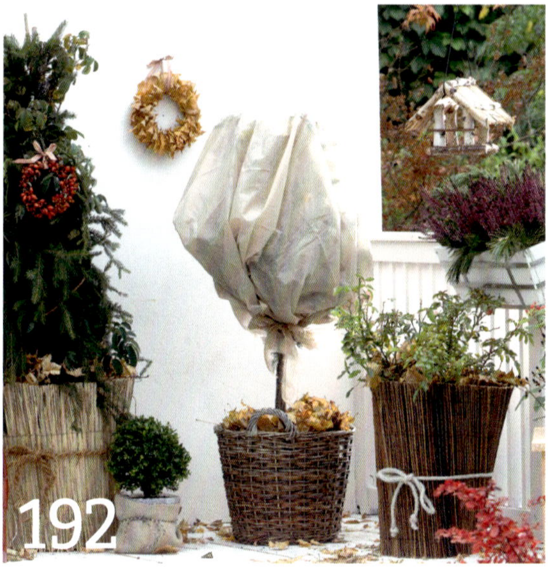

November

Das ist der Monat mit den allerletzten Vorbereitungen für den Winter.

- Rosen durch Anhäufeln auf Winter vorbereiten
- Wurzeln von Stauden mit Laub vor Frost schützen
- Gräser zusammenbinden
- Boden lockern
- Beete mit Herbstlaub mulchen
- Kompost umsetzen
- Vor erstem Frost Regentonne leeren und Wasserhahn abstellen
- Werkzeuge säubern und einräumen

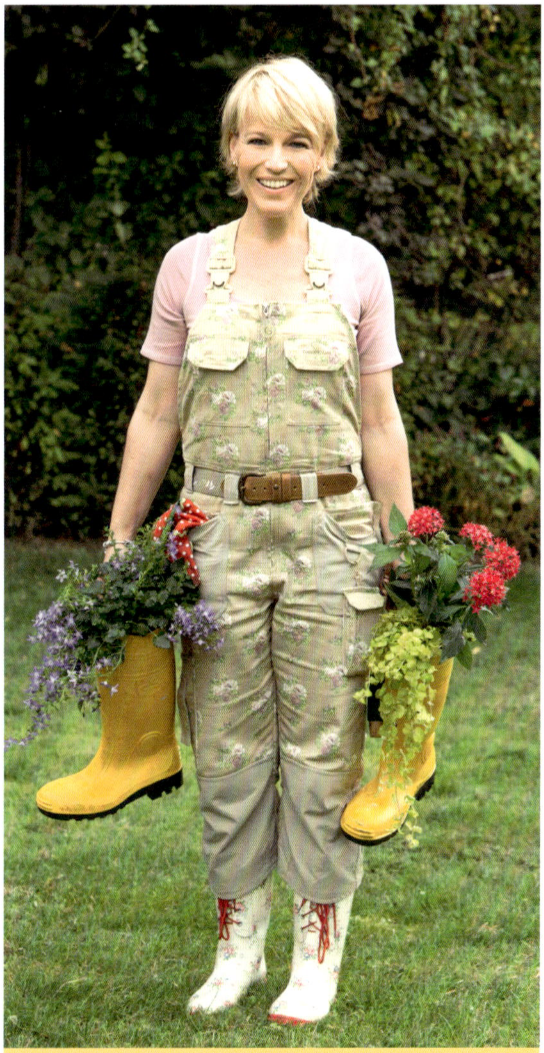

Extratipps

SEPTEMBER

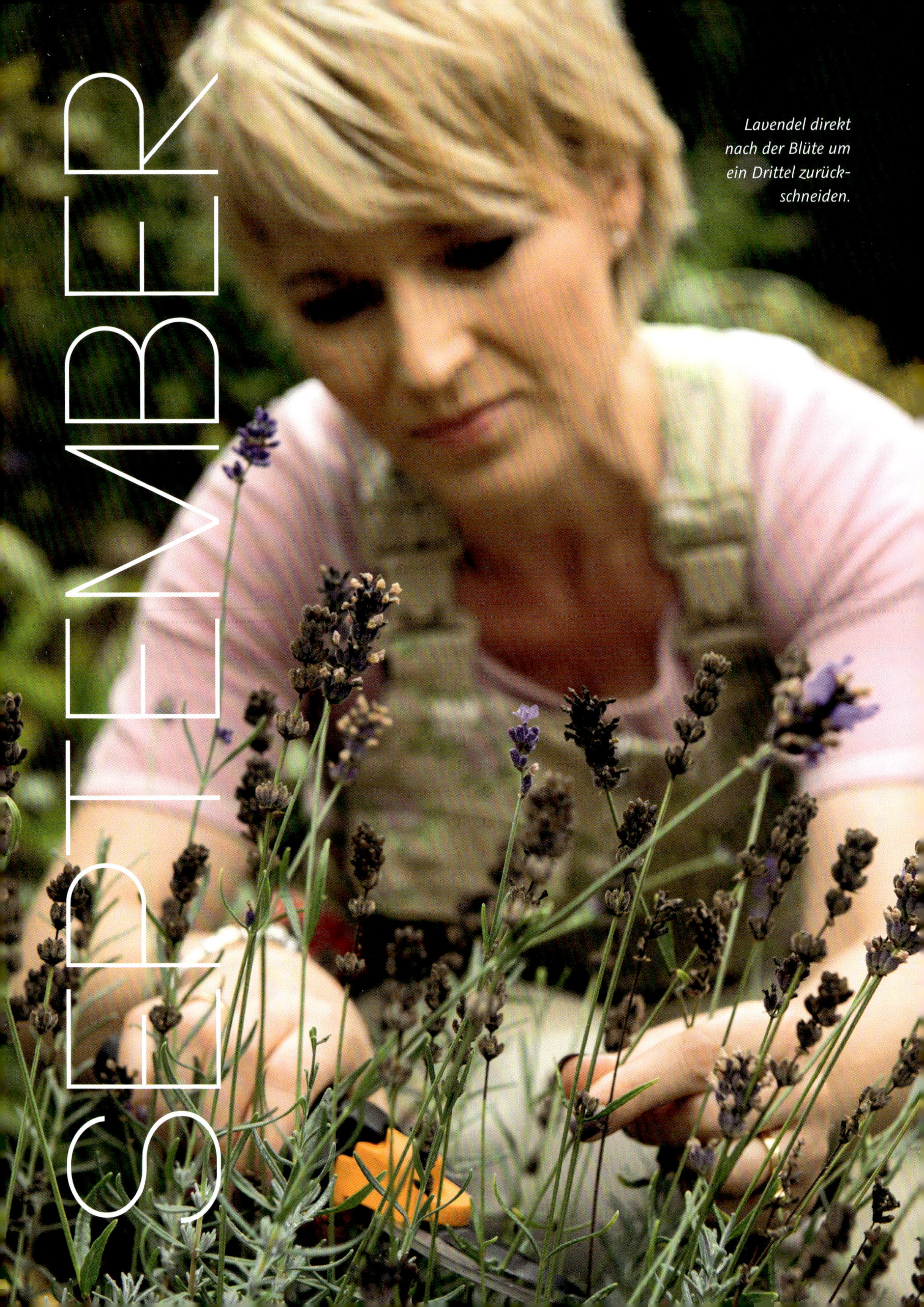

Lavendel direkt nach der Blüte um ein Drittel zurückschneiden.

Die Tage sind noch angenehm, aber abends und nachts wird es schon empfindlich kühl. Welche Arbeiten stehen denn jetzt im Beet an?

Unbedingt auf Unkräuter achten und sofort entfernen, denn viele sind zweijährig. Sie keimen im Sommer und erstarken im Herbst, überwintern als dichte Rosette und im Frühjahr etablieren sie sich rasant und samen aus. Dann wird es doppelt so schwer, sie loszuwerden.
Der September ist auch der ideale Monat, um zu groß gewordene Stauden zu teilen. Dazu die abgeblühten Pflanzen etwa auf die Hälfte zurückschneiden, am besten mit der Grabegabel herausnehmen, mit zwei Rücken an Rücken in der Mitte eingestochenen Grabegabeln auseinanderdrücken. Danach an anderer Stelle wieder genauso tief einpflanzen, wie sie gestanden haben. Umsetzen von Stauden an andere Standorte fördert Vitalität und Blühwilligkeit, viele Arten vergreisen sonst mit der Zeit. Für Neuanpflanzungen von Stauden ist jetzt ebenfalls die optimale Zeit.

Der Sommer verabschiedet sich ganz langsam. Viele Stauden lassen jetzt die Köpfe hängen, die Blätter sehen zum Teil recht traurig aus. Kann ich die jämmerlichsten Teile der Pflanzen jetzt abschneiden oder müssen die über den Winter dran bleiben?

Alles Abgestorbene kann weg, sollte es sogar, um Pilzkrankheiten zu verhindern. Samenstände kann man – muss man aber nicht – stehen lassen, um Vögeln ein Winterfutter zu bieten. Besser wäre es, für Vögel eine eigene Ecke mit Vogelfutterpflanzen anzulegen, sofern der Garten groß genug ist. Denn die Gefahr besteht, dass bei edlen Sorten Samen in einfachere Sorten zurückfallen, keimen und dann die edlen Sorten unbemerkt verdrängen.

Was blüht denn jetzt noch im Garten?

Das sind neben den späten Stauden vor allem tropische Gewächse, viele davon sogenannte sommerblühende Zwiebelblumen, die bei uns leider nicht winterhart sind und bei den ersten Frösten „gerettet" werden müssen. Hohe Dahlien und Canna laufen jetzt zur Höchstform auf und strahlen mit klaren und leuchtenden Farben, die den üblichen Gartenstauden um diese Jahreszeit fehlen. Sie hatten den gesamten Sommer über Zeit, Kraft zu sammeln, und liefern jetzt stattliche Pflanzen. Unter den sommerblühenden Zwiebeln schlummern aber noch viele weitere unentdeckte Schätzchen, Gladiolen, Eucomis, auch Ananasblumen genannt, Acidanthera,

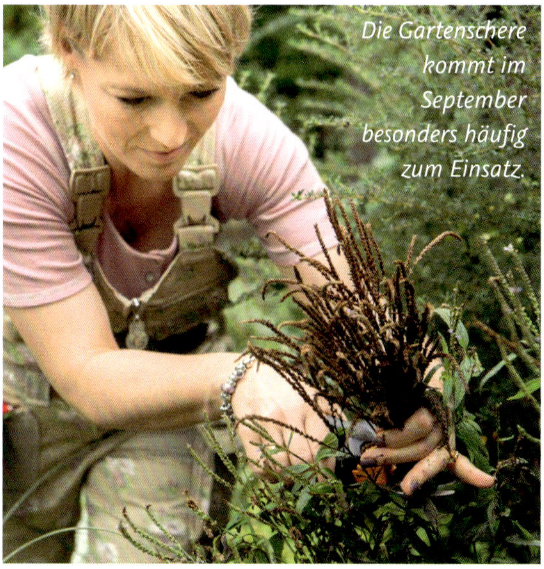

Die Gartenschere kommt im September besonders häufig zum Einsatz.

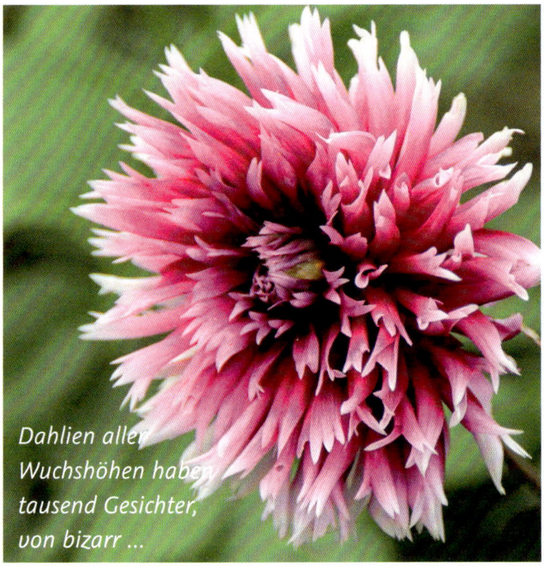
Dahlien aller Wuchshöhen haben tausend Gesichter, von bizarr …

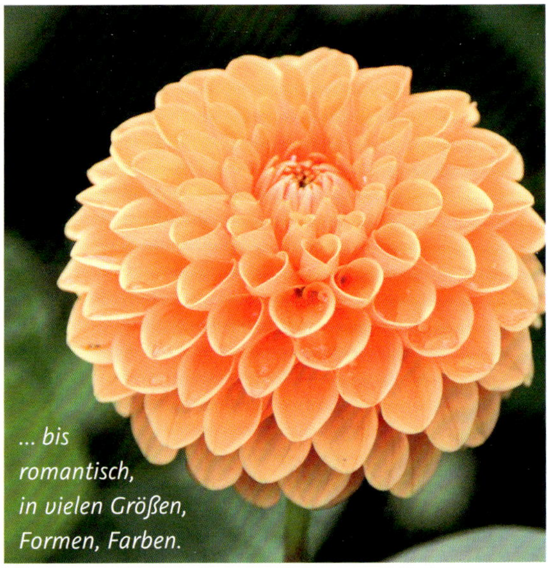
… bis romantisch, in vielen Größen, Formen, Farben.

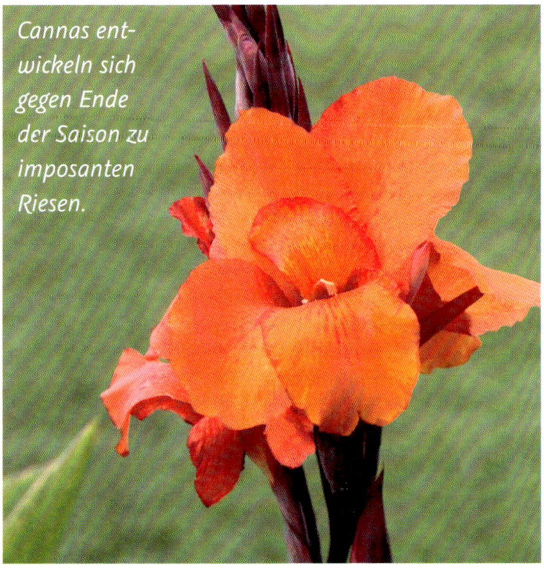
Cannas entwickeln sich gegen Ende der Saison zu imposanten Riesen.

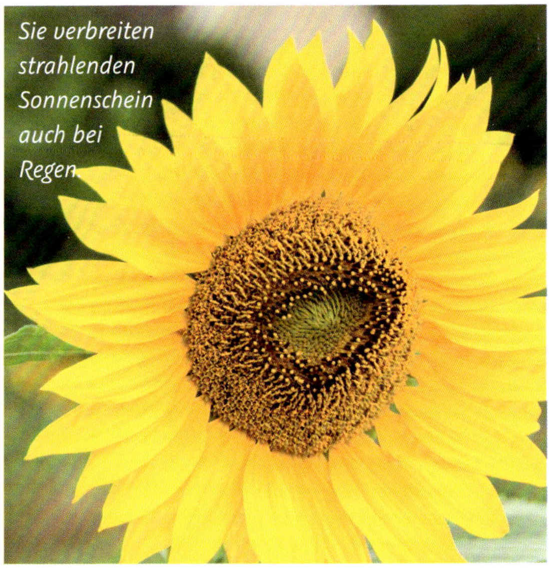
Sie verbreiten strahlenden Sonnenschein auch bei Regen.

zu Deutsch Sterngladiolen, oder für den Schatten die Begonien, um nur einige der wichtigsten zu nennen. Damit sie bis zum ersten Frost durchhalten, jetzt noch einmal kräftig düngen. Das belohnen sie auch mit einem deutlichen unterirdischen Zuwachs entweder über immer mehr oder immer größer werdende Rhizome (Wurzelknollen) oder über viele Brutknollen und Brutzwiebeln. Damit lassen sie sich leicht vermehren, wenn sie rechtzeitig vor dem Frost ins Haus geholt und fachgerecht überwintert werden. Der September ist auch der Monat der Astern und der Chrysanthemen. Bei Astern gibt es eine Unmenge an Arten und Sorten von niedrig bis hoch und von Weiß über Violett bis zu einem strahlenden Himmelblau. Es gibt gefüllte und ungefüllte Sorten und vor allem sowohl für sonnige als auch für schattige Beete immer das Passende. Dazu kommen dann die vielen Chrysanthemen, die vom reinen Gelb über alle Orangetöne bis ins Braune spielen, Weiß und Rostrot ist ebenfalls dabei, und wem das noch nicht reicht, der kann auf Rosa oder Pink ausweichen. Zumal auch hier unterschiedliche Wuchsformen und Blütenfüllungen vorhanden sind, von offen schalenförmig bis kugelig gefüllt. Die Blüte hält auch meist bis zum ersten Frost durch, also weit bis in den Oktober hinein, und ist – sofern ungefüllt – für Bienen und andere überwinternde Insekten ein ganz wichtiges Kraftfutter. Auch viele der Sonnenhüte sind noch mit im Rennen, also an Farbe mangelt es nicht.

Was kann ich jetzt im Garten pflanzen?

Eigentlich alles, denn im September beginnt die Pflanzzeit. Neben vielen Stauden vor allem immergrüne Gehölze. Rhododendren, Stechpalmen, Buchs und alle Nadelgehölze sollten im September gepflanzt werden, weil sie jetzt besonders gut einwurzeln, der Boden noch warm und eine heiße Trockenphase nicht mehr zu befürchten ist. Im September gibt es die ersten stärkeren Regenperioden, die den frisch gepflanzten Bäumen genügend Feuchtigkeit liefern, damit sie alle Kraft in die Wurzelbildung lenken können, denn ihr Astwerk befindet sich schon in der Ruhephase. Laubabwerfende Gehölze sind noch damit beschäftigt, Wertstoffe aus den Blättern in den Stamm einzulagern. Hier kann man mit der Pflanzung auch noch bis Oktober warten, also bis nach dem Laubfall.

Aber egal, welches Gehölz man pflanzt, sollte die Auswahl mit besonderer Sorgfalt geplant werden, denn Gehölze sind oft eine Anschaffung fürs Leben. So mancher Heckenbesitzer kann ein Klagelied singen, weil ihm die doch so billige Kirschlorbeer-Hecke längst über den Kopf gewachsen ist. Hätte er geahnt, dass es auch schwach wachsende Formen gibt, die selbst nach Jahren ohne großen Schnittaufwand noch schön ausschauen, hätte er vermutlich den Mehrpreis mit Freuden gezahlt. Daher immer der gute Rat, nur in wirklich guten Spezial-Baumschulen mit guter Beratung einzukaufen.

Ist denn jetzt schon die Zeit, Zwiebeln fürs Frühjahr ins Beet zu bringen? Sie liegen derzeit überall in den Regalen. Und muss ich jetzt schon pflanzen, oder kann ich damit bis zum späteren Herbst warten?

Je früher Blumenzwiebeln nach dem Kauf gepflanzt werden, desto schneller können sie sich einwurzeln und den Winter unbeschadet überstehen. Frühjahrsblühende Zwiebelblumen kommen ja aus Regionen, die im Sommer entweder komplett im Schatten liegen, also aus Laubwäldern, oder sie stammen aus Gegenden, die im Sommer derart trocken sind, dass es sinnvoller ist, einen „Sommerurlaub" einzulegen, sprich das Wachstum einzustellen. Sie haben sich darauf spezialisiert, sich im Sommer in den Boden zurückzuziehen und auf bessere Zeiten zu warten. Diese besseren Zeiten beginnen im September entweder mit einer Regenzeit, wie im Mittelmeerraum, aus dem viele unserer Frühjahrszwiebeln stammen, oder mit dem Laubabwurf der Bäume im Herbst, wenn

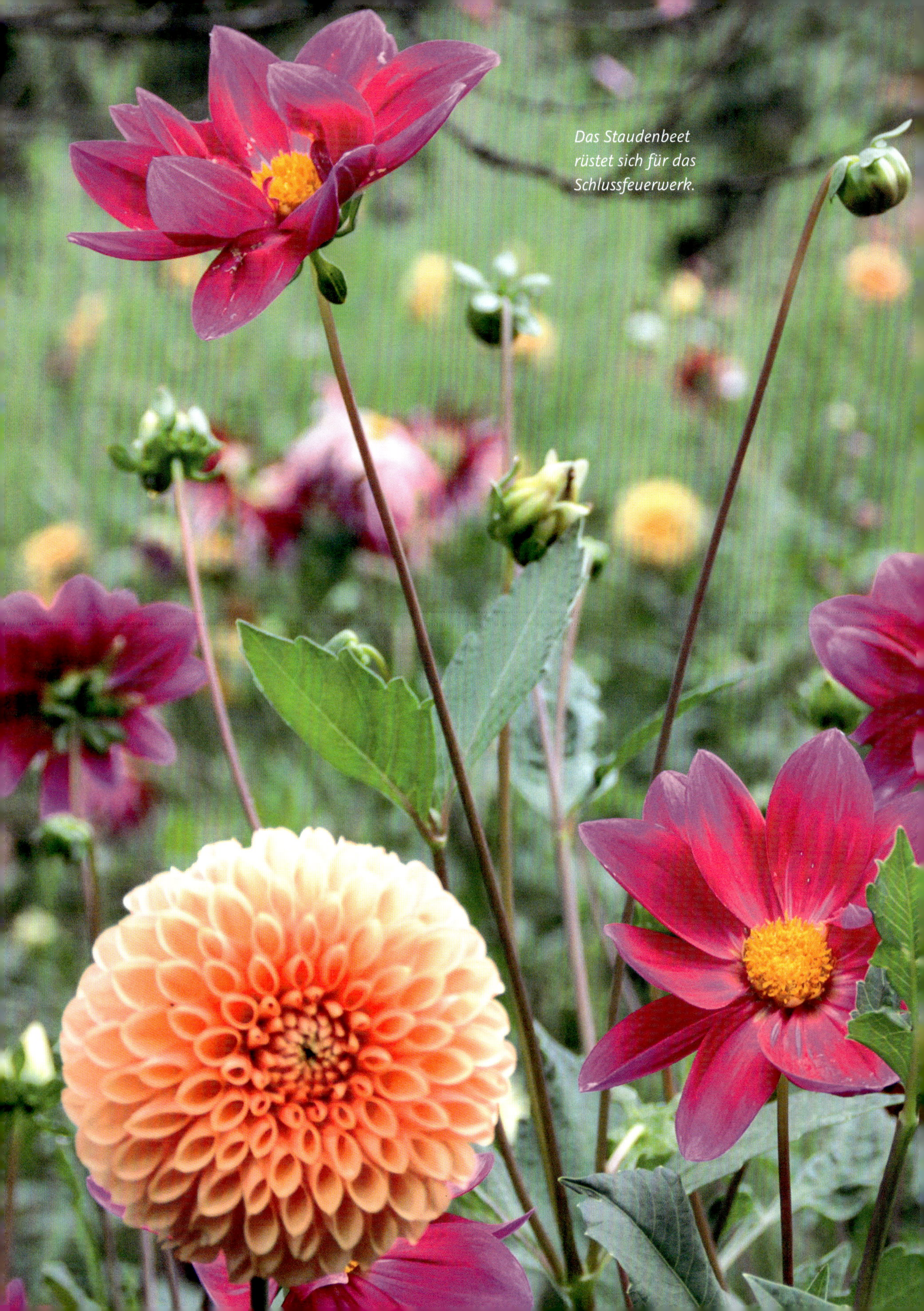

Das Staudenbeet rüstet sich für das Schlussfeuerwerk.

wieder Licht bis zum Boden vordringt und die Bäume nicht die gesamten Niederschläge für sich verbrauchen. Aus solchen Wäldern stammen zum Beispiel Anemonen, Winterlinge oder Alpenveilchen, die übrigens alle keine echten Zwiebeln, sondern Knollen bilden.

In den meisten Fällen ist Mitte September die richtige Zeit, Zwiebeln aus ihrem Dornröschenschlaf zu wecken. Je später ich sie pflanze, umso weniger Wurzeln und Wertstoffe können sie bilden. Sobald im Frühjahr die Bedingungen passen, greifen sie auf diese Kraftreserven zurück, schießen wie Pilze aus dem Boden und blühen in Rekordzeit. Schneeglöckchen, Krokusse, Narzissen, Schachbrettblumen oder Herbstzeitlose müssen als Erste in die Erde. Wer Probleme mit Wühlmäusen hat, sollte giftige Zwiebeln setzen, das sind in erster Linie Narzissen, Schneeglöckchen oder Herbstzeitlose. Die ungiftigen Tulpen und Hyazinthen dagegen können noch ein paar Wochen später gepflanzt werden, also Ende September/Anfang Oktober, und müssen in Mäuseregionen ein feinmaschiges Schutzkörbchen aus Draht bekommen, um sie vor den hungrigen Mäulern der Nager zu bewahren. Zwiebeln pflanzt man immer doppelt bis dreimal so tief, wie sie hoch sind, der Zwiebelboden einer 5 cm hohen Narzissenzwiebel sollte also mindestens in einem 10 cm tiefen Loch aufliegen. Schneeglöckchen wollen abweichend von der Regel ‚viel tiefer als sie hoch sind' gepflanzt werden, also ebenfalls 10 cm tief. Bei Böden, die zu Staunässe neigen: Zuunterst ein bis zwei Zentimeter Sand unter die Zwiebeln einfüllen, als Drainage, nicht mehr, sonst kommen die Wurzeln nicht in die Erde. Ausnahme sind Schachbrettblumen, sie mögen nasse Böden.

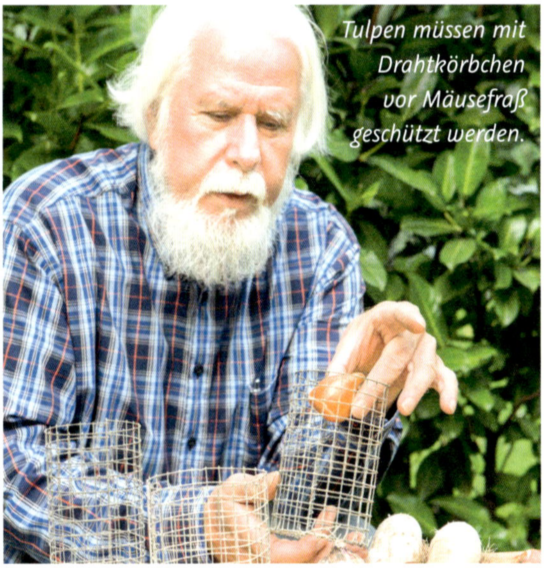

Tulpen müssen mit Drahtkörbchen vor Mäusefraß geschützt werden.

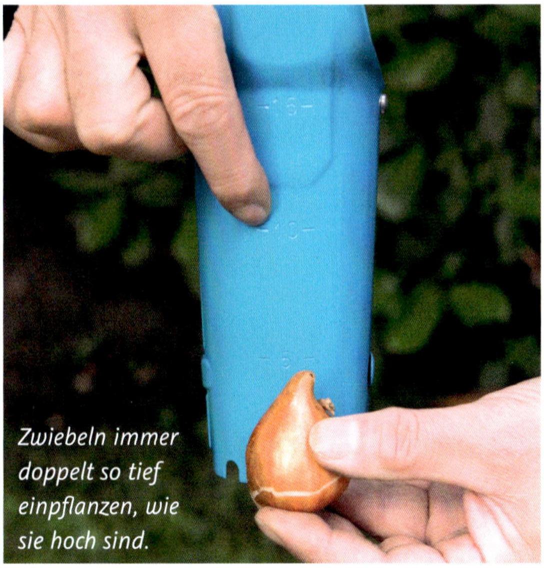

Zwiebeln immer doppelt so tief einpflanzen, wie sie hoch sind.

Wo sollten die Frühjahrszwiebeln idealerweise gepflanzt werden?

Das hängt ganz klar von den Arten ab. Anemonen und Winterlinge sind Waldpflanzen und sollten vor allem unter hohen Laubbäumen, Sträuchern oder im Halbschatten gepflanzt werden. Aber auch

Schneeglöckchen, Märzenbecher und Narzissen vertragen erstaunlich viel Schatten und eignen sich daher für solche Bereiche. Tulpen und Hyazinthen dagegen bevorzugen volle Sonne und die Kugellauch-Arten gedeihen nur in voller Sonne befriedigend. Sie alle sollten daher in den Zwischenräumen im sonnigen Staudenbeet ihren Platz finden.

Wie sollte ich die Zwiebeln anordnen? Wer passt zusammen, wer steht besser allein?

Es gibt zwei verschiedene Strategien: naturnah oder geplant. Die naturnahen Gartenfreunde „werfen" die Zwiebeln einfach so ins Beet, wie sie kommen, das heißt, sie pflanzen ohne einen Plan in jede sich bietende Lücke und mischen vorher alle Zwiebeln bunt durcheinander. Das Ergebnis ergibt sich wie in der freien Natur nach dem Zufallsprinzip. Man kann aber auch inselartig pflanzen oder große Flächen mit einer einzigen Art gestalten, das ist je nach Geschmack ganz verschieden. Wichtig ist, vor Augen zu haben, dass es im Frühjahr viele freie Flächen gibt, die sich mit dem Staudenaustrieb rapide schließen. Genau das sind die besten Plätze für Zwiebeln. Intelligent ist es auch, die größeren Arten nach hinten und die kleineren nach vorne zu setzen, oder richtige dichte Inseln zu pflanzen.

Worauf muss ich achten, wenn ich Herbst-Krokusse einpflanze? Wo ist der beste Platz dafür?

Immer dort, wo Stauden im September schon deutlich zurückgehen und sich Lücken bilden. Herbst-Krokusse und Herbstzeitlose sollen schließlich gut zur Wirkung kommen, und die Blätter ziehen im Frühsommer ohnehin wieder ein, wenn die Stauden den Platz brauchen.

Wer sind gute Nachbarn für die Frühjahrszwiebeln?

Weil nach der Blüte im Frühjahr das Laub unbedingt stehen bleiben und komplett einziehen sollte, ist es sinnvoll, Zwiebelpflanzen so zu platzieren, dass nachfolgende Stauden die Blätter der Zwiebelpflanzen verdecken, wenn sie unschön werden. Funkien sind da ein idealer Partner. Sie treiben erst relativ spät aus, entwickeln aber dann meist große Blätter, unter denen sich die Zwiebelpflanzen in Ruhe in die Sommerpause verabschieden können. Aber auch alle anderen hohen Stauden – vor die Zwiebeln gesetzt – verdecken deren braun werdende Blätter, sodass sie nicht mehr stören. Ein interessantes Gartenbild entsteht auch, wenn man den hoch blühenden Zierlauch zwischen Funkien pflanzt. Zwischen deren Blättern ragen dann im Sommer die dekorativen Fruchtstände heraus, als ob sie zu den Funkien gehören würden.

Wie sieht's aus mit meinem Gartenteich? Was braucht er jetzt?

Gartenteiche müssen jetzt auch auf den Winter vorbereitet werden. Ganz wichtig ist Hygiene, vor allem wenn Fische im Wasser sind. Also versuchen, den Schlamm am Boden zu entfernen. Weil dort viele Kleinlebewesen versteckt leben, muss man hier behutsam vorgehen. Den Schlamm eventuell durch ein Sieb gießen und alle dort hängen gebliebenen Kleintiere bis zum Ende der Aktion in einem Eimer voll Teichwasser zwischenparken. Bald beginnt auch der Laubfall, also vorsorglich Laubfang-Netze spannen, denn verrottende Blätter bilden im Winter genauso wie der Schlamm am Grund viele Faulgase, an denen die Teichtiere zugrunde gehen können. Daher sollte man Röhricht am Teichrand – wenn überhaupt – auch nur zur Hälfte abschneiden, denn die Halme wirken im Winter durch die Eisdecke hindurch als Entlüftungskanäle.

Was mache ich jetzt im September mit meinem Rasen?

Der muss jetzt ebenfalls auf den Winter vorbereitet werden. Das Gras muss jetzt allmählich ausreifen, daher ist der normale Rasendünger tabu, stattdessen kommt der Herbst-Rasendünger mit einem erhöhten Kalianteil zum Einsatz. Noch besteht aber auch die Chance, kahle Stellen nachzusäen. Selbst für eine Neueinsaat ist es Anfang des Monats noch nicht zu spät, sinnvoller aber wäre sie im Frühjahr, man weiß ja nie, wann der Wintereinbruch kommt. Der Rasen sollte

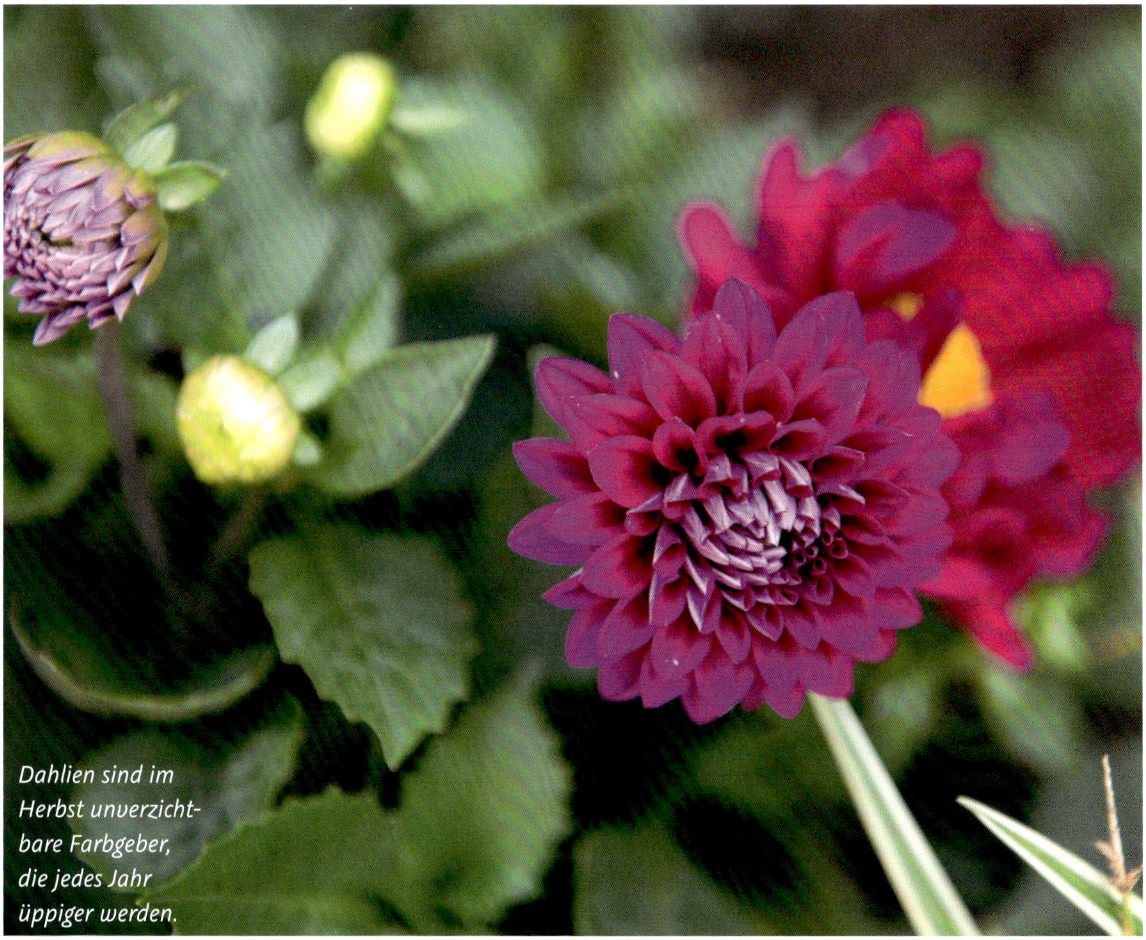

Dahlien sind im Herbst unverzichtbare Farbgeber, die jedes Jahr üppiger werden.

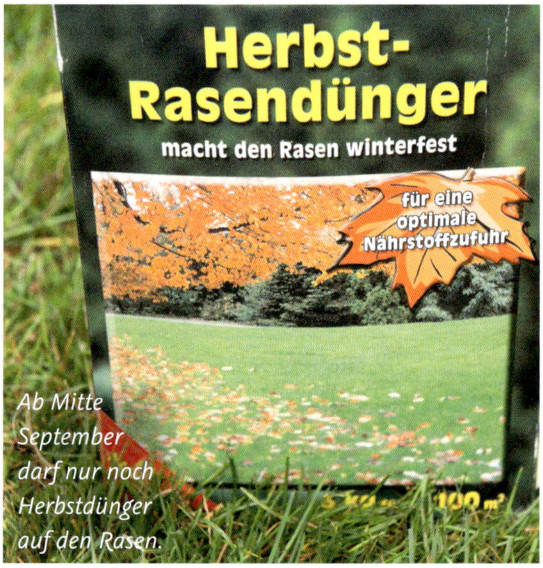

Ab Mitte September darf nur noch Herbstdünger auf den Rasen.

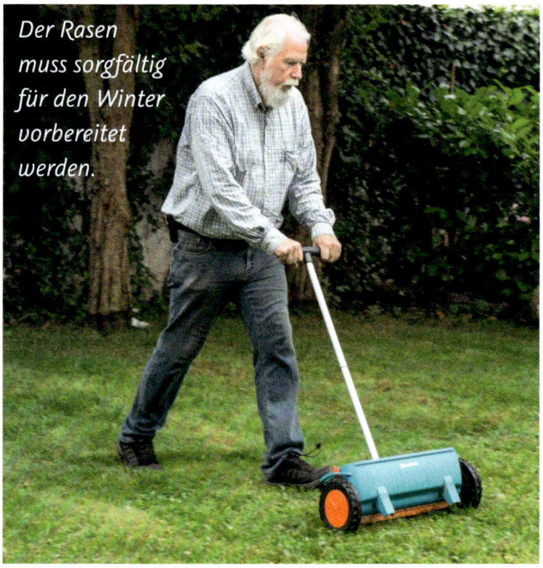

Der Rasen muss sorgfältig für den Winter vorbereitet werden.

beim Mähen ab sofort etwas höher stehen gelassen werden, denn die Tage werden kürzer und der Lichtmangel macht sich schon bemerkbar. Je mehr Blattmasse verbleibt, desto höher ist die Stoffwechselleistung.

Jetzt fällt ziemlich viel Gartenabfall an. Darf alles in den Komposter?

Ja und nein. Alles, was krank ist oder eventuell Schädlinge beinhalten könnte (z.B. Fallobst), muss in die Restmüll- oder die Bio-Tonne und hat im Kompost nichts zu suchen. Aber jetzt beginnt das erste Herbstlaub zu fallen, der Sommerschnitt an den Gehölzen geht seinem Ende entgegen, das restliche Gemüse wird geerntet und Stauden werden geschnitten. Das alles kann in den Kompost, am besten gemischt mit frischem Rasenschnitt, um eine gute und luftige Struktur zu bekommen. Später können auch Blumenkästen oder Kübel mitsamt Erde in den Kompost gekippt werden. Weil es jetzt noch recht warm ist, geht der Verrottungsprozess erstaunlich schnell vonstatten und der Kompost kann sogar schon zum Mulchen und für die Flächenkompostierung unter Sträuchern und auf Baumscheiben eingesetzt werden. Regenwürmer ziehen Blätter in den Boden, um sie dort zu fressen. So sorgen sie für eine Lockerung und Anreicherung mit Nährstoffen im Wurzelbereich und ganz nebenbei für einen gesunden Boden.

Kann ich Blumenzwiebeln eigentlich auch in einen Kübel oder Balkonkasten pflanzen?

Ein vorsichtiges „Ja! Aber …". Erstens sollte man dann keine hoch wachsenden Formen verwenden, denn deren Standfestigkeit ist nicht gut. Pflanze ich eine 5 cm hohe Tulpenzwiebel vorschriftsmäßig in einen Balkonkasten, liegt sie am Boden auf, wohin dann mit den Wurzeln? Also nur kleine Arten wie

Krokusse, Traubenhyazinthen, kleine Narzissen oder Wildtulpen wählen. Eine durchlässige Qualitätserde verwenden, denn Staunässe in billiger Erde führt unweigerlich zum Verfaulen der Zwiebeln im Winter.
Pflanzt man in große Töpfe oder Schalen, für guten Wasserablauf sorgen und zuunterst unbedingt eine Drainageschicht mit Kies oder Blähton vorsehen. Ein netter Trick, in solchen Gefäßen einen üppigen Blütenflor zu erzielen, ist es, in Etagen zu pflanzen. Erde in entsprechender Höhe einfüllen, große Zwiebeln von hoch wachsenden Sorten zuunterst verteilen, etwas Erde auffüllen, halbhohe Formen darüberlegen, wieder Erde drauf und in der dritten Etage dann mit kleinen Arten ergänzen und bis zur vorgesehenen Höhe mit Erde bedecken. Besonders effektvoll sind dann breite Schalen mit einer großen Oberfläche. Und man darf auch relativ dicht pflanzen, damit es üppig ausschaut. Auf die Blühtermine achten, nicht dass das ganze Schauspiel zu schnell vergeht.
Niedrige Arten eignen sich auch gut zur Unterpflanzung für winterharte Topfpflanzen wie Clematis, Rosen oder andere laubabwerfende Gehölze.

Wo stehen die Gefäße mit den Frühlingszwiebeln am besten?

Die Gefäße sollten geschützt an der Hauswand stehen, dort kommt weniger Regen hin, es gibt weniger Staunässe, außerdem heizt sich die Wand in der Sonne auf und gibt die Wärme nachts wieder ab. So können zu große Temperaturschwankungen etwas abgemildert werden. Aber keinesfalls in die Wohnung holen, denn Zwiebeln brauchen Winterkälte, um die eingelagerte Stärke in Zucker umzuwandeln, der für die Blütenbildung wichtig ist. Das geht nur bei Frost.

Wie sieht's im September sonst auf dem Balkon aus?

Viele, die aus dem Urlaub kommen, werden feststellen müssen, dass ihre Balkonkästen gelitten haben. Andererseits geben die Balkonblumen jetzt noch einmal alles für die Schlussoffensive. Also lohnt es sich, nochmals alle Pflanzen durchzuputzen, alles

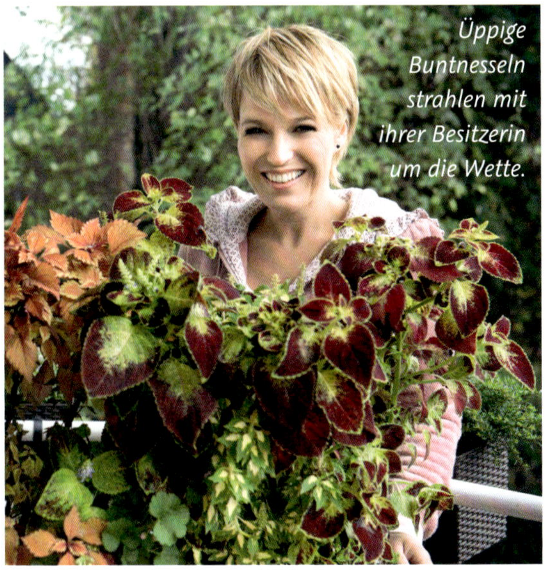

Üppige Buntnesseln strahlen mit ihrer Besitzerin um die Wette.

Abgeblühte und Samenansätze zu entfernen und eine kräftige Düngergabe zu verabreichen. Allerdings ist irgendwann Schluss, denn es handelt sich um einjährige Pflanzen, deren Rhythmus durch die Tageslänge gesteuert wird. Wird es früh Nacht, geht der Balkonschmuck auch ohne Frost bald zu Ende. In den Tropen sind derart lange Nächte unbekannt und viele Pflanzen blühen dort viel länger als bei uns.

Muss ich im September denn noch düngen?

Ja, aber anders! Der Winter ist nicht mehr weit und die Triebe müssen bis dahin gut ausreifen, um Kälte, Frosttrockenheit und Lichtmangel zu verkraften. Daher muss man die Nahrung umstellen und Stoffe verabreichen, die die Pflanzenzellen stärken. Das sind in erster Linie Phosphor und Kali, wie sie im Beerendünger oder Herbstdünger vermehrt enthalten sind. Zu viel Stickstoff würde nur noch zu neuem Wachstum anregen. Die Triebe würden weich in den Winter gehen, was den sicheren Erfrierungstod bedeutet. Man muss also mit der richtigen Nahrung die Pflanzen bei ihrem „geordneten Rückzug" unterstützen, sie sollen einziehen oder gut ausreifen können. Allerdings müssen jegliche Düngergaben bis Mitte, allerspätestens Ende des Monats abgeschlossen sein. Einzige Ausnahme sind Saisonpflanzen, also einjährige Sommer- und Balkonblumen, Dahlien, Canna und andere sommerblühende Zwiebelblumen, die noch voll im Saft stehen und je nach Saison bis zum ersten Frost durchhalten müssen. Das kann in günstigen Jahren erst sehr spät passieren.

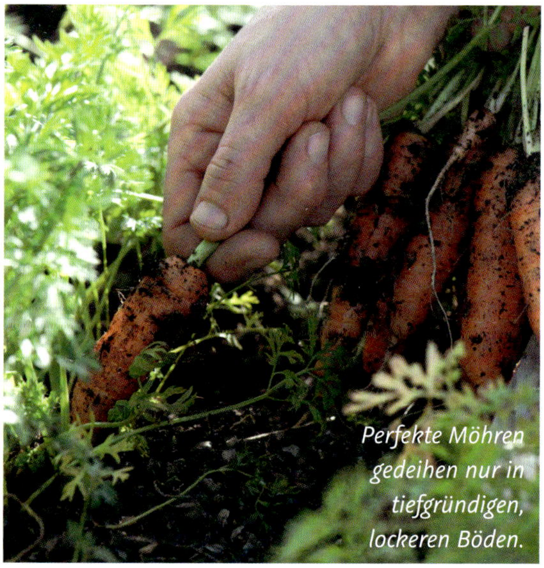

Perfekte Möhren gedeihen nur in tiefgründigen, lockeren Böden.

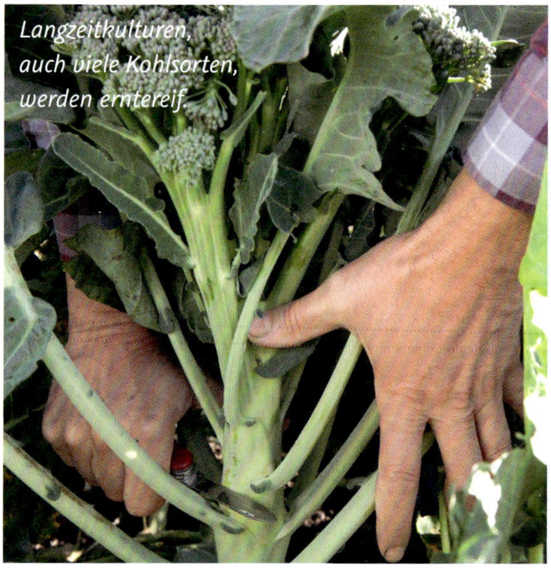

Langzeitkulturen, auch viele Kohlsorten, werden erntereif.

Was kann jetzt im Gemüsebeet geerntet werden?

Im September reift vieles heran, vor allem auch Lagerfrüchte und Gemüse für die Konservenherstellung. Zum Lagern eignen sich zum Beispiel Zwiebeln oder Kartoffeln, für die Konservenherstellung Kraut in Form von Sauerkraut oder Gurken zum Einlegen. Damit die Früchte lagerfähig sind, müssen sie punktgenau geerntet werden. Zwiebeln dürfen dabei nicht zu früh aus der Erde genommen werden und müssen danach an der Luft gut abtrocknen und nachreifen. Auch bei Kartoffeln ist der Erntezeitpunkt wichtig, wobei er sehr verschieden ist, je nachdem, ob es sich um frühe oder späte Sorten handelt. Manche frühen Sorten sind je nach Jahresverlauf sogar schon im Juli erntereif. Kartoffeln können dann geerntet werden, wenn das Laub mindestens zwei Wochen abgestorben und trocken ist. Man darf es aber nicht mit

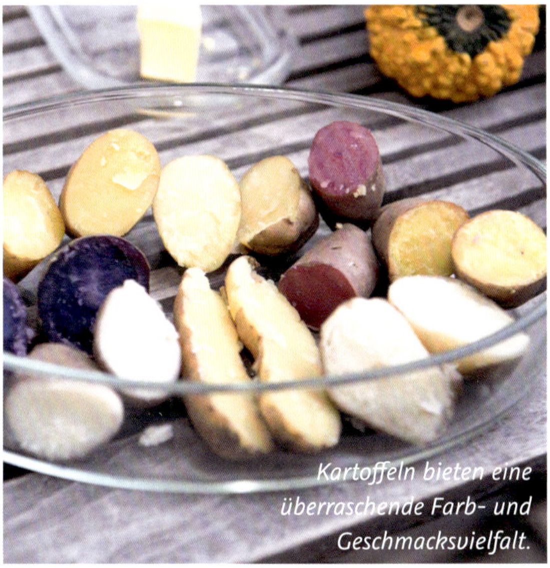

Kartoffeln bieten eine überraschende Farb- und Geschmacksvielfalt.

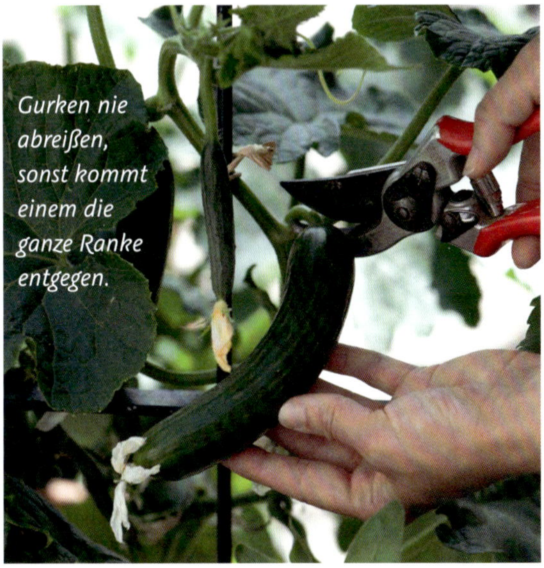

Gurken nie abreißen, sonst kommt einem die ganze Ranke entgegen.

der Braunfäule verwechseln, die ein ähnliches Erscheinungsbild wie beim Reifeprozess vortäuscht. Im Krankheitsfall verbleibt einem oft nur eine magere Noternte. Die Kartoffeln müssen in der Erde nachreifen können und eine derbe Schale bilden, sonst leidet die Lagerfähigkeit. Um das Risiko von Beschädigungen an der Knolle zu minimieren, die Kartoffeln vorsichtig mit einer Grabegabel aus der Erde heben und durch Abschütteln von anhaftender Erde und Laub befreien. In heutigen modernen Häusern sind die Lagermöglichkeiten leider sehr begrenzt, denn ein optimaler Überwinterungsort für Kartoffeln sind kalte, aber frostfreie und absolut dunkle Kellerräume mit genügend Luftfeuchtigkeit und guten Lüftungsmöglichkeiten. Dort sind sie dann aber ohne zu schrumpeln, zu faulen oder zu keimen monatelang haltbar. Bekommen die Kartoffeln in dieser Zeit Licht, vergrünen sie und werden giftig! Speziell bei seltenen Kartoffelsorten – es kursieren in Liebhaberkreisen weit über einhundert Sorten – lohnt es sich aber, ideale Lagermöglichkeiten zu schaffen.

Muss ich mein Gemüsebeet jetzt noch düngen?

Das hängt vom Erntezeitpunkt ab. Vergehen bis zur Ernte noch mindestens vier Wochen, empfiehlt es sich, den Wachstums- und Reifeprozess mit Dünger weiterhin zu unterstützen. Die klassischen Herbst- und

Lagergemüse – darunter viele Kohlsorten, Rote Bete, Sellerie, Karotten und Lauch – geben noch einmal Vollgas. Sie brauchen neben ausreichend Wasser auch noch eine letzte kräftige Prise stickstoffhaltigen Dünger, um Geschmack und Konsistenz optimal zu entwickeln.
Späte Kohlarten haben im September Hochsaison. Wer gerne mit Brennnesselbrühe arbeitet, kann die Kopfbildung auch durch eine Nährstoffgabe direkt über die Blätter fördern, aber auch dann das Gießen nicht vergessen.
Erntereifes Gemüse oder Früchte, die „nur noch" ausreifen müssen, sollten dagegen nicht mehr gedüngt, aber unbedingt gewässert werden. Tomaten, Gurken oder Zucchini verlieren sonst an Geschmack.

Was ist denn jetzt im Nutzgarten zu tun?

Sind die ersten Gemüsebeete abgeerntet und sollen sie in dieser Saison nicht mehr bepflanzt werden, müssen sie entweder schnellstens gemulcht oder – besser noch – mit einer Gründüngung eingesät werden. Das ist für die Bodengesundheit und somit für die Fruchtbarkeit wichtig und schützt vor Unkrautwuchs. Der Boden wird außerdem vor dem Verhärten durch Austrocknung oder in Regenperioden vor dem Verschlämmen geschützt.

Ist Gründüngung im Gemüsebeet zwingend notwendig?

Gründüngung ist überall sinnvoll, wo Böden sonst brachliegen würden. Den Boden vorher lockern, von Unkraut befreien und eventuell Steine mit einem Rechen absammeln. Die Samen der Gründüngung reichlich mit Sand mischen und das Gemisch möglichst gleichmäßig ausbringen. Danach leicht einharken. Die herangewachsene Gründüngung sollte vor den ersten Frösten komplett untergegraben werden, bevor sich Samen gebildet haben – oder zumindest abgemäht und als Mulch den Winter über liegen gelassen werden.

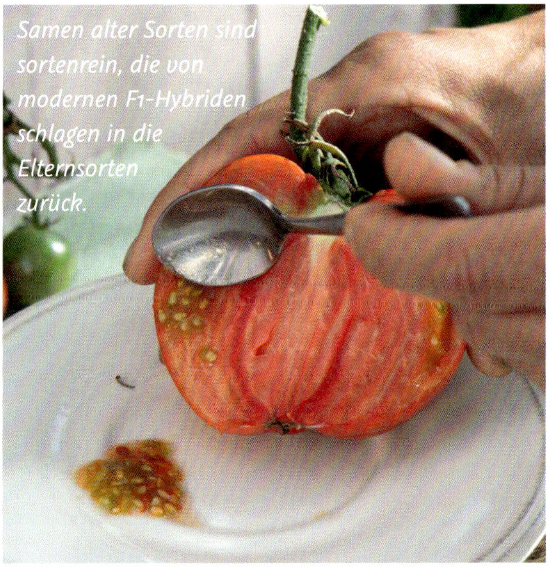
Samen alter Sorten sind sortenrein, die von modernen F1-Hybriden schlagen in die Elternsorten zurück.

Gründüngungspflanzen nehmen zum einen die noch im Boden vorhandenen Nährstoffe auf und speichern sie. Leicht lösliche Düngerbestandteile wie Stickstoff oder Schwefel würden sonst durch Auswaschung verloren gehen und im Grundwasser Probleme bereiten. Gründüngungspflanzen blühen wegen der späten Aussaat auch sehr spät und bieten somit unseren Nutzinsekten eine willkommene Mahlzeit vor dem Winter. Besonders beliebt ist hier Phacelia, auch Bienenfreund genannt. Zum anderen sind in manchen Gründüngungsmischungen Arten aus der Rubrik „Pflanzendoktor" enthalten, die Bodenschädlinge wie die berüchtigten „Älchen" vertreiben, ohne die nützlichen Bodenlebewesen in Mitleidenschaft zu ziehen. Deswegen werden manche Mischungen auch unter dem Namen „Bodenkur" angeboten. Tief wurzelnde Arten, etwa der Ölrettich, lockern und lüften den Boden und fördern die Krümelstruktur. Aber aufgepasst: Wenn man mit der Pflanzenkrankheit Kohlhernie Probleme hat, dann lieber auf Ölrettich verzichten. Leguminosen wie Lupinen, Inkarnatklee oder Ackerbohnen können Stickstoff aus der Luft aufnehmen, ihn in Nitrat umwandeln und in ihren Wurzelknöllchen speichern. Somit spart man auf natürlichem Weg Dünger für die kommende Saison.

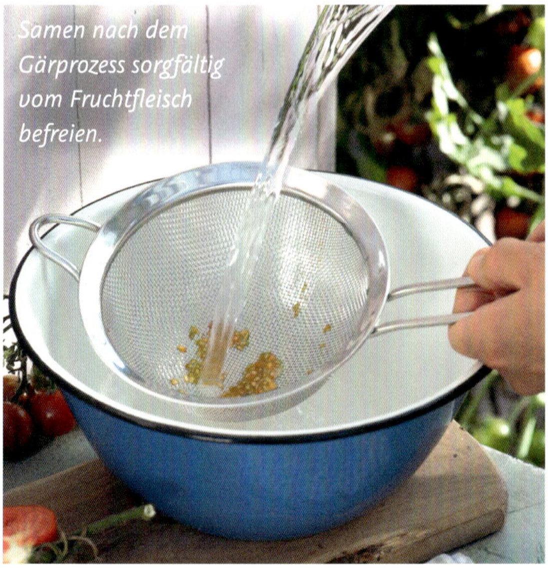

Samen nach dem Gärprozess sorgfältig vom Fruchtfleisch befreien.

Wie schaffe ich es, dass aus den Samen der leckeren Tomaten von diesem Jahr nächstes Jahr wieder neue tolle Pflanzen wachsen?

Tomatensamen können superleicht gewonnen werden, wenn man die Früchte aufschneidet und vor dem Verzehr einen Teelöffel Fruchtfleisch mit ein paar Samen entnimmt. Das Fruchtfleisch in einem Glas mit ganz wenig Wasser eine gute Woche lang vor sich hin gammeln lassen. Das ist wichtig, damit keimhemmende Stoffe aus der Samenschale entfernt werden. Danach in einem Teesieb sauber waschen und auf Küchenpapier trocknen. Zeitig im kommenden Frühjahr aussäen und die erstarkten Jungpflanzen in den Garten oder Kübel nach draußen setzen, wenn die Nachtfrostgefahr vorbei ist.

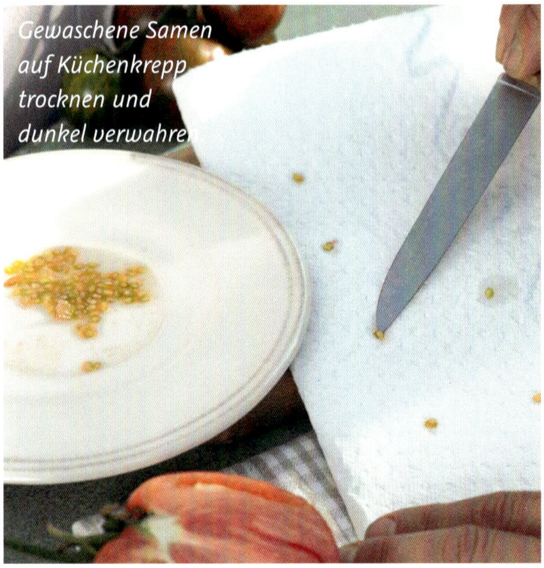

Gewaschene Samen auf Küchenkrepp trocknen und dunkel verwahren.

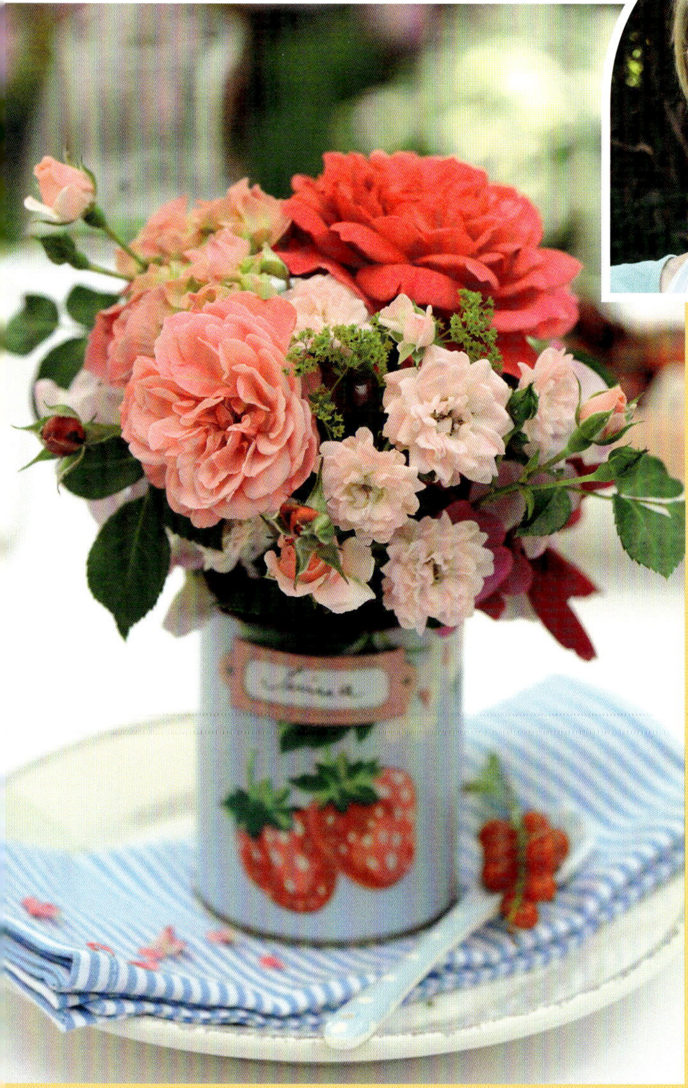

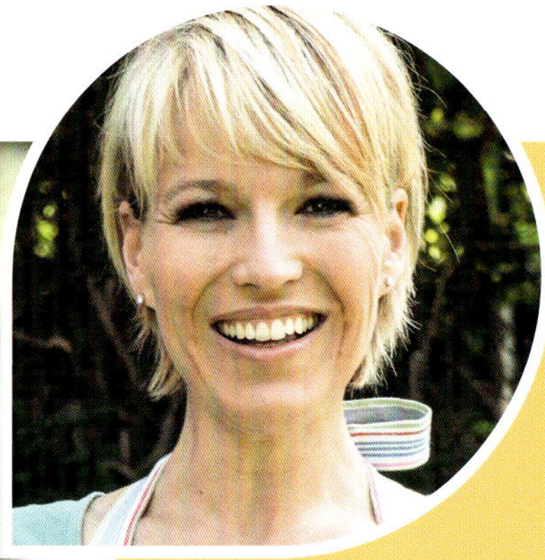

Extratipp von Andrea

Ungewöhnliche Pflanzgefäße

Ich bringe etwas mehr Abwechslung auf die Terrasse und den Balkon, indem ich meine Blumen nicht nur in die klassischen Tontöpfe pflanze. Blumen können zum Beispiel auch in aussortierte Gummistiefel gepflanzt werden. Dabei aber die Löcher im Boden nicht vergessen, sonst gibt es Staunässe und die Blumen gehen schnell ein. Auch Kirsch- und Erdbeerkörbe, Zinkeimer, Suppendosen oder Weinkisten lassen sich in Blumenkübel verwandeln. Schön finde ich es auch, wenn Pflanzen nicht nur auf dem Boden stehen, sondern auch von der Decke hängen. Dazu nimmt man kleine Holzbottiche, bohrt seitlich mit einem 6-mm-Holzbohrer knapp oberhalb der oberen Kante ein Loch

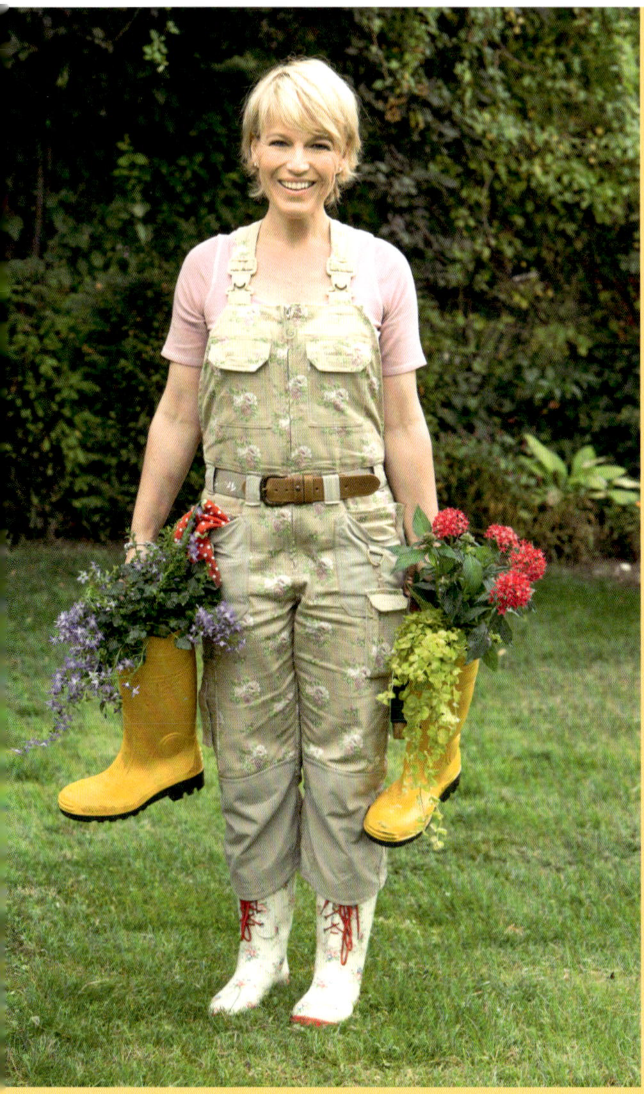

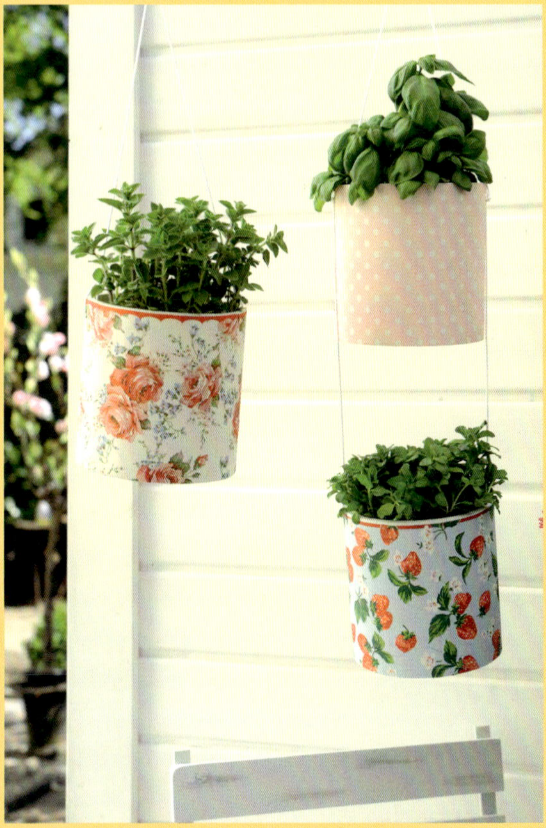

und glättet mit einem Stück Schmirgelpapier die rauen Stellen. Mit der (bereits im Juni vorgestellten) Serviettentechnik können die Bottiche verziert werden (witterungsbeständigen Lack nicht vergessen). Die Bottiche im gleichen Abstand zueinander mit einer weißen Kordel zu einer Zweier-Ampel zusammenfügen und aufhängen.

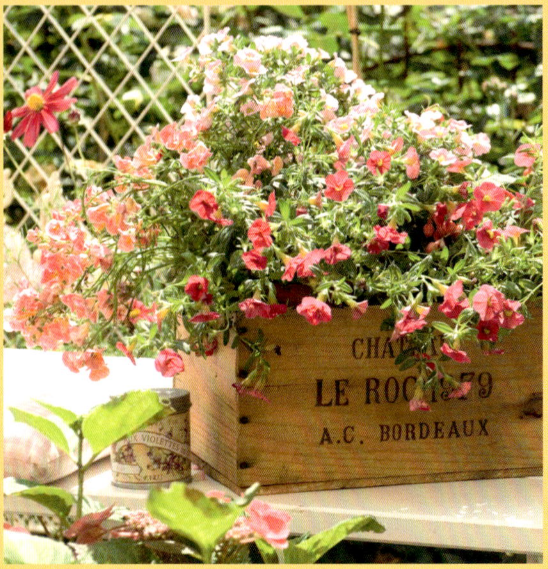

OKTOBER

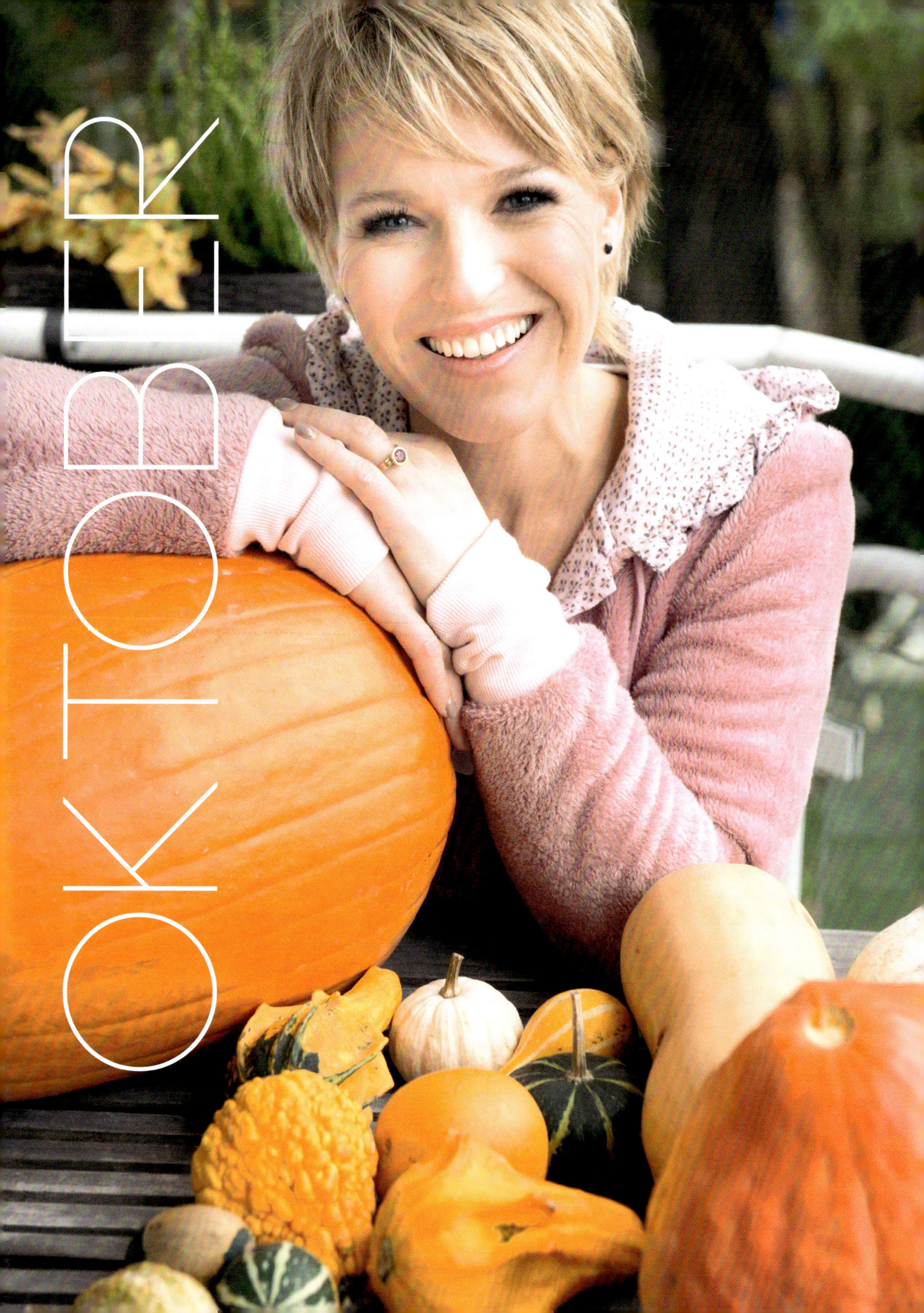

Die Zeit der Sommerblumen ist endgültig vorbei. Dahlien, Cannas, Begonien und Gladiolen sind für dieses Jahr durch. Was soll man mit seinen sommerblühenden Zwiebelpflanzen jetzt machen?

Da muss man vor allem Geduld aufbringen und gute Nerven bewahren. Denn die Pflanzen sollten erst nach dem ersten leichten Nachtfrost versorgt werden, wenn das Laub oberirdisch abgefroren ist. Sie wollen so viel Zeit wie möglich haben, um Kraftreserven für das kommende Jahr in ihren Knollen einzulagern. Aber dann müssen sie schleunigst ausgegraben werden, natürlich vorsichtig mit einer Grabegabel, sofern sie im Garten stehen, oder mitsamt den Töpfen ins Winterquartier gebracht werden. Auf die Überwinterung werden sie vorbereitet, indem man das Laub bis auf einen kurzen Stumpf etwa fünf Zentimeter über der Knolle abschneidet. Die Knollen an einem geschützten Platz ein paar Tage abtrocknen lassen. Wer mehrere Sorten hat, sollte sofort das Namensetikett daran anbringen. Falls der Sortenname unbekannt ist, eine kurze Notiz über Höhe und Blütenfarbe beifügen. Von Knollen aus dem Beet nur grob (!) die Erde abschütteln und jede Knolle einzeln lose in Zeitung oder Packpapier einwickeln, keinesfalls (!) in Plastikfolie, und dann locker in Körben oder Weinkisten lagern. Unbedingt nur unbeschädigte Knollen einwintern und nicht vorher teilen, sondern sie möglichst kompakt zusammenlassen, das verhindert Austrocknung. Ganz austrocknen dürfen die Knollen den Winter über nämlich nicht, daher ist ein kühler (optimal sind 10°C), aber stets frostfreier, dunkler Platz ideal. Bei Überwinterung im Topf sollte die Erde ebenfalls erst antrocknen, denn zu viel Nässe führt zu Fäulnis, übrigens auch zu hohe Luftfeuchtigkeit. Daher gelegentlich lüften. Wer nur trockene Räume zur Verfügung hat, kann das Austrocknen durch Einpacken der Knollen in handfeuchtem Rindenhumus verlangsamen. Begonien sind etwas empfindlicher und bedürfen daher mehr Aufmerksamkeit, während Gladiolen oder Acidantheren Unmengen an Tochterzwiebelchen bilden, auf diese also beim Ausgraben achten.

Was wollen die Rosen jetzt noch von mir an Zuwendung?

Vor allem Aufmerksamkeit. Ein Rückschnitt wäre um diese Zeit eher schädlich als nützlich, aber Verblühtes und vor allem Krankes muss sofort entfernt werden. Hatte die Rose eine Blattkrankheit, etwa Rosenrost, dann muss auch das gesamte Falllaub entsorgt werden, wie immer nicht auf den Kompost, weil darin die Pilzsporen für das kommende Jahr überwintern, sondern in den

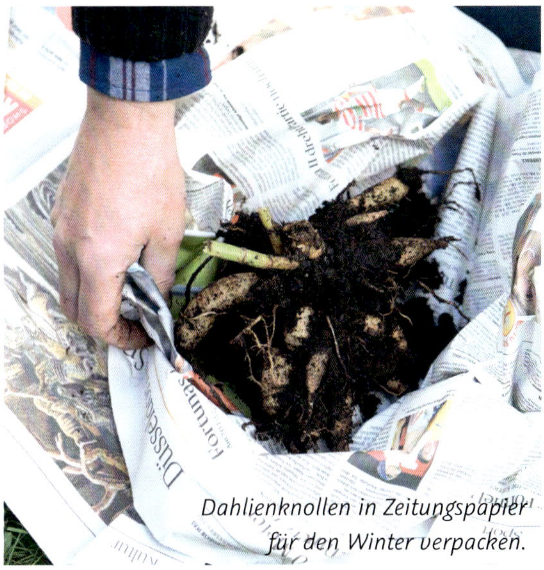

Dahlienknollen in Zeitungspapier für den Winter verpacken.

Restmüll. Nicht wenige Rosen blühen um diese Jahreszeit aber noch, also bis zum Ende dranbleiben! Jetzt ist es auch langsam an der Zeit, die Basis der Rosen mit Erde oder reifem Kompost anzuhäufeln, um die Veredelungsstelle vor Frost zu schützen. Bitte keinen Torf verwenden, denn er ist sauer und trocknet schnell aus. Zum Glück liefert der eigene Garten alle nötigen Rohstoffe auch kostenlos. Der Wall um den Stamm sollte etwa 15 cm hoch sein.

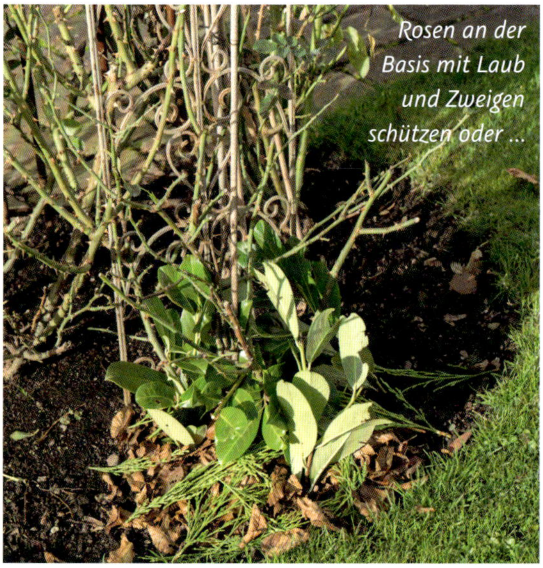
Rosen an der Basis mit Laub und Zweigen schützen oder …

Falls ich noch Rosen in meinem Garten haben will, kann ich dann jetzt noch welche pflanzen oder ist es dafür zu spät?

Im Gegenteil, jetzt ist die beste Pflanzzeit! Alle Gehölze, die weit vor den ersten Bodenfrösten gepflanzt werden, haben Zeit, gut einzuwurzeln, denn der oberirdische Teil ist schon in der – oder geht bald in die – Winterruhe und muss von den Wurzeln nur noch grundversorgt werden. Wer jetzt Rosen pflanzt, hat im kommenden Jahr eine vitalere Pflanze mit einer früheren Blüte im Vergleich zur gleichen Rose, die erst im kommenden Frühjahr gepflanzt wird. Obwohl sich der Unterschied im Lauf des Jahres schnell ausgleicht. Heutzutage können Containerrosen, die ja von Anbeginn in Töpfen kultiviert wurden, das ganze Jahr über gepflanzt werden, selbst voll belaubt und blühend. Allerdings verläuft die Anwachsphase unterschiedlich schnell. Pflanzungen unmittelbar vor dem Sommer können den Rosen in Hitzeperioden viel Stress bereiten, weil sie noch nicht optimal eingewurzelt sind.

Wie bearbeite ich den Boden für die Rosen und wie dünge ich sie richtig?

Der Boden sollte TIEFGRÜNDIG (bis in die doppelte Tiefe des Containers) gelockert werden, denn Rosen wollen nach unten wachsen, mit gutem Wasserabzug. In die Gartenerde reichlich ausgereiften Kompost oder Blumenerde einarbeiten und nur etwas organischen Langzeitdünger untermischen. Auch Stärkungsmittel („Bodenaktivator", „Wurzelaktivator") sind hilfreich. Aber niemals Rosen pflanzen, wo vorher Rosen und andere Rosengewächse (Äpfel, Erdbeeren etc. gehören auch dazu!) gestanden haben, denn hier ist der Boden von Wurzelausscheidungen vergiftet und erzeugt nur Kümmerwuchs. Wartezeit sind fünf bis zehn Jahre! Nach dem Pflanzen noch einmal mit Langzeitdünger versorgen, ab Mitte September aber nur noch die halbe Dosis. Erst in der Austriebsphase im kommenden Frühjahr mit der eigentlichen Düngung beginnen.

Ich hätte gerne auch ein Rosen-Hochstämmchen im Garten, aber da liegt die Veredelungsstelle doch oben, oder irre ich mich da?

Nein, das stimmt. Hochstammrosen stellen in mehrerer Hinsicht eine Besonderheit dar. Sie müssen beim Einsetzen erstens auf die gleiche Höhe wie im Topf gepflanzt werden und brauchen zweitens unbedingt ihr Leben lang einen bis in die Krone reichenden

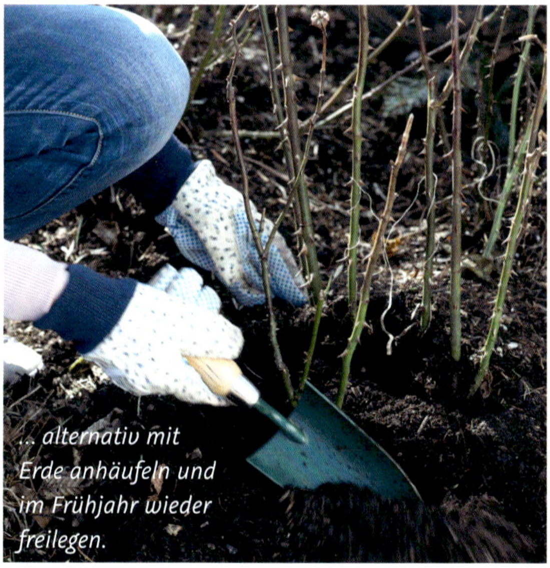

... alternativ mit Erde anhäufeln und im Frühjahr wieder freilegen.

Stützstab, weil das Gewicht der Krone den Stamm sonst nach unten biegen würde. Daher den kräftigen Stützstab auch tief genug in der Erde verankern. Damit die Rinde nicht am Pfahl scheuert und Schaden nimmt, mit einer sogenannten Achterschlinge am Stützstab befestigen.

Wie nah kann ich die Rosen an andere Pflanzen oder Stauden setzen?

Rosen sind Einzelgänger und können sich der Konkurrenz nur schwer erwehren. Daher ist von stark wachsenden „Mitbewerbern“ gebührender Abstand – also mindestens ein Meter – einzuhalten. Aber gegen flach wurzelnde Stauden haben Rosen nichts einzuwenden, im Gegenteil. Ist der Boden um sie herum bedeckt, bleibt er frisch und beschattet und trocknet nicht so schnell aus. Rosen allein mit nacktem Boden dazwischen sind ein Jammerbild. Viel interessanter ist es also, eine gemischte Pflanzung anzulegen, d.h. eine Kombination von Rosen mit Stauden. Die Stauden sollten natürlich die gleichen Ansprüche an Boden und Lichtverhältnisse haben, aber sie sollten eher aus der Kategorie der Schwachzehrer kommen, um den Konkurrenzdruck den Rosen gegenüber zu verringern. Das Thema „Hofstaat“ wurde ja an anderer Stelle schon angesprochen.
Anders sieht es aus, wenn ich ein geschlossenes Rosenbeet oder eine Hecke anlegen möchte. Dann können die Rosen auch etwas enger zusammenstehen, denn was die eine der anderen wegnimmt, geht ja insgesamt nicht verloren. Hier ist es wichtig zu wissen, welche Wuchseigenschaften die Rosen haben, danach richtet sich der Abstand: Bei kleinen Beetrosen sind es 40 bis 50 cm, bei üppigen Strauchrosen schon mal bis zu 150 cm. Auch hier immer wieder der gute Rat, in einem guten Fachbetrieb einzukaufen und nachzufragen. Die Mitarbeiter dort können einen auch bei anderen Fragen, etwa Wuchseigenschaften der Sorten wie Krankheitsanfälligkeit oder Schnittaufwand, beraten. Ramblerrosen müssen je nach Wuchskraft mindestens zwei Meter weit auseinandergepflanzt werden. Soll sie in einen Baum hineinwachsen, ist sogar nur eine Pflanze pro Baum ausreichend.

Und wo ist der beste Platz?

Rosen sind Sonnenanbeter. Aber übertreiben sollte man auch nicht. Eine heiße Südwand macht auch Rosen zu schaffen. Der Verdunstungsstress lässt sie anfälliger für Krankheiten und Schädlinge werden. Sonnig und luftig wäre die Ideallösung.
Auch mögen Rosen einen eher alkalischen Boden. Saure und zu Staunässe neigende Lehmböden sagen ihnen nicht wirklich zu. Obwohl sie auch hier nicht komplett versagen, wenn man durch Untermischen von Sand und etwas Kalksplitt nachhilft. Sandböden mit zu viel Trockenheit dagegen kann man mit Kompost und Gesteinsmehl aufbessern.
Bei der Vielzahl der Rosenarten und -sorten gibt es natürlich Ausnahmen. So vertragen zum Beispiel Ramblerrosen auch Halbschatten, brauchen aber sehr viel Platz für ihre ungestüm wachsenden Triebe. Und der lokale Fachhandel kennt auch immer Sorten, die mit den möglichen Widrigkeiten der näheren Umgebung klarkommen.

Überstehen Rosen, die im Kübel draußen stehen, den Winter genauso gut wie die Rosen im Beet?

Generell gilt, dass Pflanzen in Kübeln nicht so winterhart sind wie die im Beet ausgepflanzten. Das liegt einerseits am geringeren Erd- und damit Wurzelvolumen, andererseits an der schnelleren Auskühlung der Gefäße. Besonders gefährlich ist es, wenn an Sonnentagen die Gefäße tags stark aufheizen und nachts wieder „in den Keller fallen". Daher ist ein Winterschutz nicht nur oben herum erforderlich, sondern auch um den Topf. Das ist vor allem Licht- und Windschutz, die Kälte kriecht irgendwann ohnehin durch alles durch. Auch sollte kein Untersetzer verwendet werden, besser ist es – auch bei Frost – regelmäßig zu gießen, nur nicht zu viel. Pflanzen vertrocknen im Winter meist, viel seltener erfrieren sie. Dünger ist in der kalten Jahreszeit allerdings völlig passé.

Clematis passen ja gut zu Rosen. Worauf muss ich bei der Auswahl achten?

Es ist wichtig, Pflanzen auszuwählen, die nicht die gefürchtete Clematiswelke bekommen. Solche Pflanzen erhält man am besten in einer ausgesuchten Baumschule oder von drauf spezialisierten Versendern. Es gibt mehrere Wildarten und Zuchtlinien, die von der gefürchteten Krankheit verschont bleiben, darunter so entzückende Arten wie Clematis texensis mit der Sorte „Princess of Wales" früher „Lady Di" genannt, mit kleinen pinkfarbenen Blüten und einer wie ein Kussmund geformten Blütenspitze. Aber auch die gelb blühende Clematis orientalis und alle Abkömmlinge von Clematis viticella sind uneingeschränkt empfehlenswert. Bei vielen Hochzuchtformen mit großen Blüten ist das Risiko eines Totalverlustes recht groß, obwohl es auch da durchaus gesunde Sorten gibt! Gepflanzt werden sie wie Rosen, also auch sie sollten etwas tiefer gesetzt werden als zuvor im Topf. Die im Boden liegenden Augen können dann neue Triebe bilden. Die Clematis ist eigentlich eine Waldpflanze, die unten im Schatten und oben in der Sonne liegen möchte. Dementsprechend empfindlich ist sie gegenüber Trockenheit, genauso aber auch gegenüber Staunässe. Selbst in dieser Hinsicht ein idealer Partner der Rose.

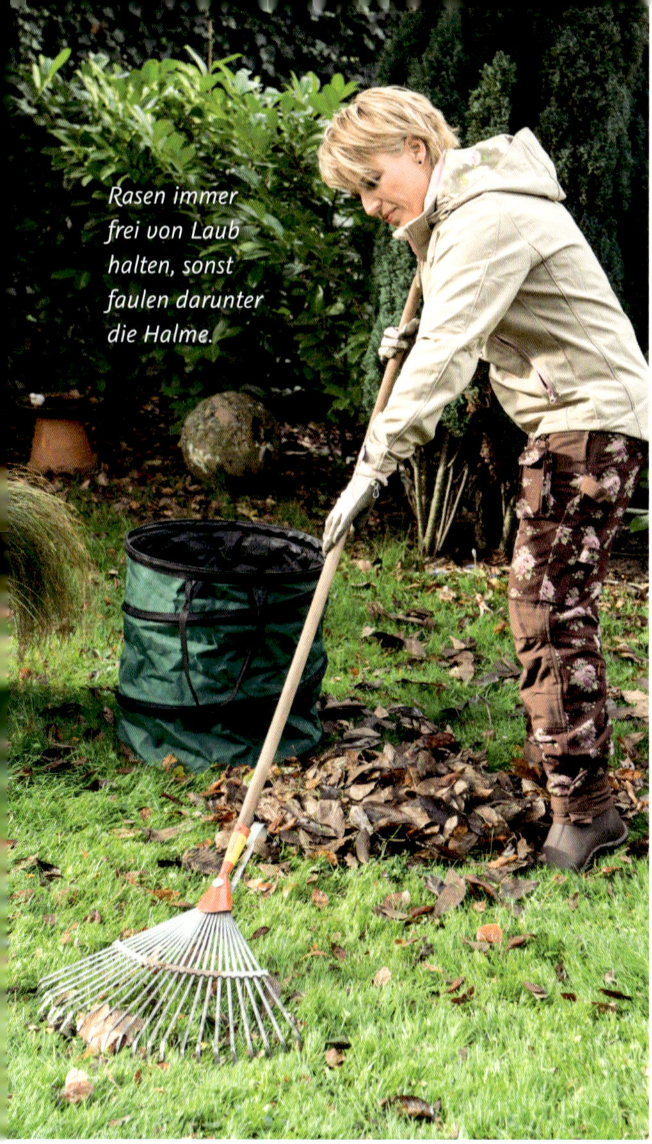
Rasen immer frei von Laub halten, sonst faulen darunter die Halme.

Clematis hat übrigens in großen Kübeln recht gute Überlebenschancen, ist also auch für Balkone und Terrassen als Sichtschutz im Sommer bestens geeignet. Voraussetzung ist allerdings, dass man vor den Kübel irgendetwas zur Beschattung setzen kann. Ein Bepflanzen des Kübels mit kleinen Stauden hilft da nur eingeschränkt.

Was mache ich mit dem ganzen Laub, das meine Bäume abgeworfen und im Garten verteilt haben?

Sammeln und sich freuen. Laub ist ein Wertstoff und nicht, wie viele meinen, lästiger Abfall! Laub kann man zum Mulchen verwenden, wenn man es vorher häckselt, aber man kann es auch als intelligenten Winterschutz einsetzen. Ein größerer Verschlag aus Holz, Draht oder ein nicht benötigtes Hochbeet kann mit Laub gefüllt werden. Darin können dann zwar winterharte, aber empfindliche Kübelpflanzen geschützt überwintern. Laubhaufen sind aber auch für viele im Garten überwinternde Tiere ein wichtiges Refugium, allen voran für Igel. Wenn man Laub unter Büschen zusammenfegt und mit etwas Reisig gegen Verwehen fixiert, hat man mehrere Fliegen mit einer Klappe erlegt: Der Boden ist geschützt, er trocknet nicht so schnell aus und Bodenfröste können nicht so tief eindringen. Damit beginnt die Vegetationszeit im Frühjahr merklich früher. Aber in dieser Laubdecke überwintern neben Igeln vor allem Hummeln und andere nützliche Insekten. Laub bietet bei Bodenkontakt auch den Regenwürmern über Winter reichlich Nahrung. Was viele nicht wissen: Regenwürmer sind im Winter viel aktiver als im Sommer. Sie legen in den Sommermonaten nämlich eine Ruhepause ein, indem sie einen Schleimkokon absondern und tief im Boden die gefährliche Sommertrockenheit eng zusammengerollt überdauern.
Aber noch mal zum Herbstlaub, denn es ist auch ein guter Zuschlagstoff für den Kompost. Vor allem, wenn jetzt noch Rasenschnitt anfällt, kann das meist sehr nasse Gras mit Laub vermengt werden und verrottet deutlich schneller.
Nur wenn das Laub erkennbar krank ist oder Schädlinge beherbergt, etwa Kastanienlaub, in dem Kastanien-Miniermotten überwintern (erkennbar im Gegenlicht an dünnen, geschlängelten Gängen inmitten des Blattes),

sollte es besser in die Biotonne. In Kompostwerken wird nämlich im Gegensatz zum häuslichen Komposter die nötige Höchsttemperatur von circa 70 °C erreicht, die zum Abtöten von Krankheitskeimen und Schädlingen erforderlich ist.

Ich möchte Igeln im Winter gern ein Quartier bei mir bieten. Was muss ich tun, damit der Igel sich bei mir im Garten wohlfühlt?

Es reicht nicht, einen kleinen Igel-Iglu in eine stille Ecke zu stellen, der friert bei Frost garantiert durch und der Igel stirbt. So etwas ist eher ein Sommerquartier. Wer allerdings den Iglu tief in einem Laubhaufen unterbringt, hat schon bessere Chancen! Ein Trick ist es auch, die wetterabgewandte Tür unten am Komposter aufzulassen, denn Kompost erzeugt auch im Winter etwas Verrottungswärme, die dem Igel schon hilft. Aber dann bitte keinesfalls (!) Kalk auf den Kompost streuen, denn davon werden Igel blind!

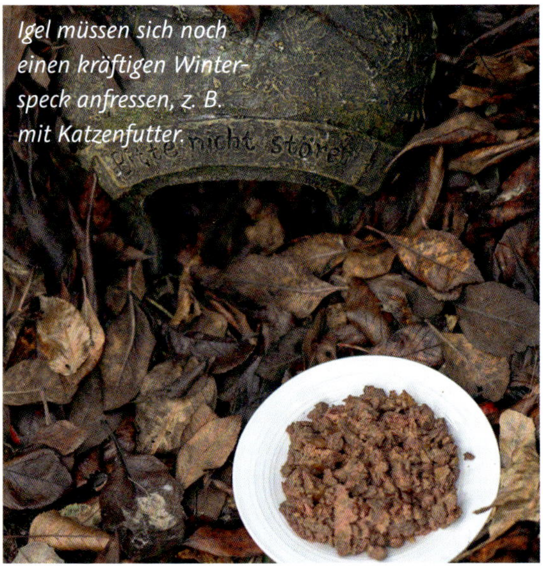

Igel müssen sich noch einen kräftigen Winterspeck anfressen, z. B. mit Katzenfutter.

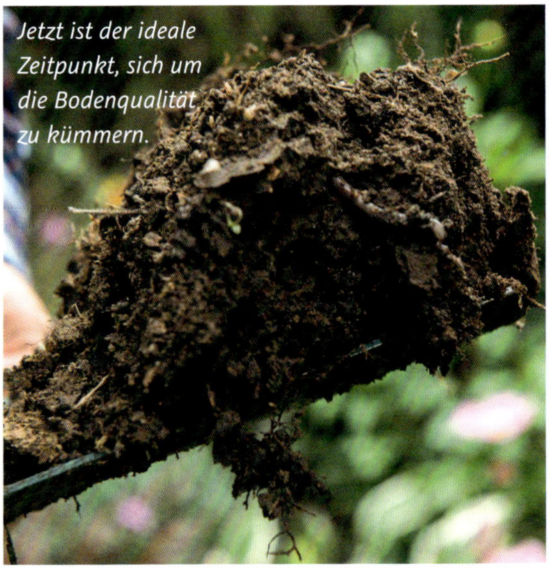

Jetzt ist der ideale Zeitpunkt, sich um die Bodenqualität zu kümmern.

Eine Möglichkeit wurde ja schon genannt. Aber weil Igel mittlerweile sehr gefährdet sind, sollte man alles tun, damit sie sich im Garten auch ansiedeln können. Igel sind fleißige Insektenvertilger und fressen nachts vor allem Würmer, Käfer, Raupen und Schnecken. Jetzt im Oktober fangen sie schon an, ein geeignetes Quartier für die eisige Jahreszeit zu suchen, also muss man jetzt auch schon die Igelquartiere an ihrem endgültigen Platz aufstellen.

Den Igel kann man nun an den Garten binden, indem man ihn regelmäßig mit feuchtem Katzenfutter versorgt. Wird Trockenfutter gegeben, unbedingt ein Schälchen mit Wasser – keinesfalls (!) Milch – dazustellen. Igel müssen sich jetzt noch möglichst viele Reservestoffe anfressen.
Die Stelle mit dem Igelquartier möglichst in Ruhe lassen, der Igel muss sich sicher fühlen. Nur dann richtet er sich darin für

den Winter ein. Den Eingang des Quartiers vor Wind schützen, also nach Südosten ausrichten. Reichlich Polstermaterial anbieten, außer Laub auch Stroh, Papier oder Stoffreste. Der Igel polstert sich sein Nest selber aus! Das Quartier ab sofort nicht mehr inspizieren. Besser zur Kontrolle etwas Reisig vor den Eingang legen, das der Igel beim Verlassen der Behausung wegschiebt.

Igel sind nicht besonders reinlich und leiden auch unter Parasiten. Eventuell vom Tierarzt

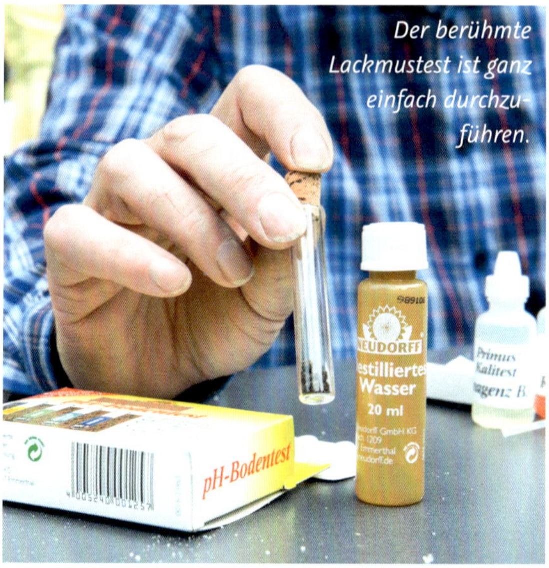

Der berühmte Lackmustest ist ganz einfach durchzuführen.

Futterzusatzstoffe besorgen, gegen Lungenwürmer oder Flöhe. Ist der Iglu im Frühjahr verlassen, steht ein gründlicher Hausputz an!

Inwiefern muss ich mich jetzt noch um den Boden im Garten kümmern?

In der ruhigen Zeit bietet sich so manch gute Gelegenheit, seinen Gartenboden besser kennenzulernen. Eine davon ist es, eine Bodenanalyse vornehmen zu lassen. Das sollte man Fachleuten überlassen, obwohl es auch Sets zum Selber-Analysieren gibt. Sie funktionieren zwar, aber das sollten nur Menschen mit etwas Erfahrung angehen. Sehr einfach selber zu ermitteln ist jedoch der pH-Wert – das Maß für den Säuregehalt des Bodens. Die Standardwerte liegen zwischen 1 und 12. Zu hoch und zu niedrig sind nicht gut, die Mitte bei pH 6 bis 7 wäre ideal. Bei niedrigen, also sauren, Werten

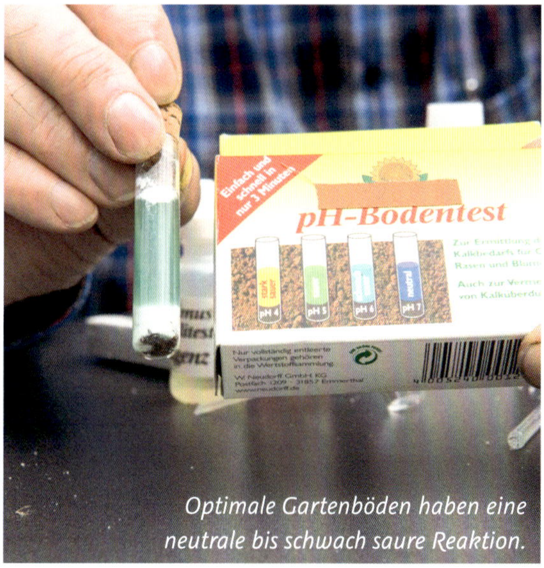

Optimale Gartenböden haben eine neutrale bis schwach saure Reaktion.

empfiehlt es sich im Herbst, den Boden leicht zu kalken und ihn sofort durchzuharken. Falls Humus oder Nährstoffe fehlen, kommen mit den ermittelten Laborwerten die entsprechenden Dünge-Empfehlungen gleich mit. Überraschend oft sind allerdings manche Düngerbestandteile zu hoch, außer Humus und Stickstoff, die fehlen fast immer.

Was ist jetzt im Obst- und Gemüsegarten zu tun?

Genauso wie schon Rosen und andere Ziergehölze die Winterruhe angetreten haben, bereiten sich mit dem Laubfall jetzt auch die Nutzgehölze auf die Frostperiode vor. Und genauso wie bei Rosen kommen auch bald wurzelnackte Obstbäume auf den Markt. Hier lohnt sich ein Preisvergleich besonders, denn die Unterschiede zu Containerware können beträchtlich sein. Es gilt wie immer bei solchen Einkäufen, dass sie sofort versorgt werden müssen, damit sie schnellstens mit der Neubildung von Saugwurzeln beginnen. Das klassische Kern- und Steinobst kommt im Oktober in die Erde, empfindlichere Arten wie Aprikosen, Nektarinen, Pfirsiche, Quitten, Feigen, Walnüsse, Wein oder Kiwis sollten dagegen erst im Frühjahr als Containerware gepflanzt werden, weil sie sich im Winter mit der Neubildung von Wurzeln schwertun.

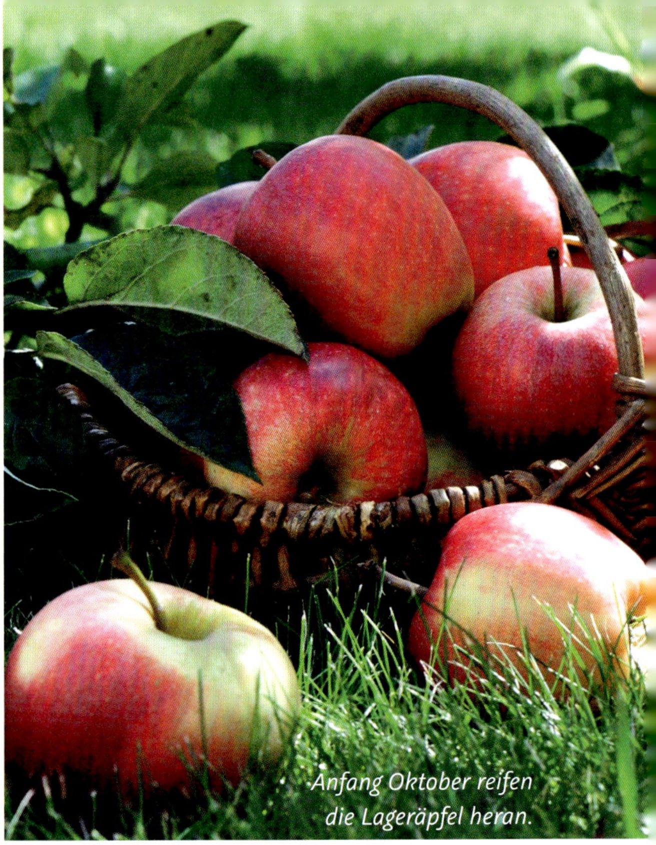
Anfang Oktober reifen die Lageräpfel heran.

Muss man zwei Apfelbäume pflanzen, damit man Früchte ernten kann?

Rosengewächse, zu denen praktisch alle klassischen Obstsorten zählen, sind gegen sich selber steril. Das führt dazu, dass sich – auch wenn sich die Bienen noch so mühen – die Blüten eines Apfelbaums selber nicht befruchten können, oft sogar von anderen Sorten, die aus ähnlichen Zuchtlinien stammen, auch nicht. In diesen Fällen gibt es keine Äpfel. Die Spezialisten der Obstbaumschulen vor Ort wissen aber ganz genau, welche Sorte mit welcher „kann" und welche nicht. Sie halten sogenannte Befruchtungstabellen bereit, auf welchen man die Kombinationsmöglichkeiten erkennen kann. Also wenn in der Nachbarschaft kein anderer geeigneter Baum steht, gibt es zwei Möglichkeiten: Entweder man pflanzt eine zweite Sorte dazu, die eine sogenannte Kreuzbefruchtung ermöglicht – sonst trägt immer nur einer –, oder man pflanzt einen Zierapfel, der praktisch alle Sorten fruchtbar bestäuben kann. Und Zieräpfel liefern neben einem tollen Blütenflor im Frühling auch einen leckeren Gelee sowie ein wertvolles und höchst dekoratives Winterfutter für Vögel, also durchaus keine Fehlinvestition!

Wie muss ich bei der Obstgehölzpflanzung vorgehen?

Containerbäume kommen ohne weitere Vorkehrungen – nur mit dem außen leicht angekratzten Topfballen – in das sorgfältig vorbereitete Pflanzloch. Wurzelnackte Bäume

müssen jedoch vorher einen Pflanzschnitt erhalten, falls er nicht schon von der Baumschule vorgenommen wurde. Dazu werden die Wurzeln etwas eingekürzt und die Krone in die entsprechende Form gebracht. Die Kronenform hängt stark von der gewünschten Wuchsform ab. Halb- oder Hochstämme sollten drei oder vier Leittriebe haben, mit wenigen, aber starken Verzweigungen, Säulenbäume dagegen werden eintriebig erzogen und die Äste werden auf kleine Fruchtstummel zurückgesetzt. Buschbäume verzweigen sich schon kurz über dem Boden mit mehreren Haupttrieben. Hier kann der Gärtner also viel selber bestimmen und durch Schnitt beeinflussen. Am besten lässt man sich aber die genaue Technik beim Kauf noch einmal zeigen, denn auch der Schnitt ist stark von den jeweiligen Arten und Sorten abhängig. Äpfel wachsen eher breitkronig, Birnen oft mit nur einem Leittrieb, Pflaumen und Zwetschgen werden auf eine sogenannte Hohlkrone erzogen, also ohne mittleren Leittrieb. Bei Obstbäumen muss man sich also genauer mit dem fachgerechten Schnitt beschäftigen. Gute Gärtnereien und Naturschutzverbände bieten daher regelmäßig Kurse zum Obstbaumschnitt an.
Wichtig im Obstbau ist immer ein luftiger Standort, denn bleiben die Blätter nach Regen lange feucht, kommen ganz schnell Pilzkrankheiten ins Spiel. Daher gilt auch beim Schnitt immer die bewährte Regel, „dass ein Gärtner nach dem Schnitt seinen Hut durch die Krone werfen können muss". Will heißen, dass der Schnitt viel Luft in die Krone gebracht hat.

Kann ich jetzt auch Beerensträucher pflanzen?

Ein klares Ja, aber es gibt Ausnahmen. Brombeeren sind in rauen Gegenden etwas zickig und wollen nicht immer einwurzeln. Sie pflanzt man besser erst im Frühjahr.

Was kann ich im Oktober noch ernten?

Alles, was im September gut versorgt wurde, reift jetzt noch aus. Im Beet stehen somit neben späten Kartoffeln auch Brokkoli und Pflücksalate erntereif an, und neben vielen anderen auch Endivie, Rettich, späte Radieschen sowie Spinat und Mangold. Auch Zucchini und Kürbisse haben noch Zuwächse zu verzeichnen. In Schlechtwetterphasen Kürbisse mit Polstermaterial unterlegen, sonst können sie leicht faulen. Unter Dach, im Gewächshaus oder auf dem Balkon reifen jetzt außerdem die letzten Tomaten, Paprika und Gurken bis zum ersten Frost.

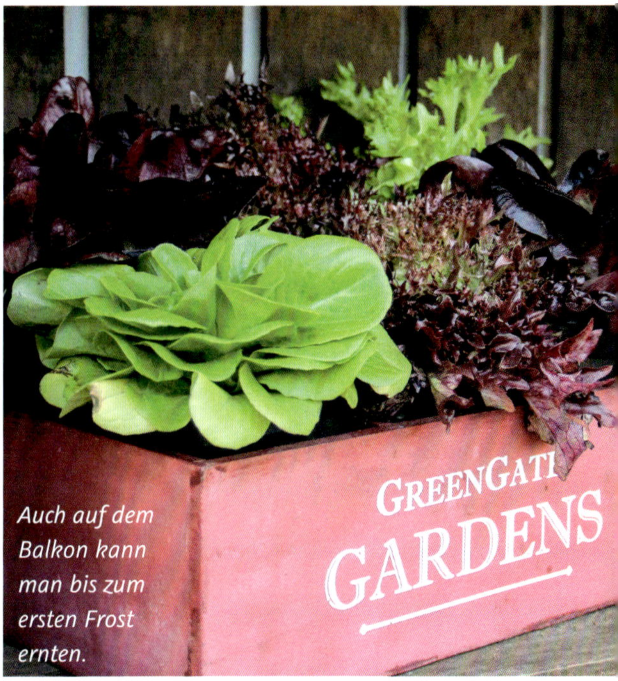

Auch auf dem Balkon kann man bis zum ersten Frost ernten.

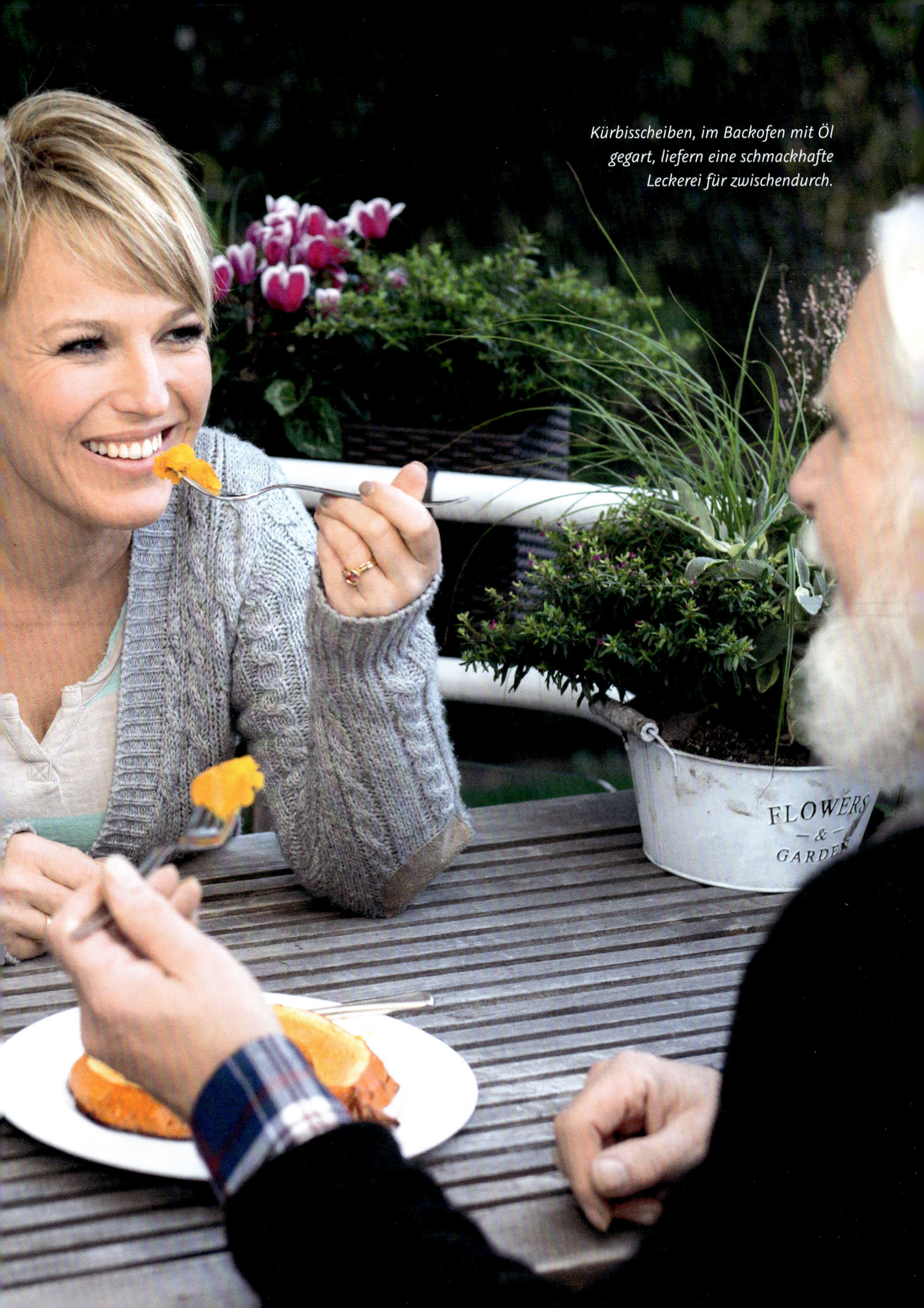

Kürbisscheiben, im Backofen mit Öl gegart, liefern eine schmackhafte Leckerei für zwischendurch.

Ab jetzt auch den Wetterbericht aufmerksam verfolgen. Es kommt immer mal wieder zu kleineren Kältevorstößen aus dem Norden mit leichten Nachtfrösten. Dann die Beete nachts mit einem Vlies abdecken, denn viele Gemüsearten vertragen – leicht geschützt – solche Kälteperioden ohne Schaden. Je länger die Pflanzen im Beet reifen können, desto besser sind Qualität, Geschmack und Lagerfähigkeit. Erst kurz vor längeren Frostperioden ernten, einlagern und wie Dahlien und Co versorgen, oder alternativ provisorisch mit einem Wurzelballen in ein Gewächshaus umpflanzen. So hält sich Gemüse erstaunlich lange frisch. Vor dem ersten Frost auch restlos alle Tomaten ernten und im Zimmer nachreifen lassen. Unreife Früchte kann man auch direkt zu Konfitüre oder zu Chutney verkochen. Unreife Tomaten sind giftig, also nie roh verzehren, aber das Gift verliert sich bei Hitze.
In den Beeten das Gießen nicht vergessen. Bis Ende des Monats sollte aber alles andere geerntet sein, denn ab November kann es draußen sehr ungemütlich werden. Erst wenn die ersten Fröste zugeschlagen haben, sind auch Grün- und Rosenkohl an der Reihe. Abgeerntete Beete sofort auflockern und mulchen, damit Unkraut keine Chance hat und Schnecken keine Eier in Erdritzen ablegen können.

Wann und wo sollte ich denn Kürbiskerne einpflanzen und wie gedeiht ein Kürbis am besten, damit ich nächstes Jahr zu Halloween den Kürbis aus dem eigenen Beet ernten kann?

Kürbisse stammen aus Südamerika und sind äußerst wärmebedürftig. Außerdem wachsen sie im Rekordtempo und liefern Rekordfrüchte

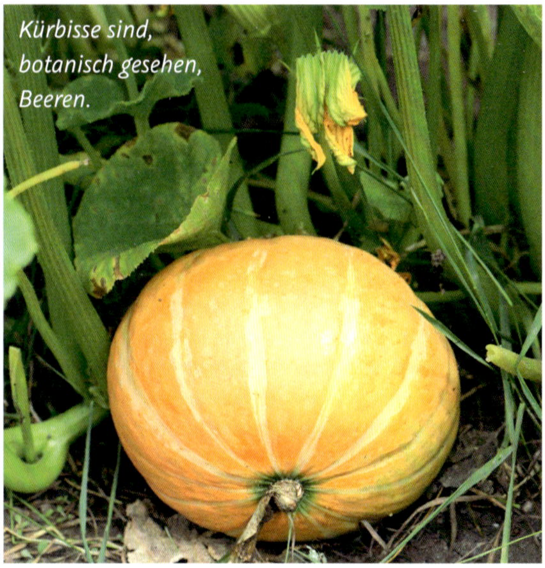
Kürbisse sind, botanisch gesehen, Beeren.

bis zu mehreren Hundert Kilo. Kürbisse benötigen sehr gute Gartenböden, viel Wasser, viel Dünger und viel Platz. Ein besonders guter Platz für die ausladenden Pflanzen ist der Komposthaufen. Er enthält genügend Nährstoffe und ist locker und luftig. Der Kürbis fördert im Gegenzug die Kompostreife. Liegt der Kompost am Gartenzaun, können die langen Triebe auch gut daran entlangranken. Kürbisse sollten als Jungpflanzen ab Mitte April im Zimmer vorgezogen werden und nicht vor den Eisheiligen ins Beet. Und man sollte die Tüte aufheben, denn darauf ist oft vermerkt, wie viele Früchte an der Pflanze verbleiben sollten, damit sie befriedigend ausreifen. Der Rest muss ausgeknipst werden. Riesenkürbisse werden nur als „Einzelkind" so groß!

Welche Kübelpflanzen können denn draußen überwintern?

Klassiker wie Buchsbaum, Rhododendren, Kamelien oder diverse Koniferen und viele

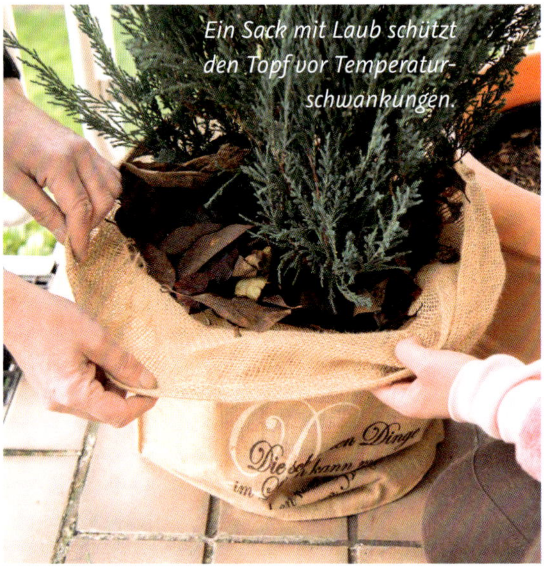

Ein Sack mit Laub schützt den Topf vor Temperaturschwankungen.

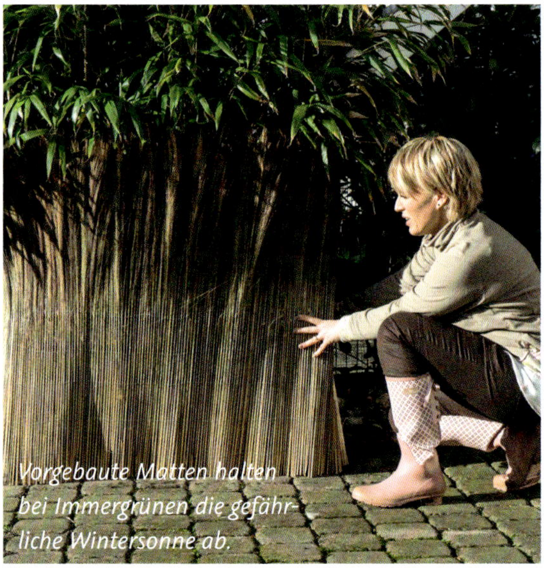

Vorgebaute Matten halten bei Immergrünen die gefährliche Wintersonne ab.

Gräser inklusive Bambus sind so winterhart, dass sie draußen bleiben können. Auch wer neben immergrünen Ziergehölzen laubabwerfende Arten, etwa japanischen Ahorn, im Kübel kultiviert, kann sie über Winter draußen lassen. Eingeschränkt, je nach Klimazone und je nach Schutz des Standorts, lassen sich sogar in einigen milden Gegenden („Weinbauklima") Feigen oder Oliven in Töpfen im Freiland durch den Winter bringen.

Laub allein reicht sicher nicht als Winterschutz. Was brauchen die Kübelpflanzen außerdem noch, um den Winter gut zu überstehen?

Laub ist schon eine gute Idee. Denn wer die Töpfe – je nach Größe – in einen Sack oder einen unten durchlöcherten Eimer oder Mörtelkübel stellt und die Zwischenräume mit Laub füllt, hat schon einen guten Puffer gegen allzu große Temperaturschwankungen zwischen Tag und Nacht. Aber das allein reicht in der Tat nicht, es hängt aber stark von der jeweiligen Pflanze ab. Allgemein empfiehlt es sich, die Gefäße auf Styroporplatten zu stellen, um Kälte von unten zu dämpfen. Selbst die Nähe zur Hauswand hilft, Temperaturschwankungen zu mildern, denn die Fassade speichert tags Sonnenenergie und gibt sie nachts wieder ab. Das funktioniert dann ein bisschen wie ein Kachelofen. Aber viel gefährlicher als die Kälte sind der Wind und die Wintersonne, denn viele Kübelpflanzen draußen erfrieren nicht, sondern vertrocknen. Speziell bei Frost trocknet der Wind die Pflanzen stark aus, aber der Wassernachschub über die Wurzeln kann nicht erfolgen, weil der Ballen gefroren ist. Das ist der berühmte Gefriertrocknungseffekt! Das Gleiche gilt bei Sonne. Speziell Immergrüne werfen dann sofort ihren Stoffwechsel an und beginnen, Wasser zu verbrauchen. Das kann aber aus besagten Gründen nicht nachgeliefert werden. Daher ist es immer sinnvoll, überwinternde Kübelpflanzen vor direkter Sonne und Wind zu schützen. Das kann in einer geschützten Hausecke geschehen,

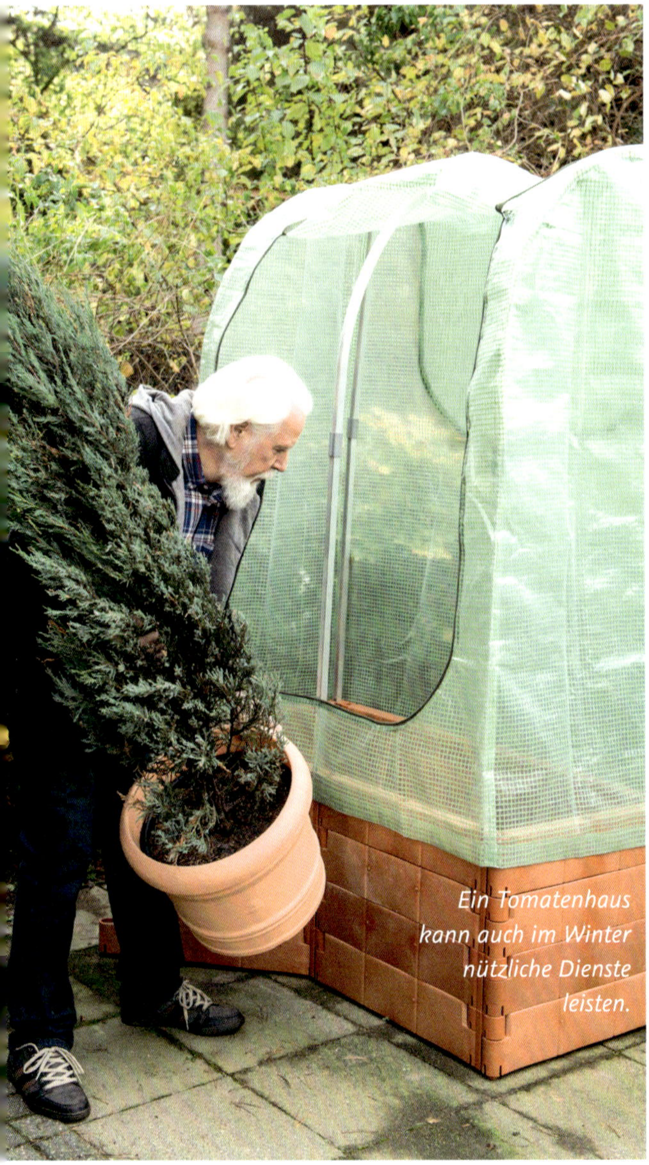

Ein Tomatenhaus kann auch im Winter nützliche Dienste leisten.

selbst eine zusätzlich vorgestellte Strohmatte hilft schon. Man kann aber auch die Pflanzen in Vlies oder speziell dafür vorgesehene Materialien einwickeln. KEINESFALLS Kunststofffolien verwenden und nicht komplett lichtdicht vermummen: Die Folie verbietet sich, weil sich darunter Schwitzwasser bildet, das allen Pilzen dieser Welt Vorschub leistet, welche die Pflanzen infizieren. Und alle Pflanzen betreiben auch im Winter einen gewissen Grundumsatz, der die Pflanze am Leben hält, wofür natürlich eine gewisse Menge Licht erforderlich ist. Erst die Dosis macht bekanntlich das Gift. Wichtig im Winter ist auch die Wasserversorgung. Speziell bei Starkfrost verdunstet sehr viel Wasser, der Gefriertrocknungsprozess wurde ja schon angesprochen. Jeder, der schon mal bei Frost Wäsche rausgehängt hat, hat sich vielleicht gewundert, wie schnell diese getrocknet ist! Der Verdunstungsprozess von Eis direkt zu Dampf nennt sich Sublimation und ist der gefährlichste Feind von Kübelpflanzen im Winter. Daher auch bei Frost, oder sogar gerade dann, die Pflanzen regelmäßig gießen. Nicht zu stark, dafür lieber öfter, denn auch Staunässe ist gefährlich. Zudem hilft es Immergrünen im Garten oder im Kübel ungemein, wenn sie bei Frost mit Wasser übersprüht werden. Pflanzen können Wasser auch über das Blatt aufnehmen und Eis, so paradox es klingt, schützt vor zu starken Frösten! Profis retten zum Beispiel bei Spätfrösten im Frühjahr blühende Pflanzen vor dem Erfrieren, indem sie diese beregnen. Diese Methode heißt „Schutzberegnung" und wird bei Wintereinbrüchen in mediterranen Gegenden oder in Florida auch bei Zitrusfrüchten eingesetzt.

Was muss ich mit meinen nicht frostharten Pflanzen tun, bevor ich sie ins Winterquartier hole?

Grundsätzlich sollte man die Pflanzen so lange draußen lassen, wie es die individuellen Bedürfnisse zulassen. Sie sollten aber ab Anfang des Monats schon vorbereitet werden, auch wenn es noch nicht so weit ist. Also nicht mehr düngen, eventuell schon auf ein handlicheres Maß zurückschneiden, auf Schadinsekten untersuchen und ggf. spritzen, um diese nicht ins Winterquartier einzuschleppen, und nicht mehr so stark gießen. Den Wetterbericht im Auge behalten und ab Mitte des Monats Schutzvorrichtungen wie Decken oder ein Vlies bereithalten, um schnell gegen einen abrupten Kälteeinbruch gewappnet zu sein. Manchmal ist es nur eine kalte Nacht oder eine kurze Phase, danach ist es oft wieder länger frostfrei, sodass die Pflanzen oft lange draußen bleiben können und nur in kritischen Phasen kurzzeitig geschützt werden müssen. Abdeckungen können bis zu zwei Kältegrade abpuffern.

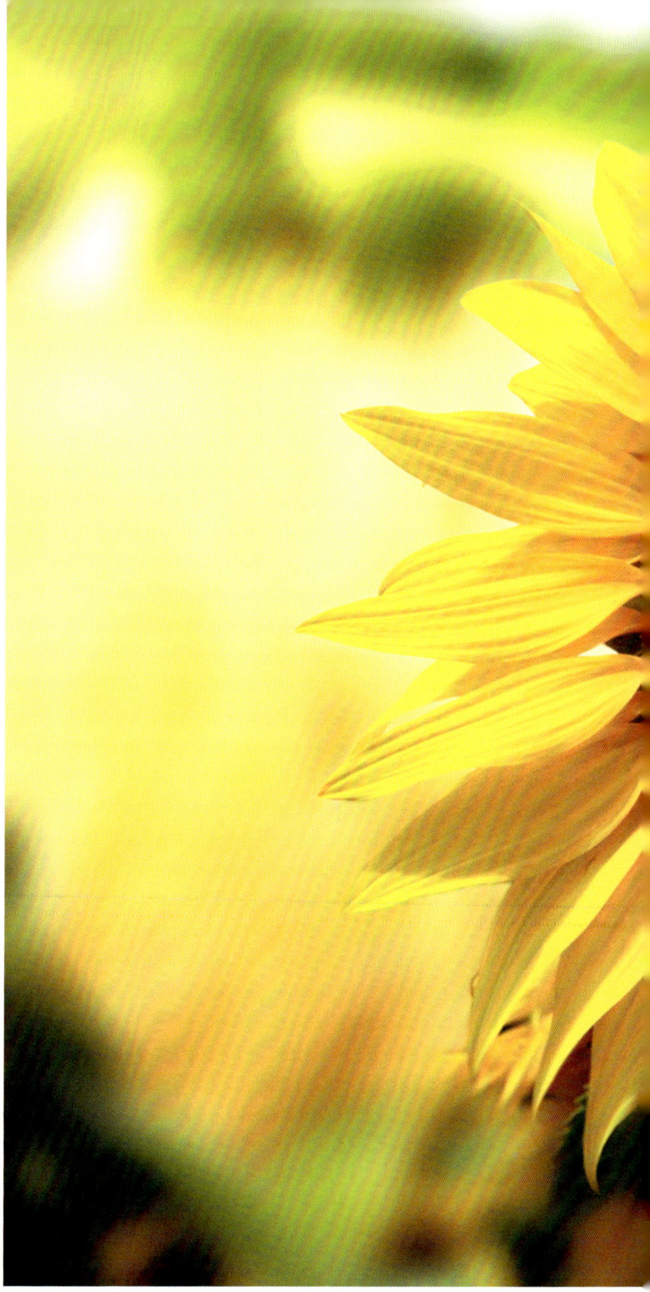

Und wie sollen dic Kübelpflanzen dann überwintert werden, wenn sie rein müssen?

Das lässt sich so pauschal gar nicht sagen und hängt von der Herkunft der Pflanzen ab. Es lassen sich zwar gewisse Gruppen unterscheiden, aber man muss sich drüber im Klaren sein, dass Winterquartiere immer nur eine Kompromisslösung sein können. Pflanzen aus den Tropen etwa räumt man schon ein, wenn die Durchschnittstemperaturen unter 5°C fallen oder leichte Nachtfröste drohen. Hierzu gehören viele Palmen, aber auch Wandelröschen, Engelstrompeten, Zierbananen, die meisten Zitrusgewächse, Hibiskus oder die Bougainvillea. Sie sollten dann im Zimmer etwa 15°C geboten bekommen und hell stehen. Speziell australische Pflanzen wie der Blaue Hibiskus (Alyogyne) oder der Lampenputzer (Callistemon) brauchen sogar sehr viel Licht und müssen deshalb zwar eher kühl, aber sehr sonnig stehen.

Sinken die Außentemperaturen weiter ab, müssen Pflanzen aus der Mittelmeerregion wie Oleander, Lorbeer oder Feigen versorgt werden, aber auch Schönmalven, Schmucklilien oder Zitronen. Schmucklilie und Zitrone vertragen dabei keinen Frost. Letztere muss als einziges Zitrusgewächs

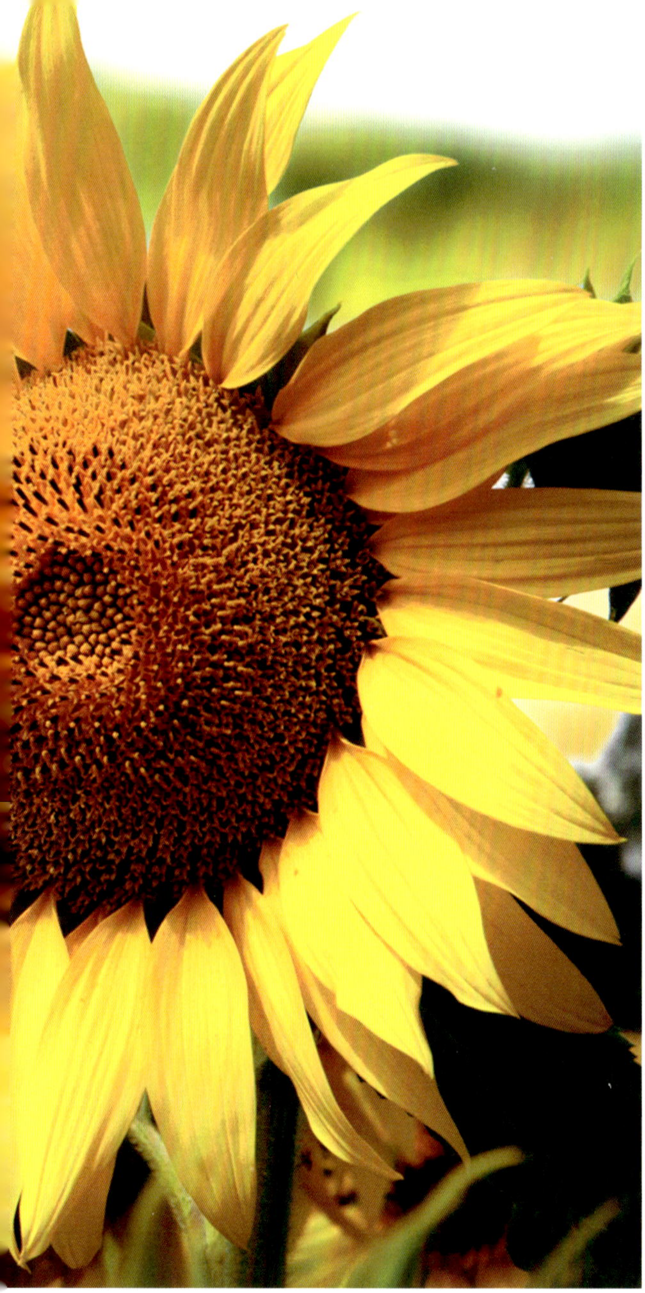

sehr kalt und hell (ideal bei 5°C) überwintert werden, sonst setzt sie keine Blüten an. Die anderen stecken leichte Frostgrade bis minus 5°C ohne Probleme weg. Nur wenn sich die Temperaturen dauernd deutlich unter dem Gefrierpunkt einpendeln, sollten sie rein. Oleander, Lorbeer und Feige können ausnahmsweise Nachtfröste bis minus 10°C unbeschadet überstehen. Ihr Winterquartier sollte im Haus hell und kühl sein, ideal wären etwa 10°C.

Einen Sonderfall stellen Fuchsien aus Südamerika dar, die mit vielen Arten von warmen Regenwäldern bis ins kalte Hochgebirge vorkommen. Empfindliche Sorten müssen zwar früh eingeräumt werden, andere halten draußen aber bis knapp an die Frostgrenze aus. Die meisten Fuchsien können sehr kalt, aber frostfrei und völlig dunkel überwintert werden, allerdings müssen vorher alle Blätter entfernt werden. Alternativ können sie auch kühl und hell stehen, dann werden die Blätter jedoch nicht entfernt. Hier dann unbedingt gegen die Weiße Fliege spritzen! Nur schwach gießen.

Wie oft muss ich die Pflanzen in der Winterpause gießen?

Im Winter sollte man die Pflanzen am besten auf Sparflamme halten. Immer nur so viel gießen, dass der Erdballen nicht ganz austrocknet. Hier gilt „weniger ist mehr". Es wäre fatal, wenn die Pflanzen anfangen würden zu wachsen, weil die Triebe bei Lichtmangel untypisch lang, dünn und weich werden, der Fachmann nennt das „vergeilen". Diese Triebe sind sowohl extrem empfindlich, machen aber auch nach dem Ausräumen wenig Freude und müssen dann ohnehin weggeschnitten werden. Das geht nur auf Kosten der Reserveknospen und auf die Kraft der Pflanzen. Es kann jedoch sein, dass die Pflanzen im Winterquartier noch lange blühen. Das ist normal und macht ja auch Freude. Malven und Hibiskus blühen dann oft noch bis Weihnachten und müssen in dieser Zeit auch noch etwas mehr gegossen werden.

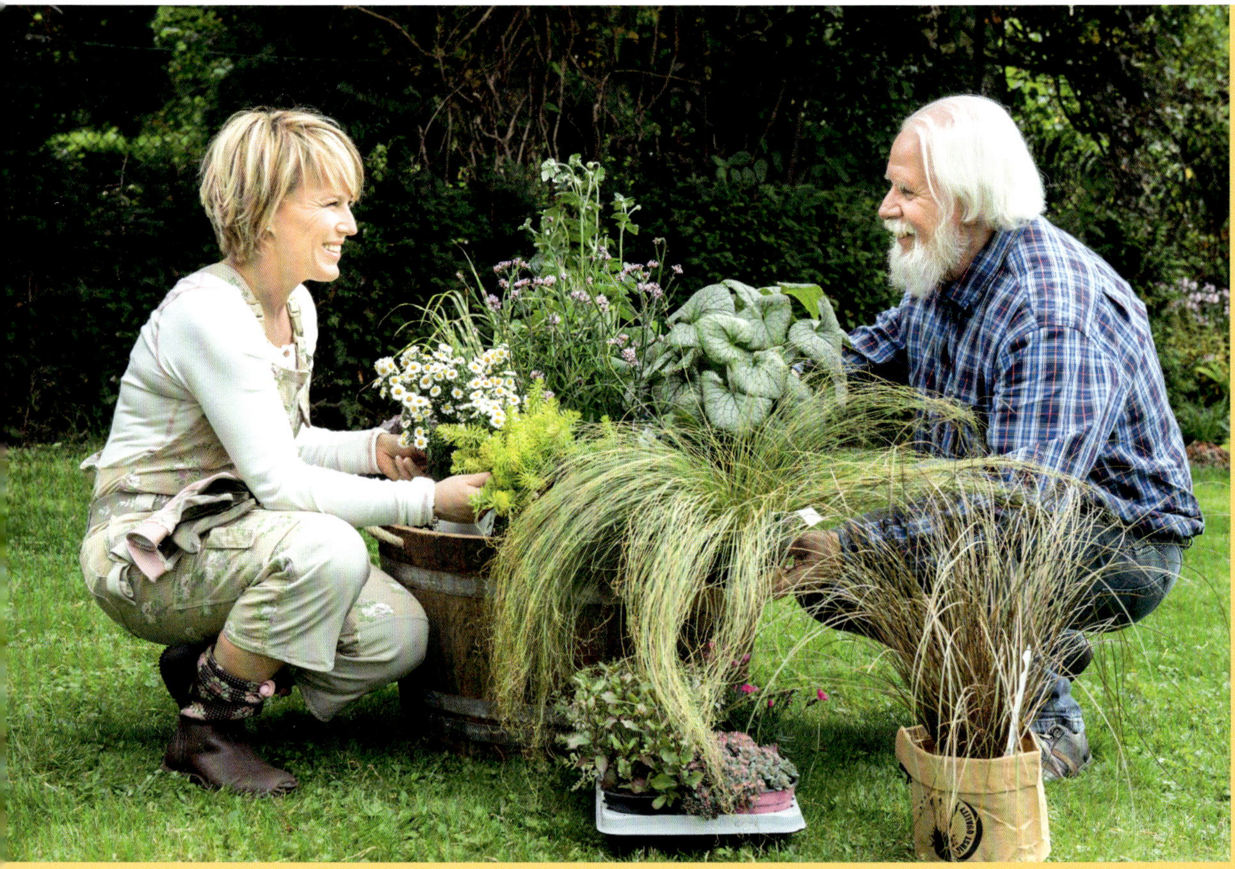

Extratipp von Andrea

Das Gartenfass

Ein großes Weinfass im Garten, das im Herbst und Winter bepflanzt ist und im Frühjahr und Sommer als ein kleiner Miniteich genutzt werden kann, ist ein absoluter Hingucker. Nur leider ist in kleinen Gärten dafür oft kein Platz. Die Lösung: Man hebt ein kreisrundes Loch im Rasen aus, füllt es mit Sand und setzt Pflastersteine ein, auf denen das Weinfass stehen kann (mit Wasserwaage ausmessen, ob die gerade liegen, damit das Weinfass hinterher nicht schief steht!). Zwischendurch mit einem Stock, der in der Mitte des Kreises steckt, und mithilfe eines daran festgebundenen Fadens oder

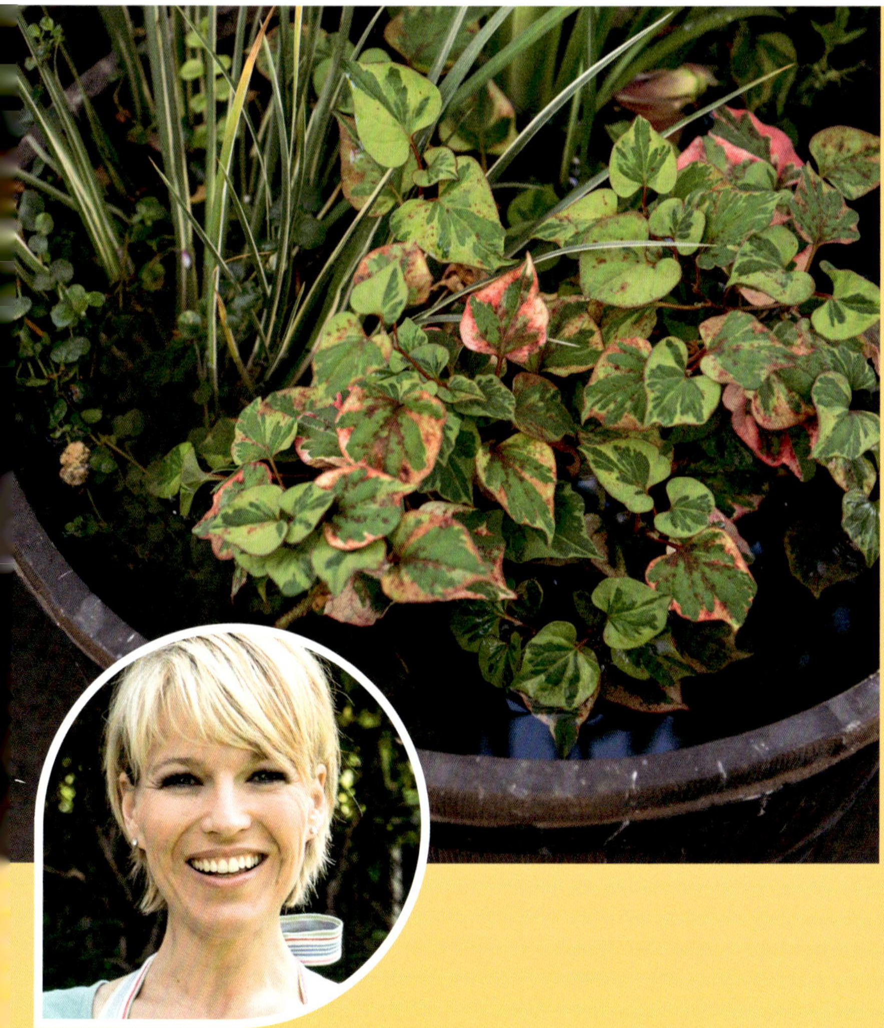

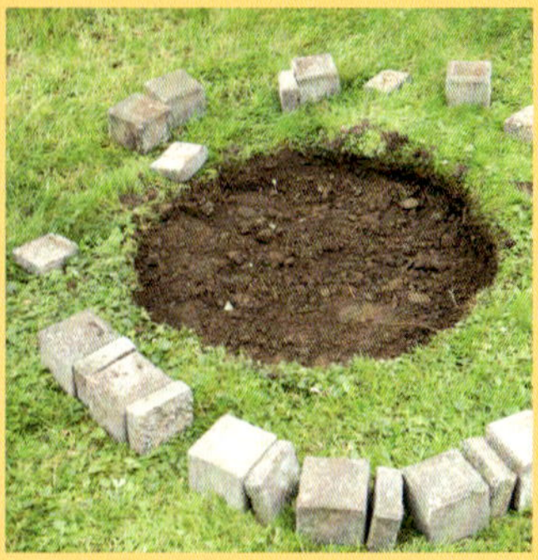

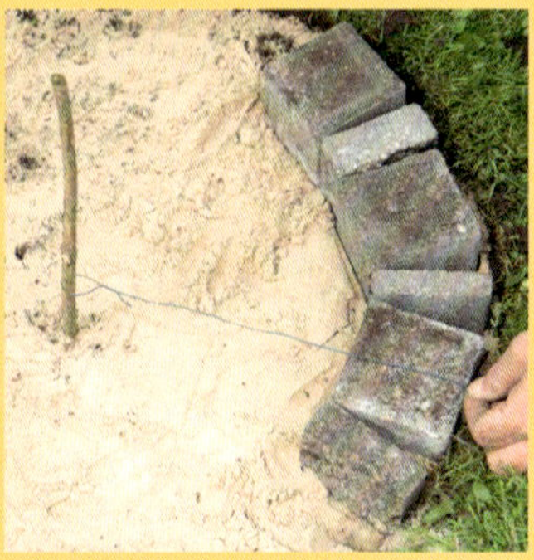

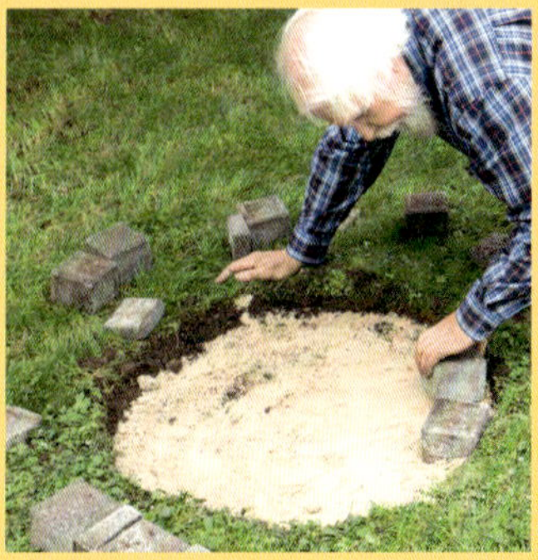

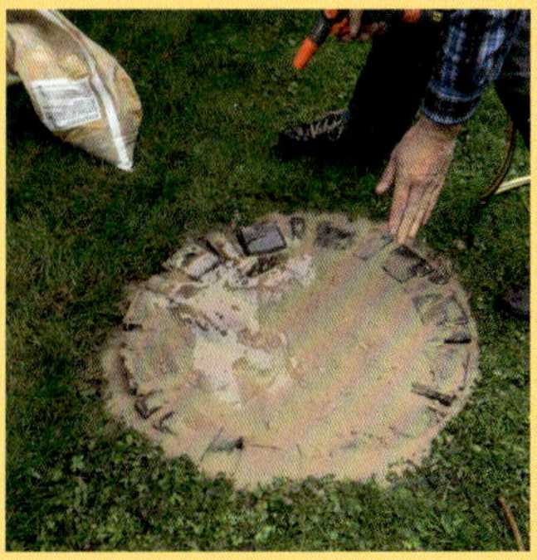

Drahtes überprüfen, ob die Steine in einem exakten Kreis liegen und nicht schief. Die Lücken mit viel Sand ausfüllen, wässern, Sand nachfüllen, bepflanztes Weinfass draufstellen – freuen. Wenn das Weinfass bepflanzt wird, die Löcher im Boden und den Blähton nicht vergessen, bevor die Erde reinkommt, sonst gibt's Staunässe. Wer das Weinfass später als Miniteich nutzen will, legt es mit Teichfolie aus.

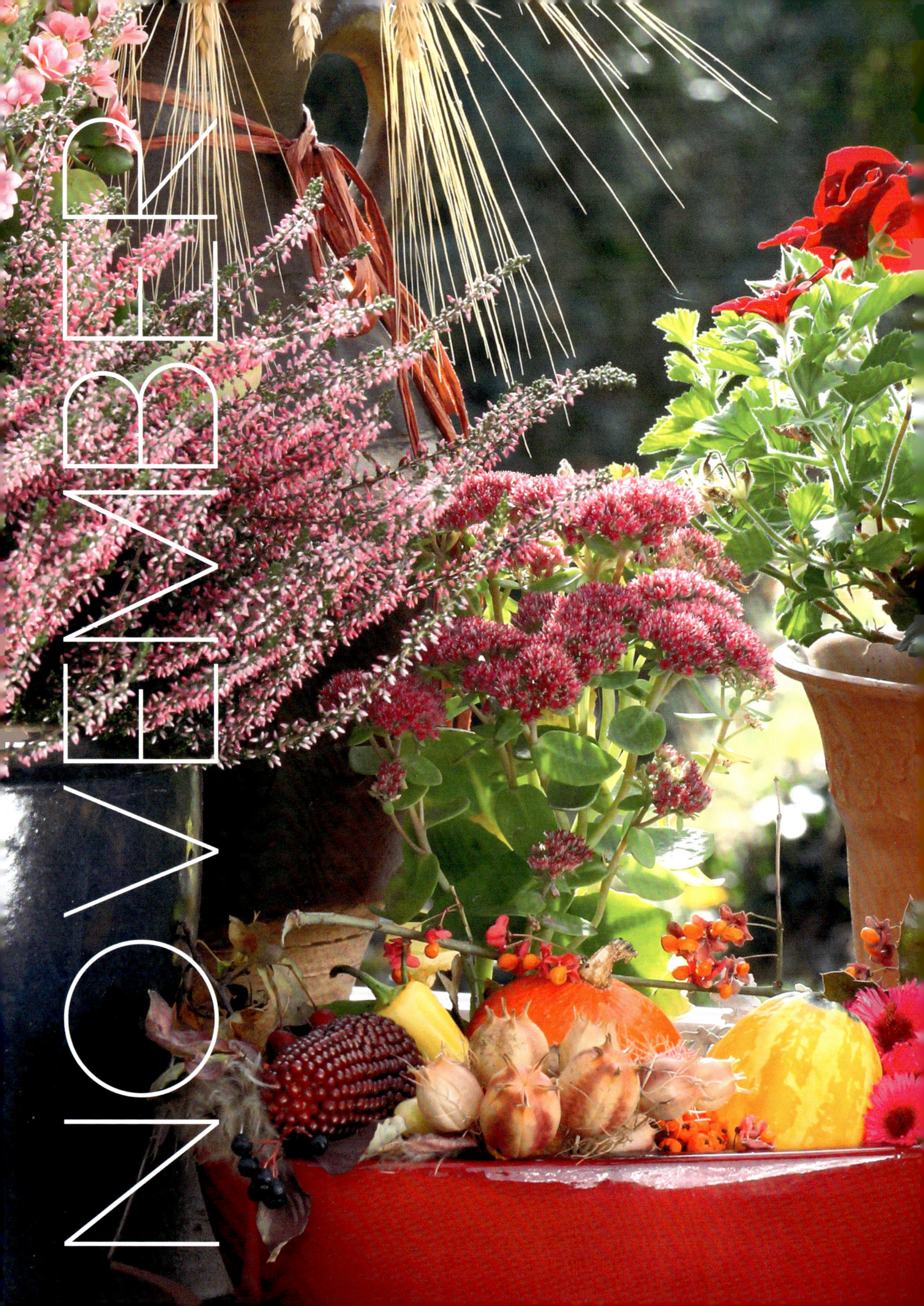
NOVEMBER

Die Temperaturen sind schon merklich gesunken. Gibt es in der trüberen Herbst- und Winterzeit überhaupt noch blühende Pflanzen?

Ein klares Ja! Je nachdem, wie früh der Winter einsetzt, gibt es immer noch Pflanzen, die eine ganze Menge Kälte ertragen und uns noch lange mit ihren Blüten erfreuen. Astern und Chrysanthemen halten erstaunlich lange aus, und auch so unbekannte Arten wie die Krötenlilie sind hart im Nehmen. Aber es kommen auch noch neue hinzu. An erster Stelle sind Eriken und Callunen zu nennen, die mit ihren Blüten sogar unter dem Schnee ausharren und bis in den Februar hinein Farbtupfer liefern. Die Auswahl an Sorten ist groß, in allen Rot- und Weißtönen. Vor allem Knospenblüher sind ideal, weil sie nicht voll aufblühen und daher erst sehr spät im Jahr braun werden. Einige andere Erika-Arten sind wesentlich üppiger, aber dann auch nicht so lange haltbar, und einige südafrikanische Vertreter können im Winter sogar erfrieren, liefern aber jetzt wahre Hingucker. Chrysanthemen in vielen Gelbtönen oder allerlei Rot- bis Violett-Nuancen brechen unter der Blütenfülle oft fast zusammen und liefern in Schalen, Körben oder im Beet einen letzten bunten Blumengruß. Echte Christrosen sowie Alpenveilchen bereichern Balkon, Terrasse oder Beete ebenfalls bis zum ersten harten Frost. Und nicht zu vergessen die Stiefmütterchen, von denen es mittlerweile eine große Vielfalt in allen möglichen Farben gibt und die ebenfalls lange der Kälte trotzen.

Wenn meine Rosen noch keinen Winterschutz bekommen haben, muss ich mich spätestens jetzt darum kümmern. Wie schütze ich die Veredelungsstelle am besten?

Am besten anhäufeln, das heißt, Erde, Laub oder reifen Kompost mindestens handhoch und breitflächig um den Stamm und um die stammnahen Wurzeln verteilen. Das schützt vor Austrocknung und Bodenfrost. Es ersetzt im Prinzip das Herbstlaub vom Naturstandort.

Womit packe ich ein Rosenhochstämmchen am besten ein?

Weil die Krone der Edelsorte am oberen Ende des Stammes veredelt wurde, ist der Winterschutz ein anderer als bei Strauchrosen. Hier würde Anhäufeln wenig bringen. Aber es hilft der Rose ungemein, wenn über Winter zwischen die Äste der Krone locker Herbstlaub gestopft und die Krone zusätzlich mit einem doppelten Vlies eingehüllt wird, um austrocknende Winde zu mildern.

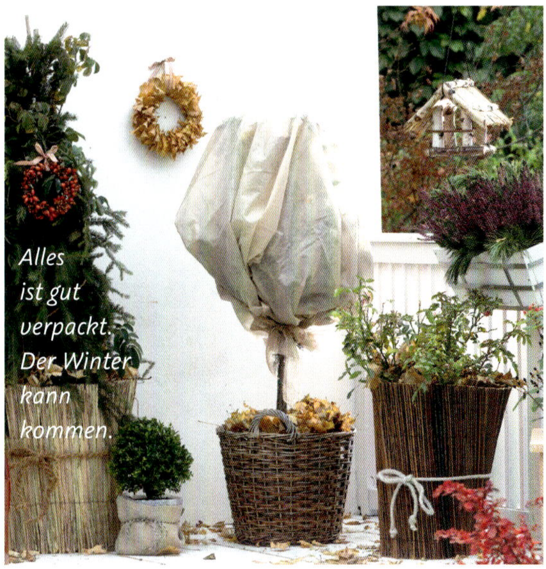
Alles ist gut verpackt. Der Winter kann kommen.

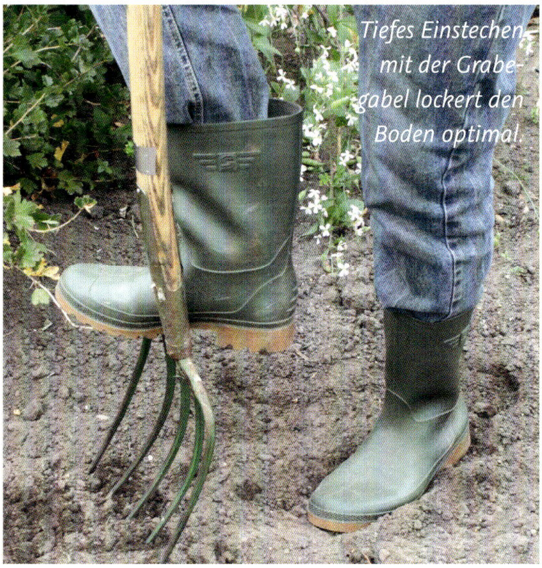

Tiefes Einstechen mit der Grabegabel lockert den Boden optimal.

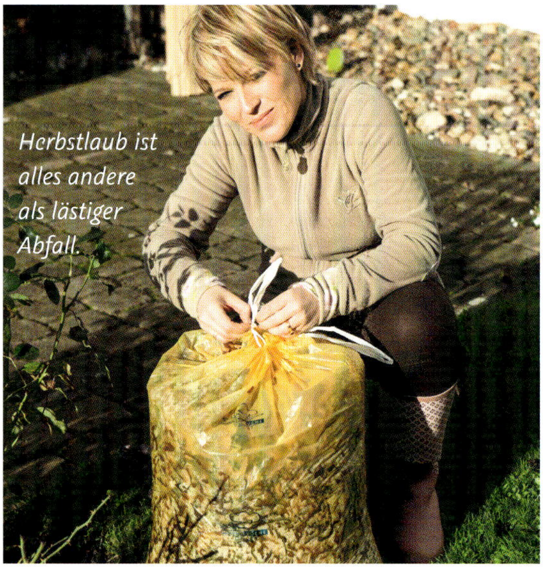

Herbstlaub ist alles andere als lästiger Abfall.

Soll ich jetzt im Spätherbst den Boden noch mal umgraben?

Bloß nicht. Aber lockern unbedingt. Durch diese Maßnahme kann der notwendige Luftaustausch stattfinden. Dazu mit einer Grabegabel oder einem Sauzahn den Boden aerifizieren, wie es der Fachmann nennt.

Der Sauzahn wird dabei in engen Reihen durch den Boden gezogen, mit der Grabegabel sticht man dagegen in kurzen Abständen tief in den Boden ein und rüttelt nur ein bisschen. Diese nicht schollenwendende Methode ist nicht nur die optimale Bodenpflege, sondern auch eine besonders rückenschonende.

Die Bäume werfen immer noch viel Laub ab. Es muss ja runter vom Rasen. Ich kann zum Teil damit immer noch mulchen. Welche Pflanzen vertragen kein Laub als Mulchschicht aus Laub? Was bekommen die stattdessen?

Mulch ist eigentlich für alle Pflanzen gut, es sei denn, sie sind wintergrün und würden so hoch zugeschüttet, dass sie kein Licht mehr bekommen. Weil Rasen ebenfalls wintergrün ist, darf auch darauf kein Laub liegen, sonst sterben die Halme an Lichtmangel.
Wer augenblicklich keine Verwendung für Herbstlaub hat, kann es aber den Winter über auch leicht feucht in mit ein paar Messerstichen perforierten Plastiksäcken lagern. Dann gibt es im Frühjahr reifen und gebrauchsfertigen Kompost.

Darf ich den Rasen noch mal mähen?

Keinesfalls. Man kann allerdings gut mit einem Rasenmäher das Laub von der Rasenfläche aufsammeln und gleichzeitig zerkleinern. Dann aber bitte das Mähwerk auf höchste Stufe stellen. Zu kurze Halme leiden in der dunklen Jahreszeit erheblich an Lichtmangel und kommen nur mit Mühe durch den Winter.

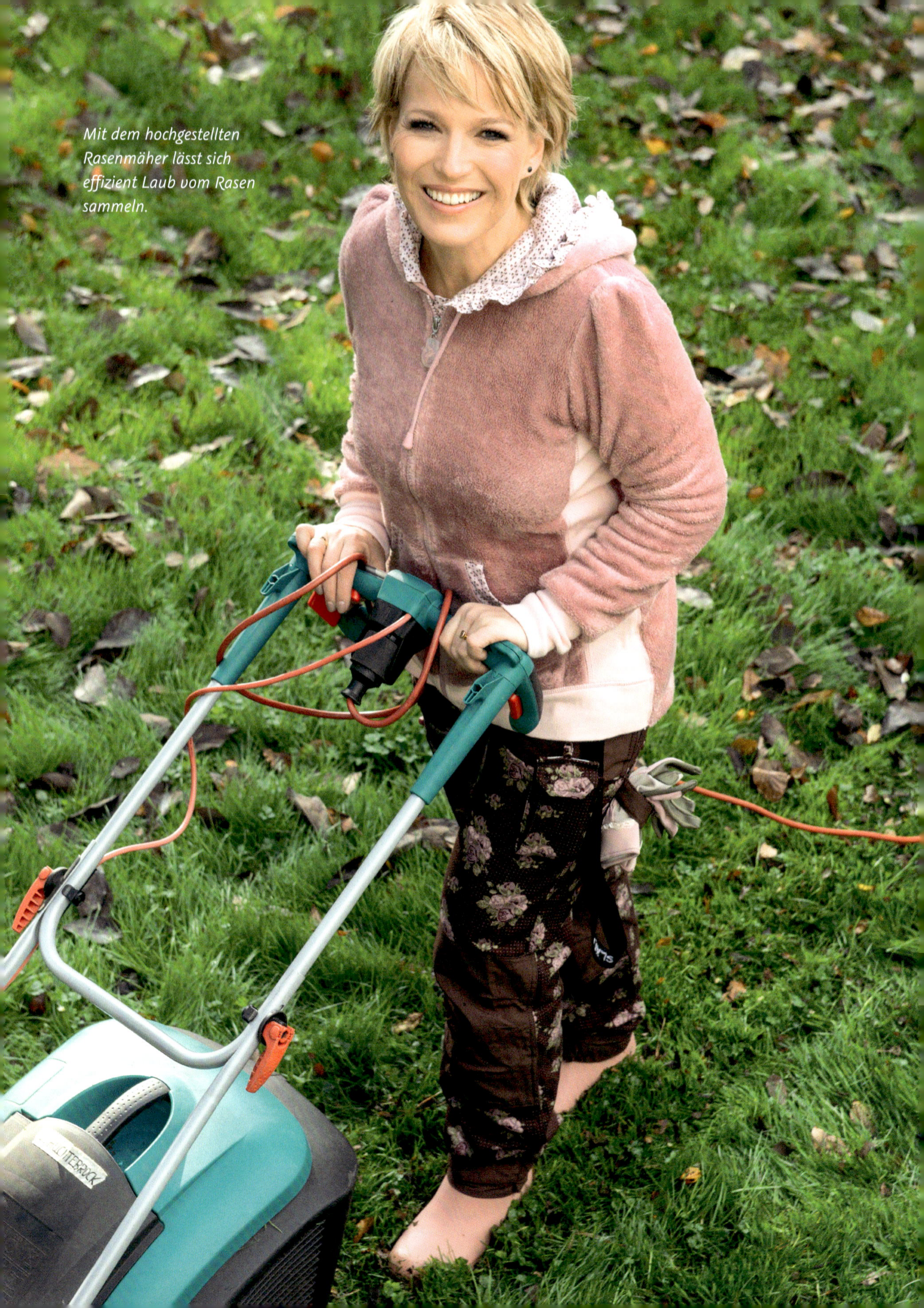

Mit dem hochgestellten Rasenmäher lässt sich effizient Laub vom Rasen sammeln.

Kann ich verfaulte Äpfel, die jetzt unter den Bäumen liegen, auf den Kompost tun?

Besser nicht. Fallobst immer sorgfältig und schnell aufsammeln und in die Biotonne entsorgen. Schädlinge oder Pilzkrankheiten führen oft zum frühzeitigen Fall von Obst. Kommt es dann in den Kompost, können dort Schädlinge und Pilzsporen überleben und im kommenden Jahr wieder neues Obst infizieren. Das wäre dann ein ewiger Kreislauf. Vor allem Schadinsekten zwingen das Obst zum frühzeitigen Abfallen, am Boden verlassen dann die verpuppungsreifen Larven die Frucht und verkriechen sich bis zur kommenden Saison in der Erde. Daher ist immer Eile geboten. Biogärtner hacken daher häufiger flach unter den Obstbäumen, um Insektenlarven freizulegen, die dann eifrig von Vögeln weggepickt werden.

Was kann ich gegen den Frostspanner unternehmen. Das ist doch jetzt seine Zeit?

Frostspanner sind Schmetterlinge, die – nomen est omen – bevorzugt bei Frost schlüpfen. Wenn es Mitte Oktober schon kalt ist, kommen sie bereits früher zum Vorschein, aber die Hauptmenge fliegt jetzt. Wobei „fliegen" zu viel gesagt ist, denn nur die Männchen sind mobil, die Weibchen sind dagegen flügellos. Ihr Hinterleib ist derart prall mit Eiern gefüllt, dass da auch keine Flügel mehr helfen würden. Sie krabbeln stattdessen die Bäume hoch, am liebsten auf Weiden und Birken, aber eigentlich sind sie Allesfresser. Die Dosis macht das Gift, ein gern verwendeter Spruch, der bei Frostspannern aber voll zutrifft. Denn zwar sind die Raupen, die im Frühjahr schlüpfen, nicht

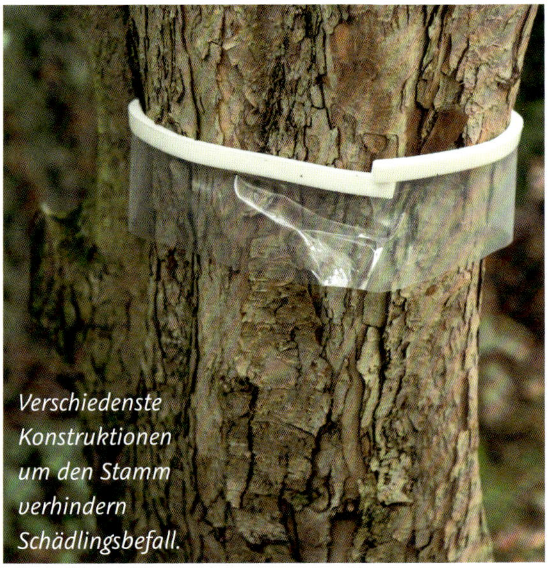

Verschiedenste Konstruktionen um den Stamm verhindern Schädlingsbefall.

besonders groß, aber es sind besonders viele und die sind besonders hungrig! Das richtet bei den noch jungen Blättern einen enormen Schaden an, vor allem bei Obstbäumen, die schon früh blühen und an denen dann die Blütenblätter abgefressen werden.
Eine probate Gegenwehr sind Leimringe, die am besten frühzeitig vor dem ersten Frost um die Stämme gelegt werden, möglichst eng anliegend und bei rauer Rinde mit weichem Polstermaterial unterfüttert, damit keiner darunterkriechen kann. Auch doppelt gelegte Wellpappe-Manschetten helfen, wenn die breite Öffnung nach Anleitung nach unten weist, aber sie müssen zur Flugzeit jeden Morgen kontrolliert und gewechselt werden.

Die Gartengeräte brauche ich ja diese Saison nicht mehr. Sie wurden aber ganz schön in Mitleidenschaft gezogen. Wie kann ich sie denn jetzt am besten bearbeiten und einwintern?

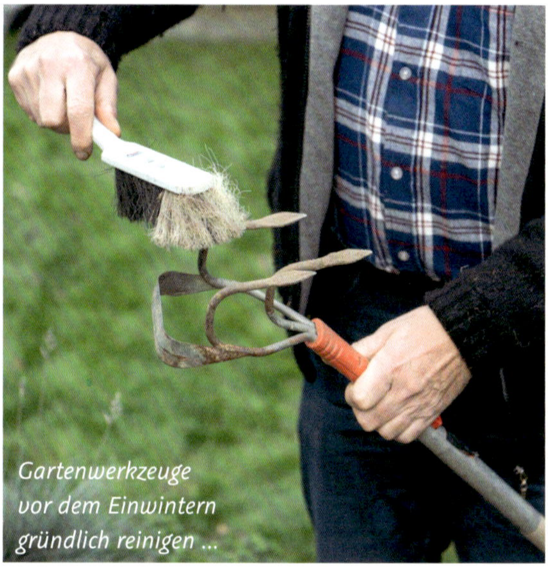
Gartenwerkzeuge vor dem Einwintern gründlich reinigen …

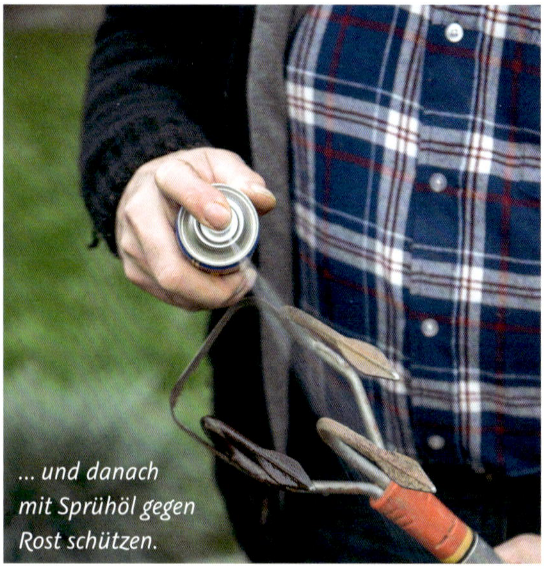
… und danach mit Sprühöl gegen Rost schützen.

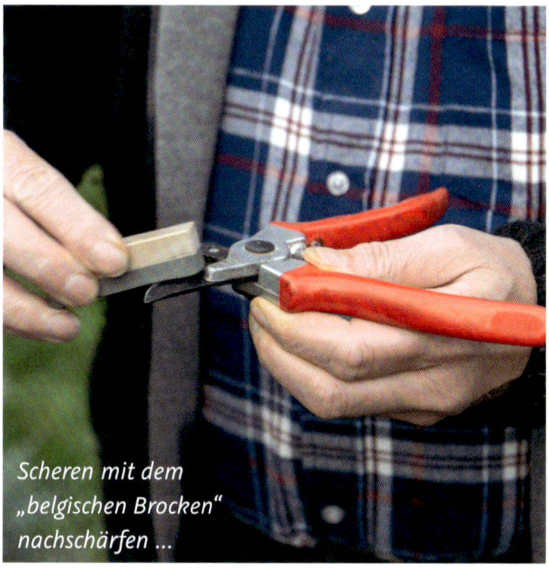
Scheren mit dem „belgischen Brocken" nachschärfen …

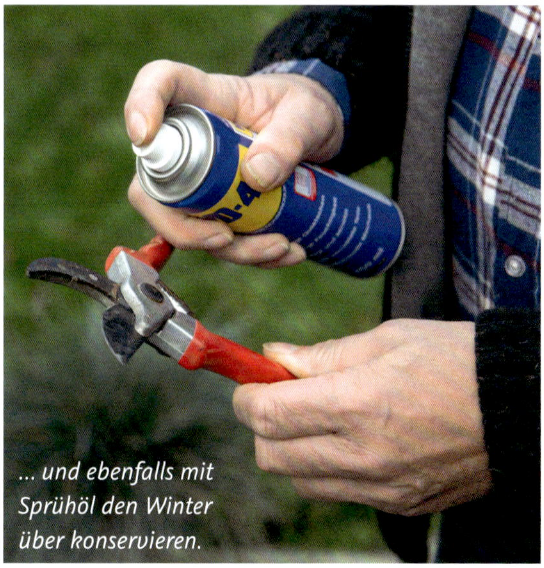
… und ebenfalls mit Sprühöl den Winter über konservieren.

Schneidewerkzeuge wie Hand-, Hecken- oder Astscheren, Messer und Sägen sind mit Pflanzensaft verklebt und sollten gründlich mit Seifenwasser oder Waschbenzin gereinigt werden. Bei dieser Gelegenheit ist es auch angebracht, die Schärfe zu testen. Klingen, Schneiden und Sägeblätter sind durch häufigen Gebrauch stumpf geworden und sollten jetzt sorgfältig nachgeschärft werden. Das ist keine einfache Aufgabe und Ungeübte sollten erfahrene Gärtner oder eine Werkstatt zurate ziehen. Bei zu starkem Verschleiß ist es oft sinnvoller, Austauschklingen zu besorgen, bei Markenwerkzeugen eigentlich nie ein Problem. In jedem Fall gilt es, die Geräte erst wegzulegen, wenn alle

Gelenke und Klingen sorgfältig geölt oder eingefettet sind. Auch immer trocken und warm lagern, denn in kalten Räumen mit hoher Luftfeuchtigkeit bildet sich am Metall oft Schwitzwasser. Anflugrost mindert die Schneidfähigkeit enorm!
Auch Spaten und Grabegabel haben gelitten und lassen sich jetzt in Ruhe richten. Ein größerer Schraubstock und ein paar Holzleisten sind dabei eine gute Hilfe. Die untergelegten Leisten braucht man, um verzogene Spatenblätter wieder in Form zu bringen. Sind die Geräte nicht aus Edelstahl oder Aluminium, auch hier die blanken Metallteile nach der Reinigung ölen. Denn rostige Spaten haben einen größeren Reibungswiderstand. Das erschwert die Arbeit unnötig.
Pflegearbeiten sind kein Luxus, denn scharfe und einwandfreie Gartenwerkzeuge sind sicherer und kraftschonender. Es gilt „safety first"! Dass bei einwandfreier Funktion die Arbeit auch mehr Spaß macht, ist bestenfalls ein nützlicher Nebeneffekt, und dass gepflegte Werkzeuge länger halten, auch.

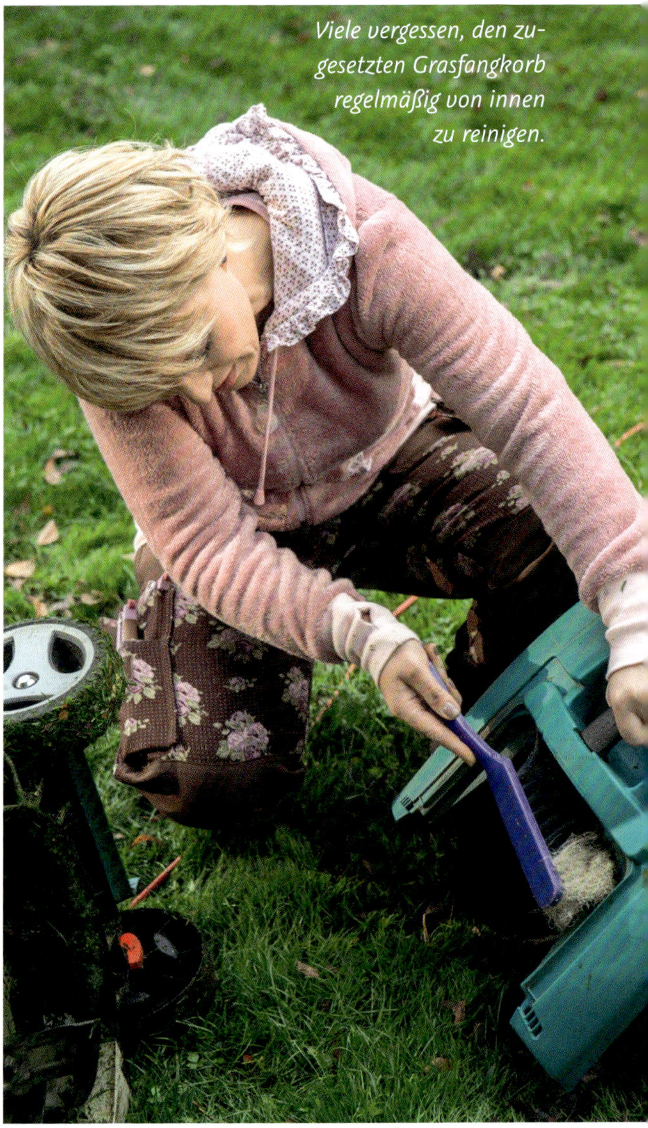
Viele vergessen, den zugesetzten Grasfangkorb regelmäßig von innen zu reinigen.

Was ist bei den akkubetriebenen Geräten zu beachten?

Bei Akkus sollte man darauf achten, ob sie geladen oder teilentladen in den Keller sollten. Keinesfalls aber dürfen sie Frost kriegen, das zerstört sie sofort. Die alten Akkus, also Nickel-Cadmium- (NiCd) oder Metallhydrid-Akkus müssen immer halb voll geladen gelagert werden, auch wenn man weiß, dass sie nach längerem Liegen beim ersten Gebrauch wieder leer sind. Hier bedeutet eine Tiefentladung das sichere Ende, also zwischendurch kontrollieren. Dabei ist die Ladezeit mit manchmal fast 20 Stunden unzumutbar lang. Diese Zeiten sind zum Glück aber vorbei.
Die neue Akkugeneration der Lithium-Ionen-Technologie kann in jedem Ladezustand weggelegt werden, der Akku sollte aber nicht tiefentladen sein. Es gibt so gut wie keine Selbstentladung mehr, und auch der Memoryeffekt entfällt. Sie lassen sich bis zu 1000-mal nachladen, auch wenn sie mit den

Jahren an Kapazität verlieren. Allerdings ist die Ladezeit sensationell, denn schon nach einer Stunde ist die Leistung wieder bei über 80 Prozent angelangt. Sensationell auch das geringe Gewicht bei enormer Leistungsfähigkeit. Dafür hätte man früher unter Umständen einen Akku-Gürtel gebraucht. Aber das alles hat leider seinen Preis, die Geräte sind nicht gerade billig.

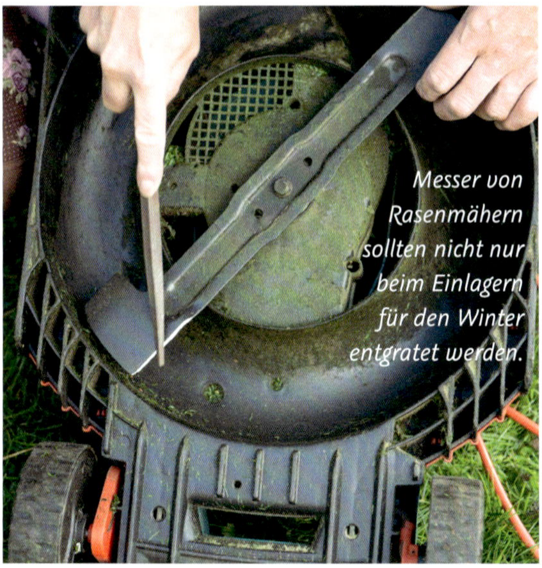
Messer von Rasenmähern sollten nicht nur beim Einlagern für den Winter entgratet werden.

Was mache ich mit Rasenmäher und Häcksler?

Motorgeräte wie Rasenmäher oder Häcksler sollten schon jetzt zur Wartung in die Werkstatt, falls man es nicht selber erledigen kann, damit sie im Frühjahr zu jeder Zeit einsatzbereit sind. Bei Rasenmähern sollte man die Schärfe der Messer überprüfen und, was viele vergessen, den Fangsack sorgfältig reinigen. Denn er setzt sich mit der Zeit zu, wird luftdicht und es kann kein Gras mehr in den Behälter geblasen werden. Das Schnittgut bleibt auf der Fläche liegen und fault im schlimmsten Fall. Bei Benzinmotoren den üblichen Winterservice durchführen oder in der Werkstatt machen lassen. Auch die Räder setzen mit der Zeit Schmutz an und werden schwergängig. Hierauf sollte also ebenfalls ein Blick geworfen werden. Bei Häckslern sollten alle Messer nachgeschärft, oder wenn sie stark verschlissen

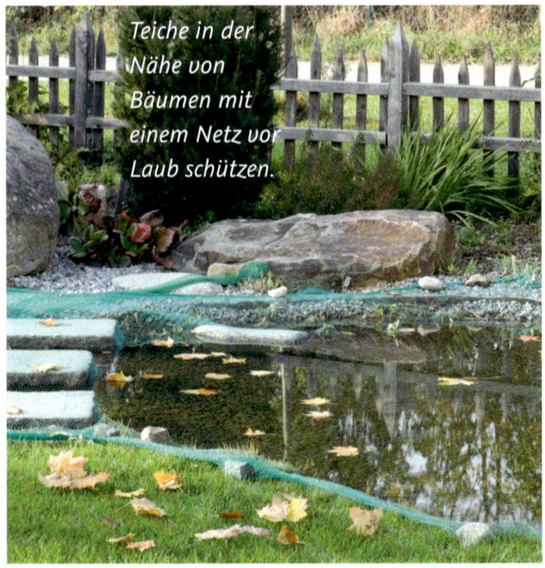
Teiche in der Nähe von Bäumen mit einem Netz vor Laub schützen.

sind, durch neue ersetzt werden. Fett oder Öl in den beweglichen Teilen den Winter über schadet nicht, Mangel dagegen sehr.

Was muss ich jetzt noch tun, wenn ich einen Teich habe? Wie kriege ich den gut über den Winter?

Den Teich sollte ich unbedingt vor anwehendem Laub mit einem Netz schützen, andernfalls bilden sich am Teichgrund Faulgase. Vor der Frostperiode sollte man, wenn Fische im

Wasser sind, auch einen Eisfreihalter ins Wasser setzen, um den Gasaustausch zu gewährleisten. Dafür sorgen auf natürliche Weise auch Teichrandpflanzen, insbesondere Schilf und Gräser, die selbst bei einer dicken Eisdecke Sauerstoff durch die Halme ins Wasser gelangen lassen. Alternativ kann man auch ein Bündel Stroh ins Wasser stellen.

Was mache ich mit meinen eingeräumten Kübelpflanzen?

Wichtigste Tätigkeit ist die Schädlingskontrolle. Draußen sind die Pflanzen im Sommer schutzlos den Attacken vieler Insekten ausgesetzt, die auch gerne ihre Eier für den Winter daran ablegen. Wird es warm, schlüpfen sie und vermehren sich manchmal rasant. Auch Dickmaulrüssler und Schnecken werden mit der Erde ins Winterquartier eingeschleppt. Also ist Wachsamkeit oberstes Gebot. Schneckenkorn zur rechten Zeit kann große Fraßschäden verhindern. Zweitwichtigste Tätigkeit ist die Feuchtigkeitskontrolle. Die Töpfe dürfen nie trocken werden, dürfen aber auch nicht nass sein. Da ist im wahrsten Sinn Fingerspitzengefühl angesagt. Der Wasserverbrauch richtet sich nach der Umgebungstemperatur und muss individuell ermittelt werden, man könnte es auch als Herantasten bezeichnen.

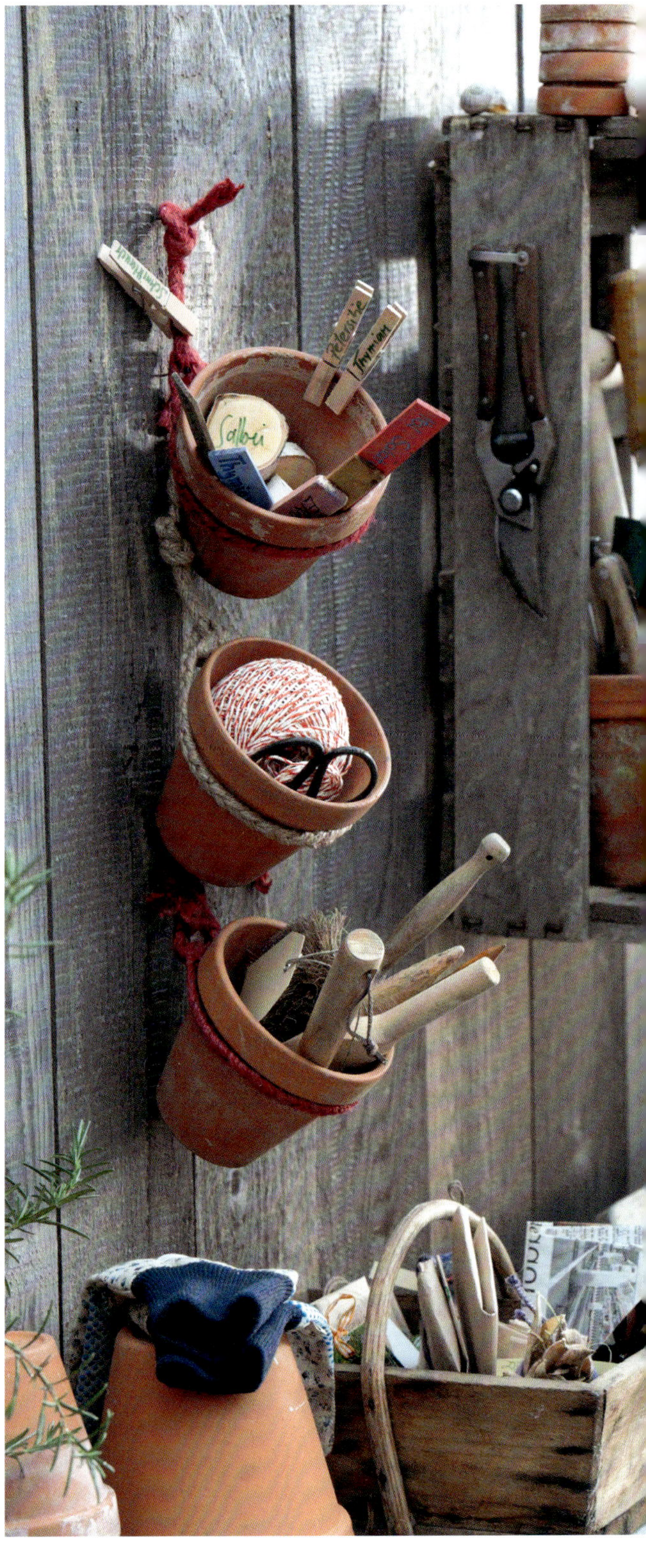

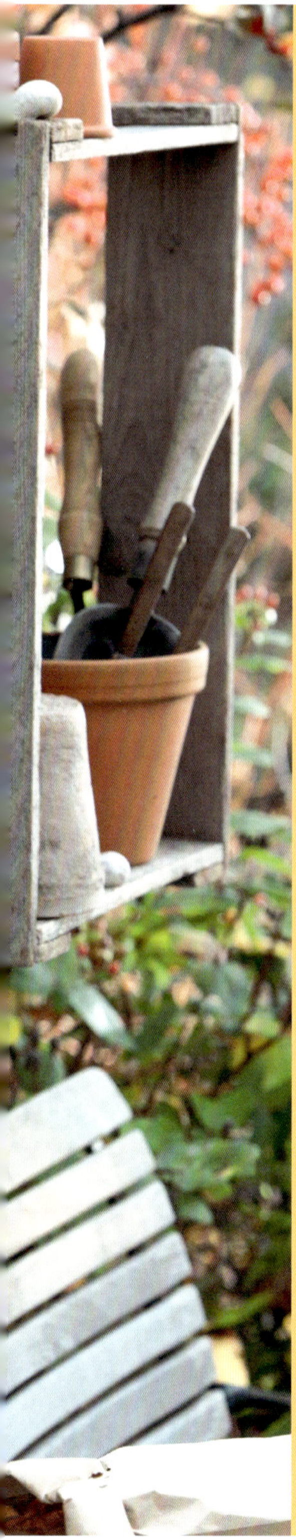

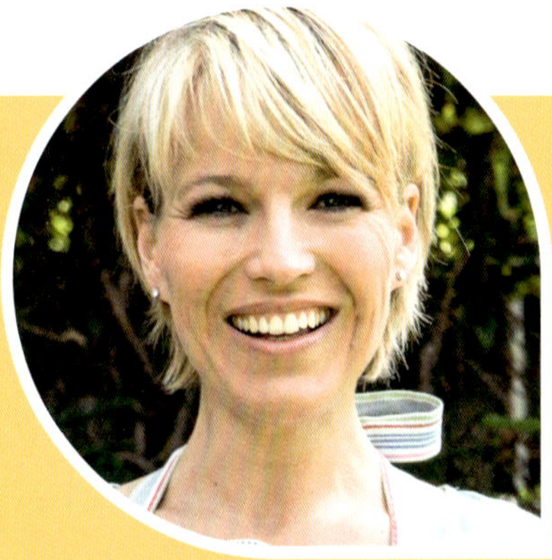

Extratipp von Andrea

Tontöpfe

Tontöpfe kann man nicht nur zum Pflanzen, sondern auch als Ordnungshalter einsetzen. Dafür aus naturfarbener oder eingefärbter Bindejute einen Zopf in gewünschter Dicke flechten, und zwar so lang, dass er um den Topf passt und noch an einen Haken gehängt werden kann. Schrauben Sie die Haken so untereinander in die Holzwand, dass die Töpfe gut übereinander hängen und bequem erreicht werden können. Das ist eine originelle Möglichkeit für Chaoten, damit sie kleinteilige Gartenwerkzeuge wie Bindegarn, Etiketten, Scheren und Stifte immer gleich finden.

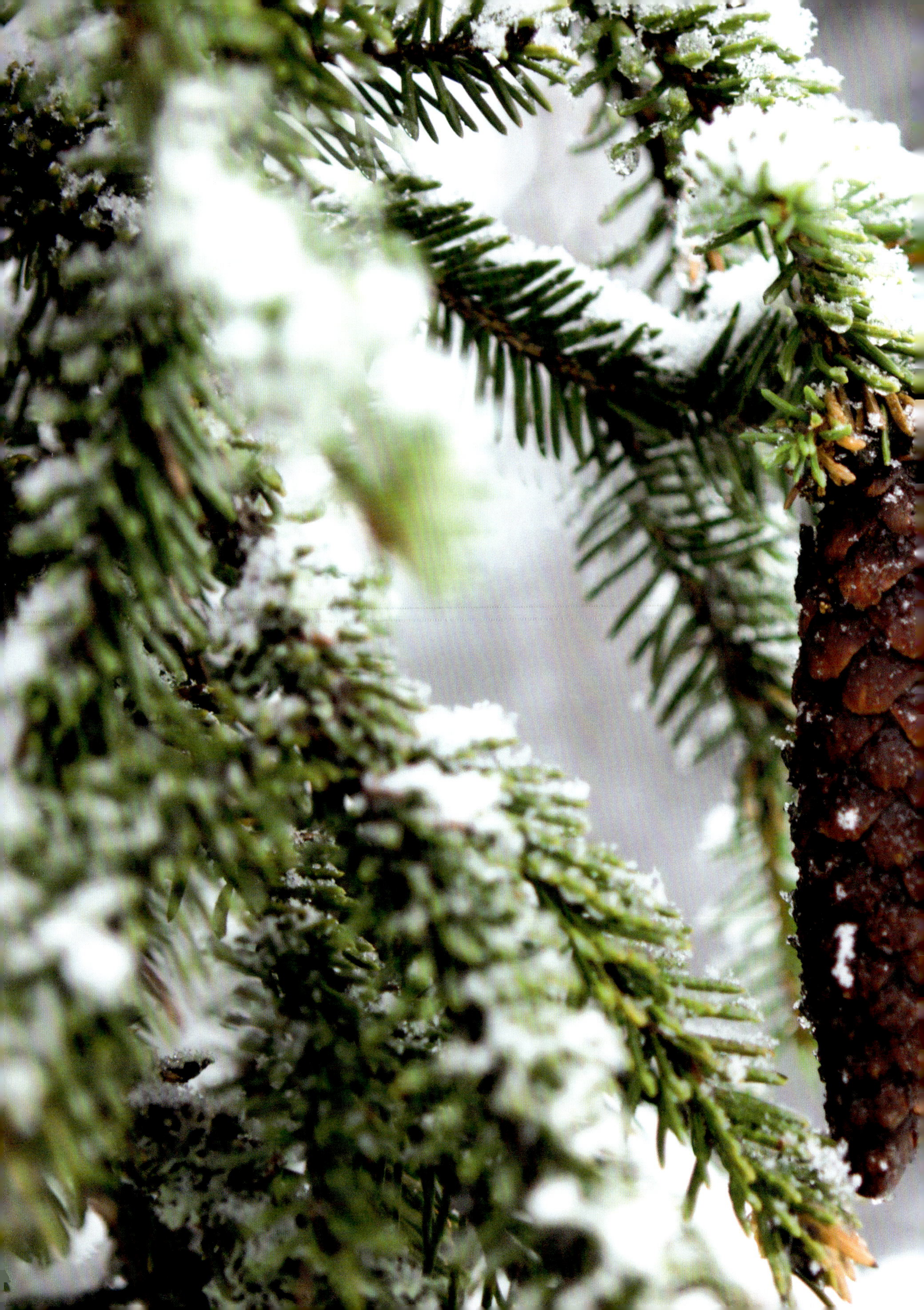

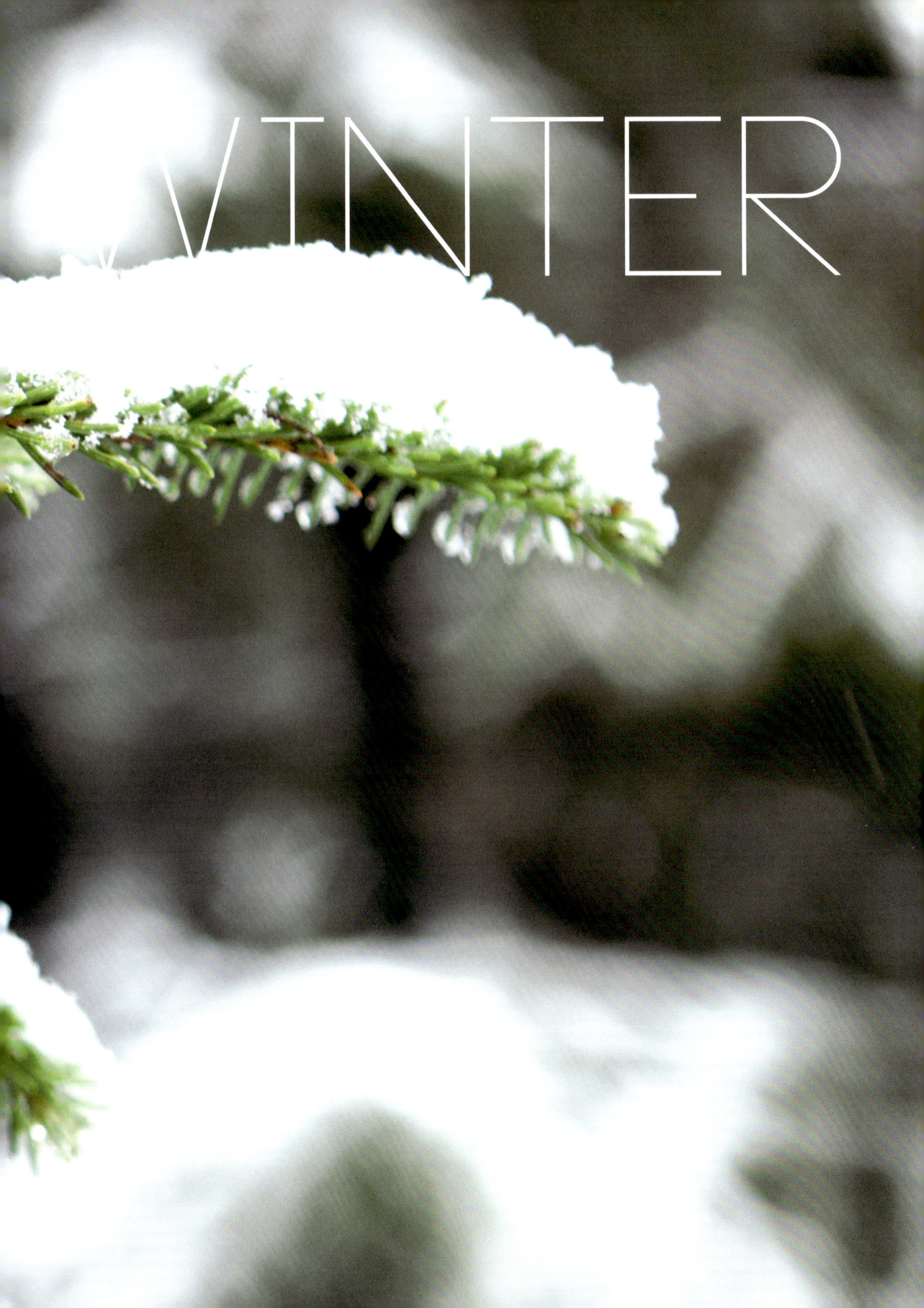
WINTER

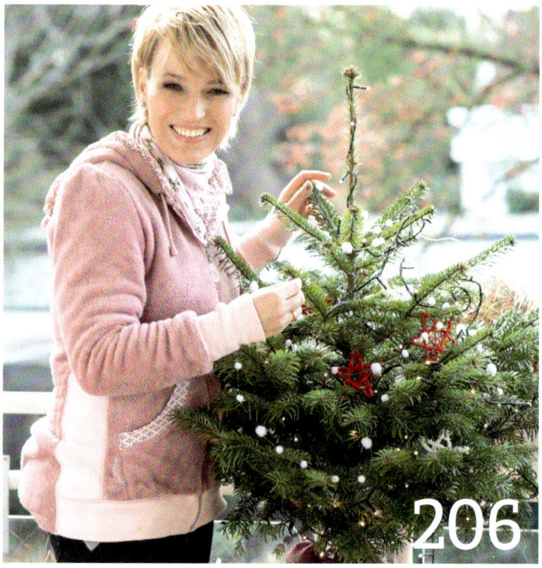

Januar

Der Monat mit dem härtesten Frost erfordert vom Gärtner viel Aufmerksamkeit.

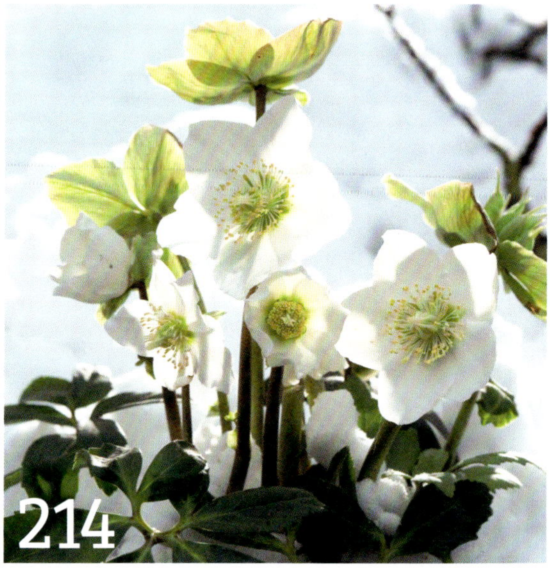

Dezember

Das Jahr geht zur Neige und der Fokus liegt mehr auf Weihnachten als auf Gartenarbeit.

- Am 4. Dezember Barbarazweige schneiden
- Weihnachtsbaum draußen feucht halten
- Wintergemüse ernten
- Wühlmäuse bekämpfen

- Weihnachtsbaumzweige als Winterschutz einsetzen
- Immergrüne bei Trockenheit wässern (frostfrei)
- Vogelnistkästen reinigen und aufhängen
- Vogelfutter regelmäßig kontrollieren
- Spritzungen gegen Schädlinge vornehmen
- Kübelpflanzen im Winterquartier kontrollieren und pflegen

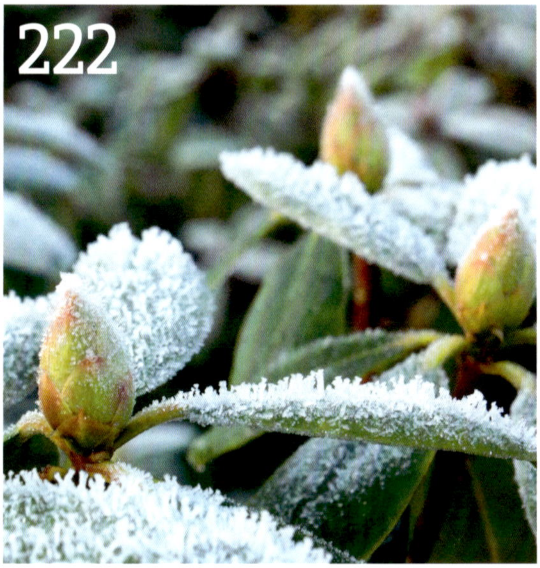

Februar

Jetzt heißt es: Winterschäden beseitigen und die nächste Saison planen.

- Schneebruch beseitigen
- Rosen, Hibiskus und Hortensien zurückschneiden
- Obstgehölze und Obstbäume (außer Walnuss und Kirsche) schneiden
- Letzte Möglichkeit für radikalen Heckenschnitt
- Saatgut beschaffen
- Paprika, Tomaten, Geranien vorkultivieren
- Gestaltung für kommende Saison planen
- Gemüseanbauplan aufstellen
- Keimprobe durchführen
- Kübelpflanzen im Winterquartier versorgen

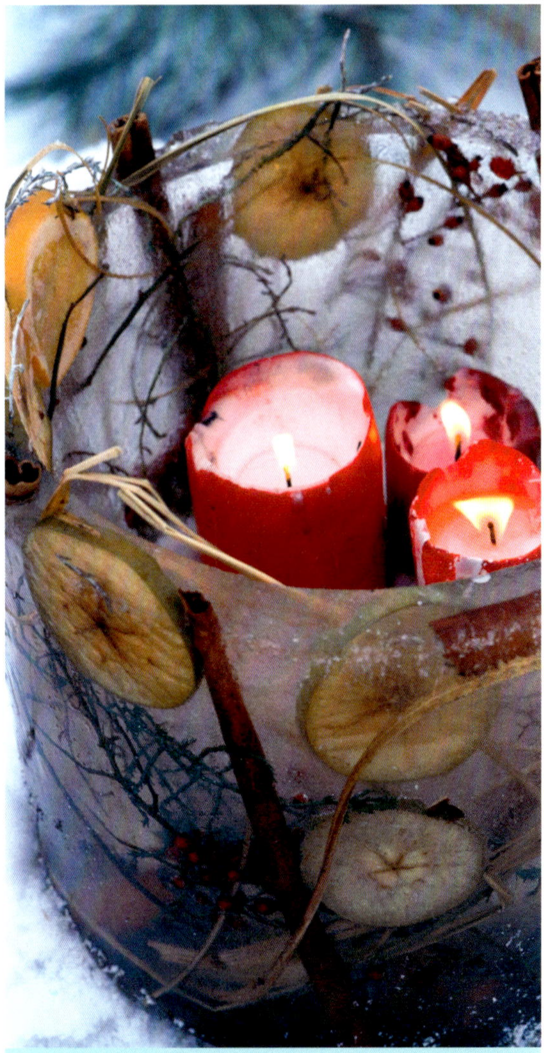

Extratipps

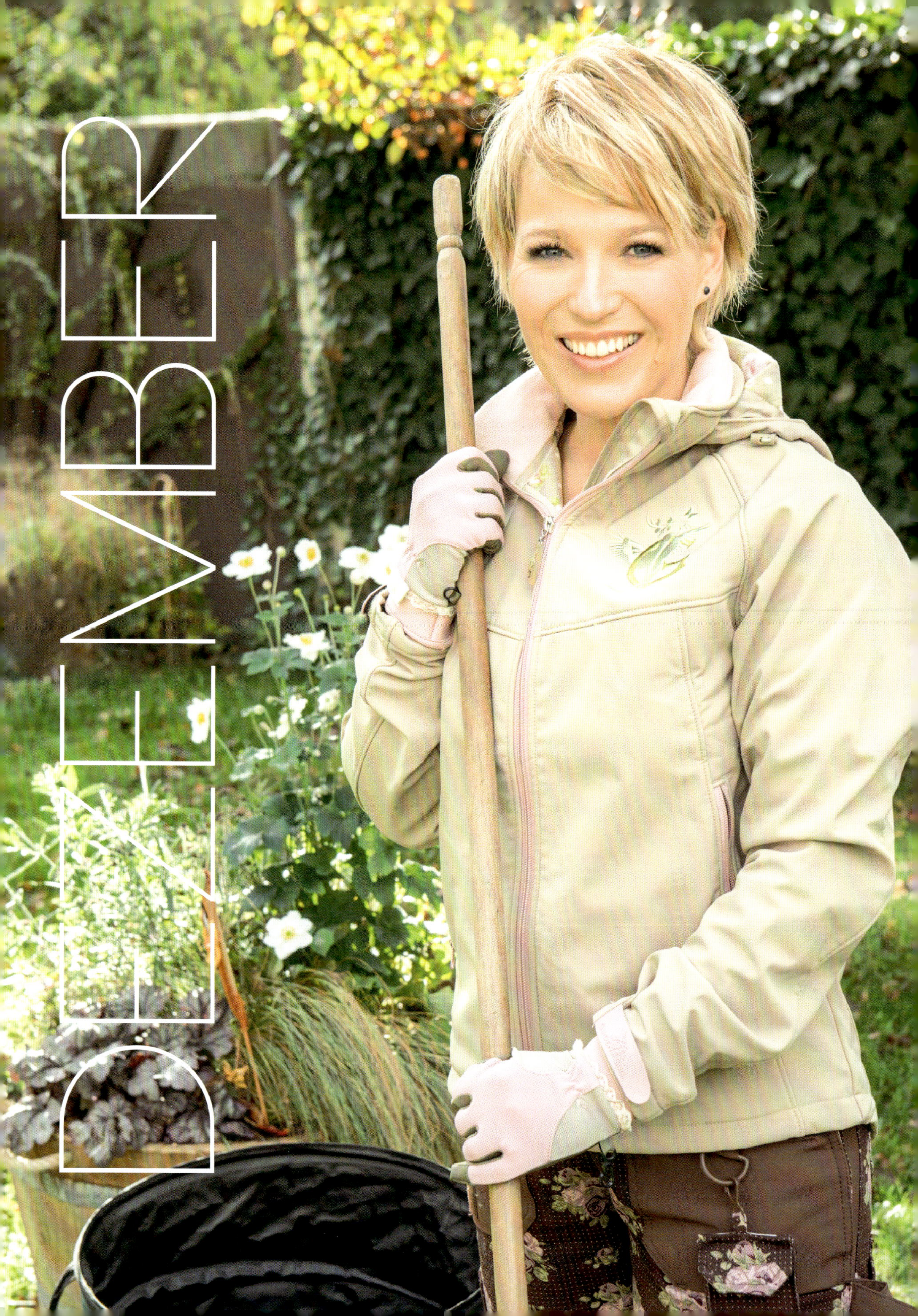
DEZEMBER

In diesem Monat steht natürlich die Wahl des richtigen Weihnachtsbaums an erster Stelle. Nach welchen Kriterien wähle ich den nun aus? Für wen empfiehlst Du eine Fichte, für wen eine Tanne?

Das ist in erster Linie eine Frage der Gewohnheit, ob der Baum länger in der Wohnung stehen soll oder nur ein paar Tage. Auch ist es eine Frage des Geldbeutels und schließlich die Frage, ob kleine Kinder im Haus sind oder nicht. Fichten sind preiswerter, allerdings nadeln sie in der trockenen Wohnung recht schnell und sind außerdem pieksig. Das heißt, sie sind nichts für die empfindliche Haut. Steht die Fichte jedoch kühl, etwa draußen auf dem Balkon oder der Terrasse, ist sie eine gute Wahl.
Anders verhält es sich, wenn der Baum schon vor Weihnachten und bis zu Heiligdreikönig im warmen Wohnzimmer stehen soll. Dann ist eine Nordmanntanne der Baum der Wahl. Denn sie nadelt kaum und die Blattenden sind abgerundet und weich, stechen also nicht. Zwar ist so ein Baum deutlich teurer, aber neben der längeren Haltbarkeit ist er meist auch deutlich schöner und dichter gewachsen und die Blattfarbe ist satter grün. Nicht umsonst ist er so beliebt.

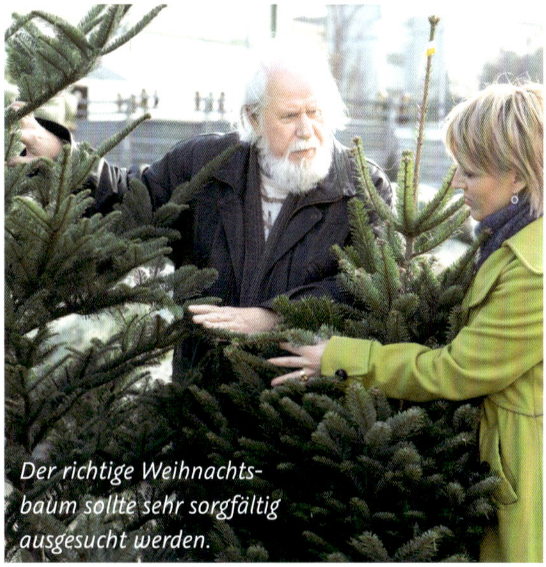
Der richtige Weihnachtsbaum sollte sehr sorgfältig ausgesucht werden.

Woran kann ich beim Kauf des Weihnachtsbaums erkennen, ob er von guter Qualität ist? Von welchen Bäumen lasse ich besser die Finger?

Die Schnittstelle verrät viel über den Zustand des Baumes. Ist sie braun, stumpf und trocken, dann besser die Finger davon lassen. Ist sie dagegen weiß und noch harzig, wurde der Baum vergleichsweise frisch geschlagen. Am besten, man sucht sich eine Möglichkeit beim Förster, wo man den Baum selber aussuchen und schlagen darf oder frisch fällen lässt, dann hat man die Gewähr, dass der Baum wirklich frisch ist. Denn viele Bäume werden schon Wochen vorher geschlagen und von weit her aus Dänemark oder Polen angekarrt. Sie haben lange Wege und Wochen des Transports auf dem Buckel, bevor sie in den Verkauf kommen. Dass diese nicht mehr so vital sind, versteht sich wohl von selbst.

Wie kann ich den Baum frisch halten, wenn ich ihn nicht erst am 23. oder 24. Dezember kaufen will?

Es ist sogar ratsam, den Baum früher zu kaufen, denn so ist die Auswahl noch am größten und der Baum kann schneller fachgerecht versorgt werden. Zuallererst den Baum zu Hause frisch mit einer scharfen

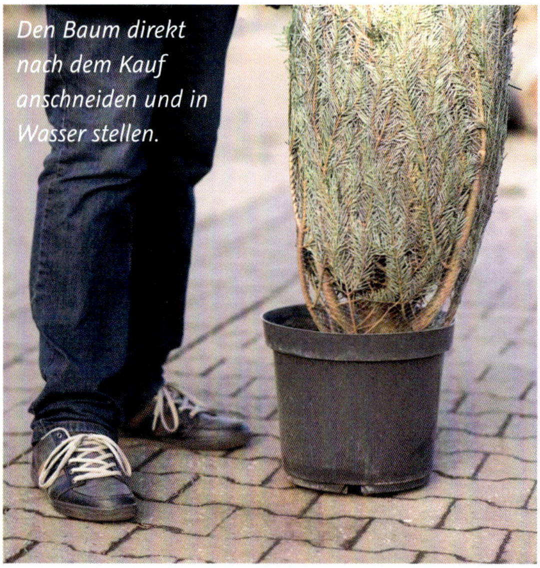
Den Baum direkt nach dem Kauf anschneiden und in Wasser stellen.

Säge sauber anschneiden, ihn im Netz belassen, in einen Eimer mit kaltem Wasser stellen und so kalt und schattig wie möglich aufstellen, um die Verdunstung so weit es geht zu verringern. Gibt es schon stärkeren Frost, den Baum mit Wasser besprühen, denn Eis hält die Nadeln länger frisch. Beim Händler dagegen steht der Baum bis zum Verkauf ohne Wasserversorgung da und trocknet vor sich hin.

Wie kann ich dafür sorgen, dass der aufgestellte Weihnachtsbaum lange frisch bleibt, damit ich bis zum 6. Januar etwas von ihm habe?

Ideal ist ein Weihnachtsbaumständer mit einem großen Wasservorrat und einem Seilzugmechanismus zum Fixieren. Keinesfalls den Baum anspitzen, damit er in den Ständer passt, denn die Wasseraufnahme erfolgt nur zwischen Holz und Borke. Ist dieser Bereich verletzt oder fehlt die Rinde ganz, dann vertrocknet der Baum schneller. Wasser regelmäßig kontrollieren und nachfüllen. Ein gesunder Baum verbraucht bis zu zwei Liter am Tag! Auch hilft es, den Raum nachts abzukühlen.

Kann ich mir auch einen Weihnachtsbaum mit Wurzelballen im Topf ins Wohnzimmer stellen?

Klar, das geht. Aber meist sind die Bäume vorher brutal gerodet und mit wenigen Wurzeln in den Topf gestopft worden. Damit sind ihre Überlebenschancen gering. Der Topf ist lediglich ein billiger Ersatz für den Weihnachtsbaum-Ständer, mehr nicht. Auch hier muss gegossen werden, aber die Bäume halten meist nicht länger als die abgesägten.

Kann ich einen Weihnachtsbaum, den ich im Topf gekauft habe, z.B. für den Balkon, im Januar ins Beet pflanzen und im nächsten Jahr wieder als Weihnachtsbaum verwenden?

Nur mit viel Glück! Wie angemerkt, werden die Bäume recht brutal ausgegraben und haben nur geringe Überlebenschancen. Stammt der Baum allerdings aus einer Baumschule und wurde er im Topf kultiviert, geht das natürlich problemlos. Aber so einen Baum bekommt man nicht für billiges Geld und man sollte ihn auch nicht im Zimmer verwenden, sondern draußen aufstellen und danach schnellstens einpflanzen, sofern einem der Frost nicht einen Strich durch die Rechnung macht.

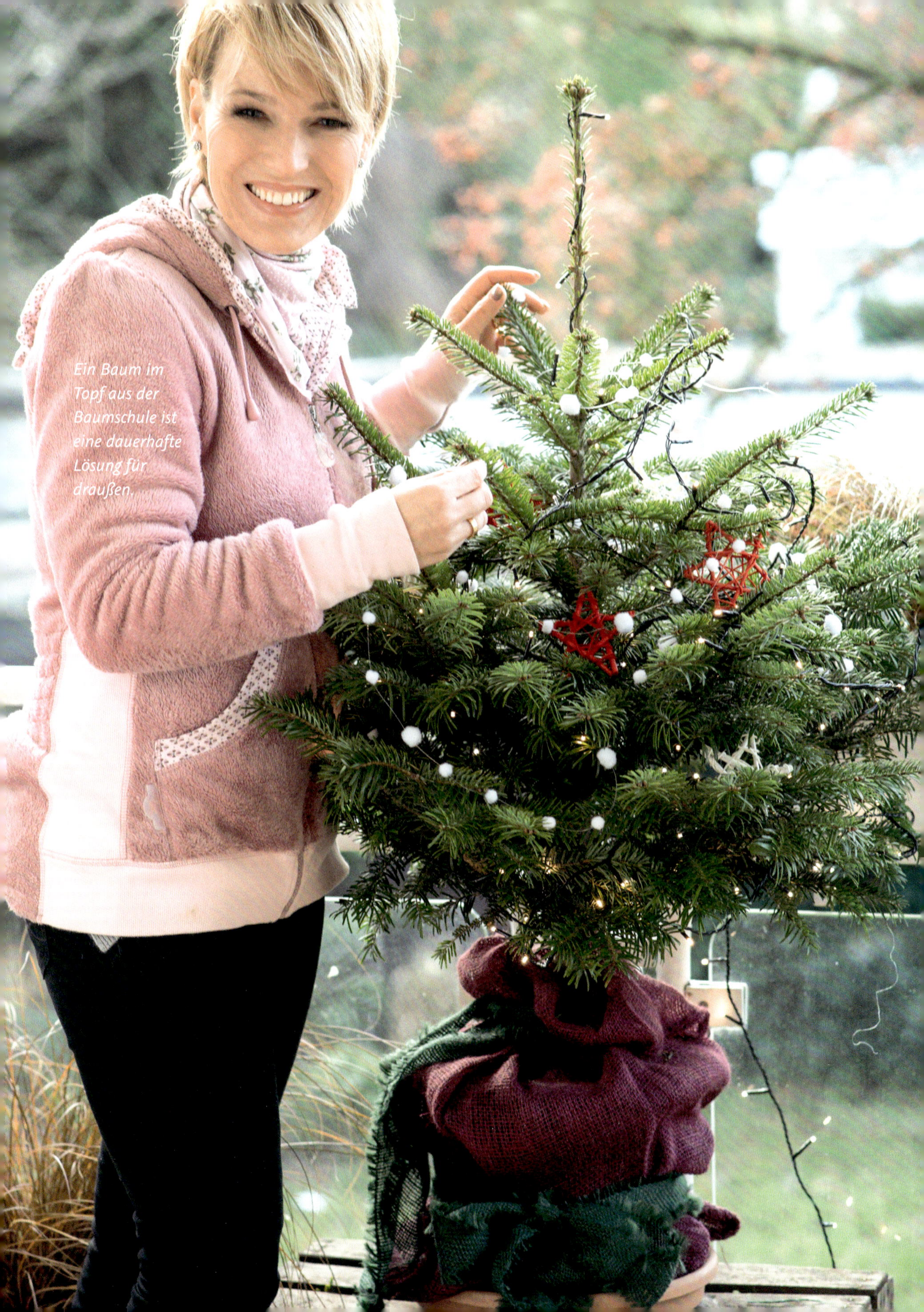

Ein Baum im Topf aus der Baumschule ist eine dauerhafte Lösung für draußen.

Was muss ich tun, um an Weihnachten blühende Barbarazweige in meinem Wohnzimmer bewundern zu können?

Dazu muss man am vierten Dezember an St. Barbara, auch Barbaratag genannt, Zweige von Sauer- oder Süßkirschen, Birke, Hasel oder Holunder schneiden, eine Stunde in einem handwarmen Wasserbad untertauchen und dann bei Raumtemperatur in der Vase aufstellen. Dann entwickeln sich innerhalb von drei Wochen Blüten und kleine frische Blättchen.

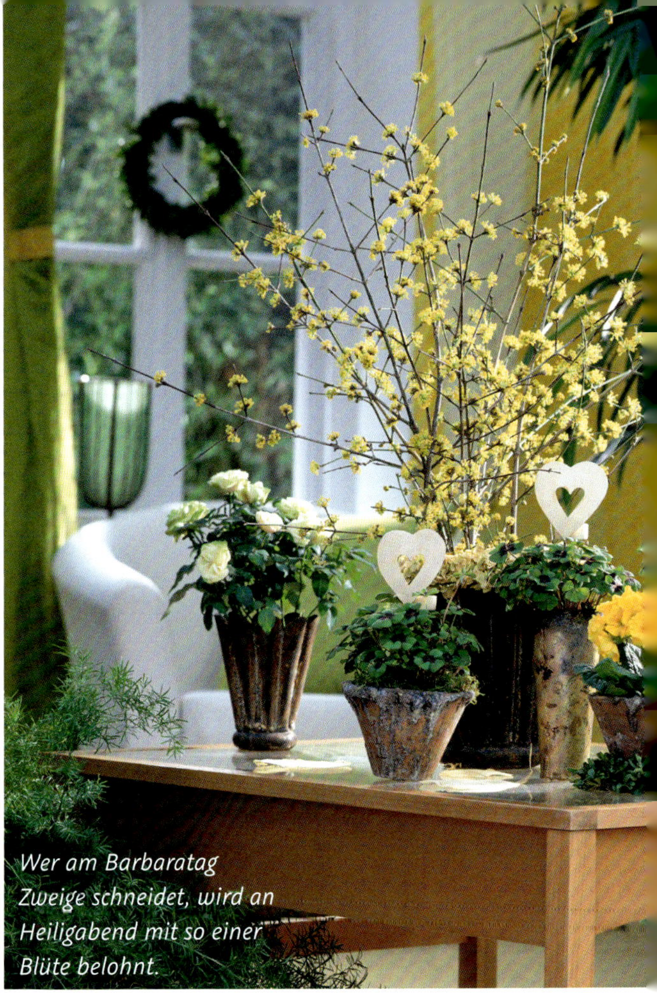
Wer am Barbaratag Zweige schneidet, wird an Heiligabend mit so einer Blüte belohnt.

Gibt's irgendwas, was im Winter draußen noch blüht?

Oh ja! Es gibt eine ganze Reihe Winterblüher, die je nach Wetterverlauf schon im Dezember blühen, sich aber auch schon mal bis Februar oder März Zeit lassen. Am auffälligsten ist der Winterjasmin, der aus der Entfernung ausschaut wie eine vorwitzige Forsythie.

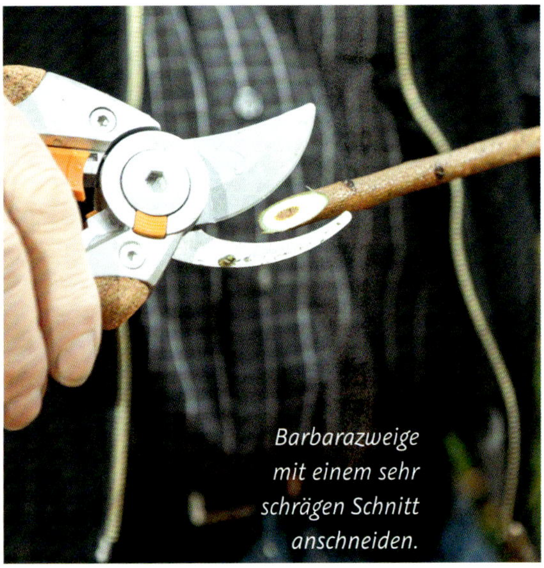
Barbarazweige mit einem sehr schrägen Schnitt anschneiden.

Winterjasmin ist eine Kletterpflanze, die etwas Unterstützung am Rankgerüst braucht, aber auch frei hängend über Mauern wachsen kann und in milden Wintern ab Dezember voller kleiner gelber Blüten hängt. Auch die Schneeheide blüht in verschiedenen Rottönen den ganzen Winter über und um Weihnachten werden dann die echten Christrosen wach.

Rhododendron ist ja winterhart. Ich kenne einige Leute, die packen im Winter Rindenmulch an den Wurzelbereich, damit der Boden nicht so schnell austrocknet und sie im Frühjahr kein Unkraut hacken müssen. Ist das sinnvoll?

Ja und nein. Die Überlegung ist im Prinzip schon richtig, aber Rindenmulch entzieht dem Boden viele Nährstoffe, vor allem Stickstoff. Wer ihn trotzdem anwendet, sollte daher unbedingt zuvor nährstoffhaltigen Kompost oder Hornspäne ausbringen, um den Verlust zu kompensieren. Den gleichen Effekt, nämlich Feuchtigkeit zu konservieren und Unkraut zu unterdrücken, hätten aber auch gehäckseltes Herbstlaub oder Grasschnitt. Rindenmulch bei Rhododendren geht aber, denn er setzt viele Huminsäuren frei, die andere Pflanzen gar nicht vertragen würden, die aber Moorbeetpflanzen, zu denen auch Heidelbeeren, Heidekräuter, Kamelien und Rhododendren gehören, brauchen.

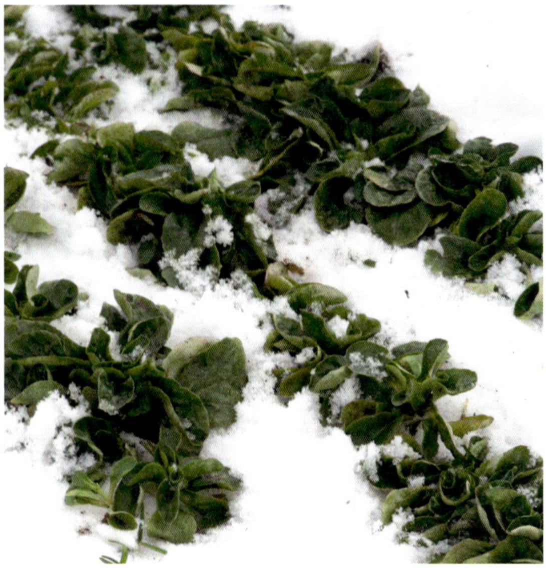

Überraschend viele Gemüsearten sind völlig winterhart.

Wie lange kann man eigentlich Wintergemüse wie Lauch, Rosenkohl, Grünkohl, Feldsalat und Spinat noch ernten?

Solange es frostfrei ist, kann man immer ernten. Kündigt sich eine längere Frostperiode oder sogar Schnee an, sollte man die Beete mit Reisig und einem Vlies abdecken und gegen Verwehen sichern, um darunter dann bei Bedarf leichter ans Gemüse zu kommen.

Wann ist die beste Erntezeit für das Wintergemüse?

Das kommt darauf an. Wichtig bei den Winterkohlarten ist, dass sie wenigstens einmal gut Frost bekommen haben, damit sich Stärke in Zucker umwandelt und sie den typischen Geschmack und ihr volles Aroma bekommen. Aber auch hier gibt es den Trick, wenn der Frost ausbleibt, das Gemüse vor dem Verzehr für ein paar Stunden in die Tiefkühltruhe zu stecken, das hilft auch schon. Beim Rest kann man bis zum Frühjahr ernten – gemäß dem Motto „so lange der Vorrat reicht“.

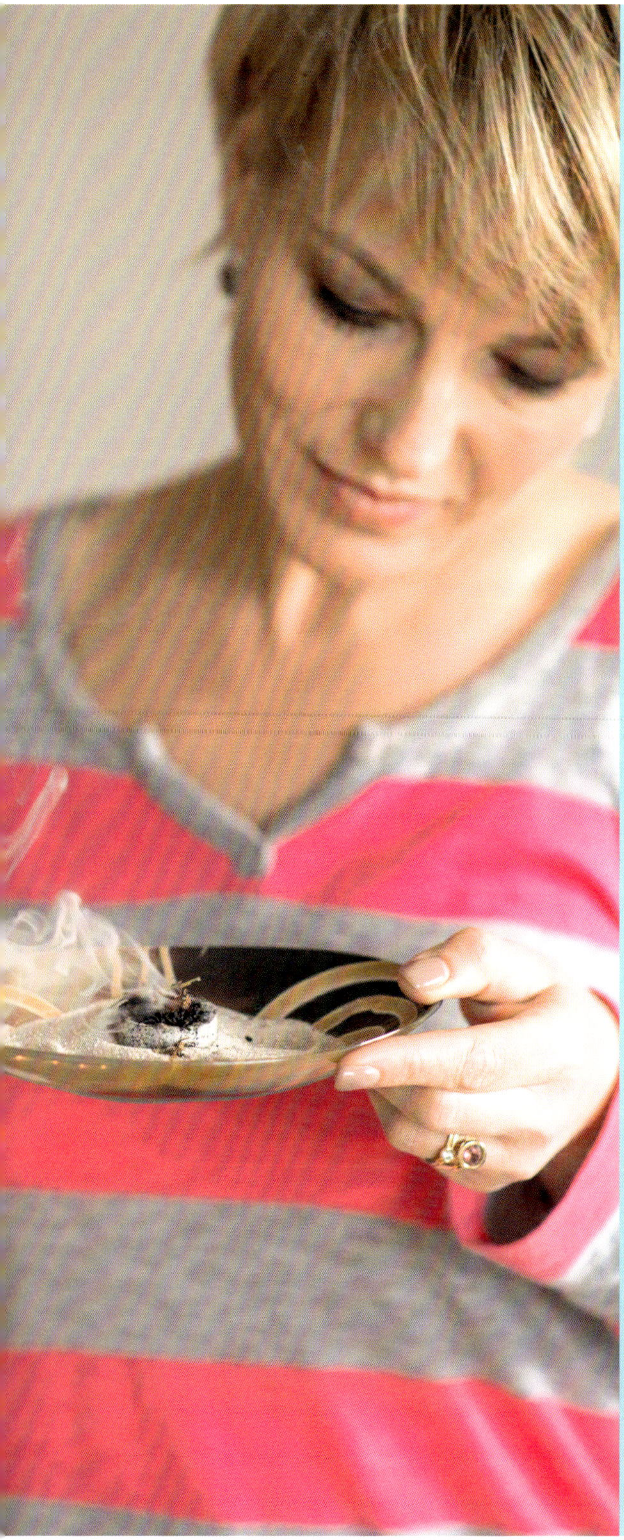

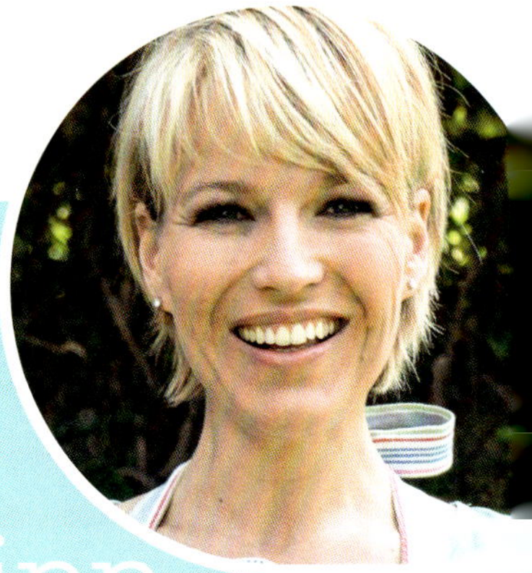

Extratipp von Andrea

Räuchern

In den mystischen „Raunächten" (die letzten sechs Nächte im alten und die ersten sechs Nächste im neuen Jahr) wird besonders gern geräuchert. Damit kann man schlechte Schwingungen und „böse Geister" vertreiben und neue Energien ins Haus holen. Die Räuchermischung hängt vom persönlichen Geschmack ab und von dem Zweck, für den sie eingesetzt werden soll. Es gibt eine riesengroße Auswahl. Nehmen Sie sich dafür Zeit. Und so geht's:

- Füllen Sie die Räucherschale mit Sand.
- Entzünden Sie ein Stück Räucherkohle, das Sie mit einer Räucherzange festhalten. Halten Sie die Räucherkohle so lange über die Flamme, bis sie knistert und raucht. Stellen Sie die Kohletablette nach dem Anzünden erst aufrecht ins Gefäß, damit sie noch besser durchglühen kann, und legen Sie die Kohle erst danach hin.
- Während die Räucherkohle durchglüht (das dauert circa 5 bis 7 Minuten), haben

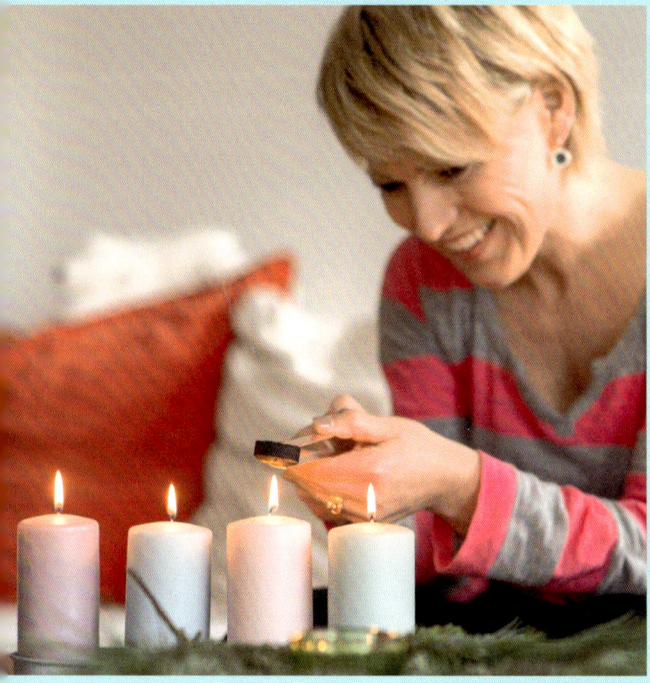

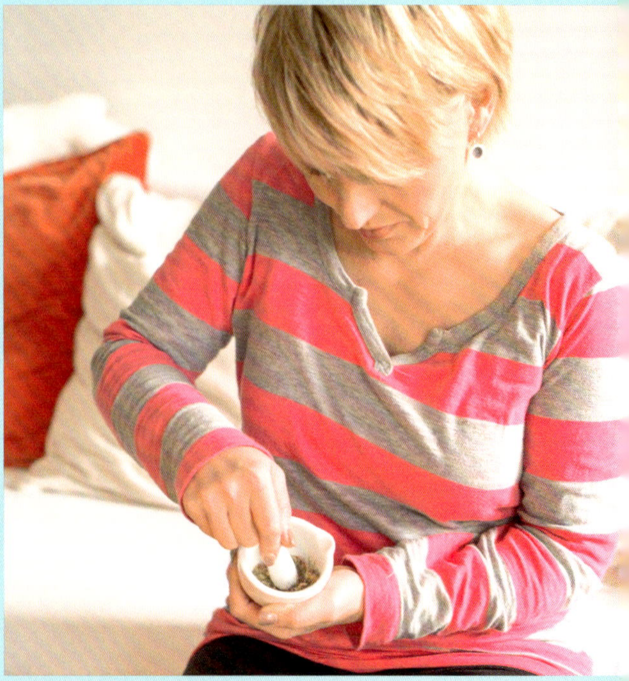

Sie Zeit, etwas Räucherwerk im Mörser zu zerkleinern.
- Sobald die Kohle durchgeglüht ist und einen weißen Ascheüberzug hat, geben Sie ein wenig Feuersand darauf und legen dann eine Messerspitze Räucherwerk in die Vertiefung der Räucherkohle. So verbrennt es nicht so schnell. Beobachten Sie den aufsteigenden duftenden Rauch und genießen Sie die entspannende und reinigende Wirkung. Es ist ein schönes Ritual.

Vorsicht: Werfen Sie die Kohle nach der Räucherung nicht sofort in den Abfall, da diese noch ein bis zwei Stunden glühen kann. Löschen Sie die Kohle im Gefäß nicht mit Wasser.

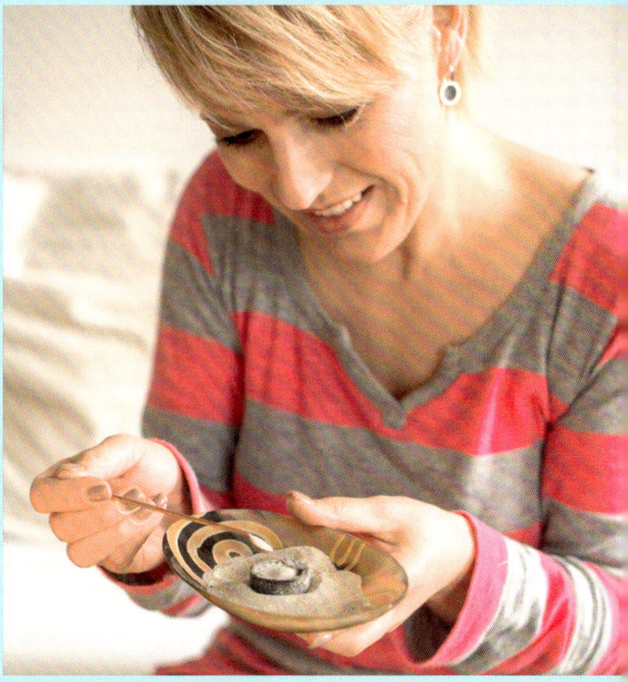

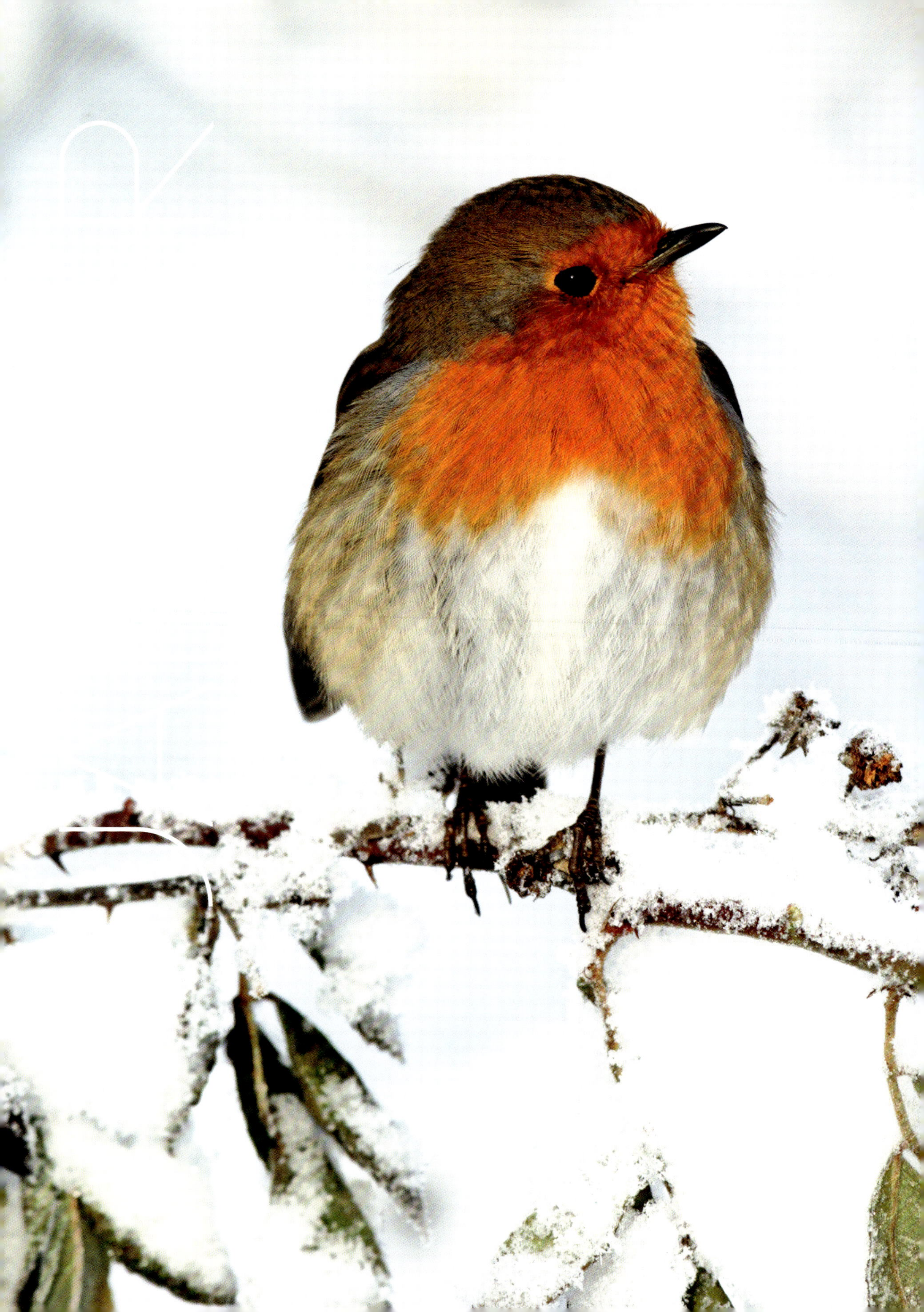

Was mache ich denn mit meinem Weihnachtsbaum? Kann ich die Zweige für etwas Sinnvolles im Garten oder auf der Terrasse verwenden oder stelle ich ihn an den Straßenrand, damit er von der Stadtreinigung abgeholt wird?

Nachdem heutzutage die meisten von uns eine Nordmanntanne als Weihnachtsbaum haben, die ja nicht so schnell nadelt, eignen sich die noch begrünten Zweige optimal als Abdeckung im Garten oder auf dem Balkon. Jetzt bricht die kälteste Zeit des Jahres an, in der Winterschutz besonders wichtig ist. Wo immer es möglich ist, sollte man die Äste abschneiden und – natürlich von allen weihnachtlichen Behängen befreit – dazu verwenden, Herbstlaub damit zu fixieren. Aber selbst lose auf den Boden gelegt, etwa um die Wurzelscheibe einer Rose, bringen sie schon eine ganze Menge. Liegt Schnee, dann sollte man die Äste in Reserve halten, denn Winterschutz ist am nötigsten, wenn die Böden offen sind und dann Frost kommt. Diese sogenannten Kahlfröste können eine verheerende Wirkung im Garten oder in Beeten mit Wintergemüse haben.

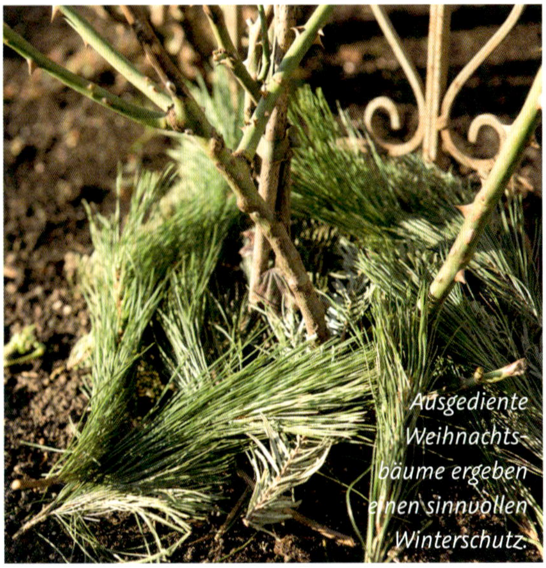
Ausgediente Weihnachtsbäume ergeben einen sinnvollen Winterschutz.

Worauf müssen wir achten, wenn wir Vögeln helfen wollen, die frostige Zeit zu überstehen?

Neben windgeschützten Schlafgelegenheiten, etwa gereinigten und frisch gepolsterten Vogelnisthäuschen oder einem dicht gewachsenen immergrünen Gehölz, wohin sie sich bei Wind oder Schnee zurückziehen können, sollten wir ihnen auch geeignetes Futter anbieten. Die Art der Fütterung hängt allerdings sehr von den einzelnen Wintergästen ab. Egal, um welche Futterstelle es sich handelt, sie muss immer frei stehen und vor Katzen sicher sein. Daher Futterhäuschen entweder an einem hohen Ständer aufstellen oder an einen langen Ast hängen.

Das Vogelhäuschen ist dabei nur eine Option für die Fütterung, denn manche Arten, etwa Rotkehlchen, bevorzugen Streufutter, weil sie auch den Rest des Jahres ihre Nahrung hauptsächlich am Boden suchen. Dazu verteilt man einfach an einem geschützten Platz, etwa unter einem Vordach oder unter immergrünen, höheren Sträuchern Haferflocken und Sonnenblumenkerne. Der Boden sollte möglichst trocken sein. Haferflocken liefern Kohlehydrate, Sonnenblumenkerne beinhalten Öl, beides wird im Körper schnell verbannt und hilft gegen Kälte. Auch Amseln gehen gerne an dieses Futter. Insektenjäger, wie alle Meisenarten, Kleiber oder Spechte, bevorzugen dagegen fettiges Futter, Rosinen und Nüsse. Für sie sind frei aufgehängte Meisenknödel, Fettringe oder Nuss-Säckchen ideal. Getrocknete

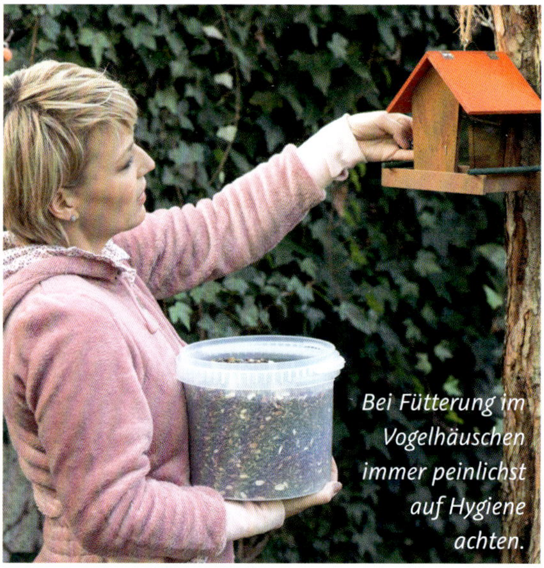
Bei Fütterung im Vogelhäuschen immer peinlichst auf Hygiene achten.

Früchte und Rosinen liefern den Tieren wichtige Mineralstoffe, die für die Ausdauer wichtig sind. Also damit nicht sparen! Ins Vogelhäuschen kommt ebenfalls Streufutter, vor allem Sonnenblumenkerne, getrocknete Früchte, Getreidekörner und Nüsse. Dieses Futter ist speziell für Finkenvögel ideal, sie sind klassische Körnerfresser und haben dafür den entsprechenden Verdauungsapparat. Ein Universalfutter für alle Arten gibt es leider nicht, es ist immer nur ein Kompromiss. Und nicht wundern, wenn dann auch das Eichhörnchen zur Futterstelle kommt. Vor allem bei Bodenfrost oder einer hohen Schneedecke findet es ebenfalls zu wenig Futter und darbt.
Ganz wichtig bei Futterhäuschen ist eine konsequente Hygiene. Immer nur so viel Futter geben, wie an einem Tag gefressen wird, und vor der neuen Futtergabe das Häuschen von Futterresten und Kot reinigen. Unhygienische Fütterungsplätze sind immer ein Quell für die Übertragung von Krankheiten und Parasiten.

Gibt's im Garten jetzt überhaupt was zu tun oder muss ich lernen, Geduld zu haben?

Das hängt entschieden von der Witterung ab. Ist es ein schneereicher Winter, sollte ich die immergrünen Sträucher und Bäume regelmäßig von der Schneelast befreien, um die Bruchgefahr zu mindern. Ist es ein schneearmer und eisiger Winter, sollte ich alles tun, um den Boden vor Kahlfrost zu schützen und häufiger die Abdeckungen überprüfen und gegebenenfalls nachbessern. Auch sollte ich die Immergrünen mit Wasser übersprühen (Gießkanne oder Schlauch mit Brause), um sie mit einer Eisschicht vor dem Austrocknen zu bewahren.
Wintersonne und Frost gehen eine gefährliche Allianz ein, sie stressen die Pflanzen, vor allem Immergrüne. Hier hilft es, wenigstens kurzzeitig einen Sonnenschutz in Form einer Vliesabdeckung zu schaffen, um Stoffwechselaktivitäten zu bremsen. Sonst verdunsten die Pflanzen oberirdisch Wasser und können keinen Nachschub aus dem gefrorenen Boden holen. Also ist immer Wachsamkeit angebracht.
Ist es allerdings ein milder Winter, kann man sich entspannt zurücklehnen und ein schönes Buch lesen.

Was ist los, wenn meine Christrosen schwarze Flecken auf den Blättern haben?

Dann liegt vermutlich ein Blattpilz vor, der immer dann auftritt, wenn es feucht und warm ist. Einfach das „verdächtige" Blatt abschneiden und in den Restmüll damit. Die neuen Blätter treiben in aller Regel wieder gesund aus.

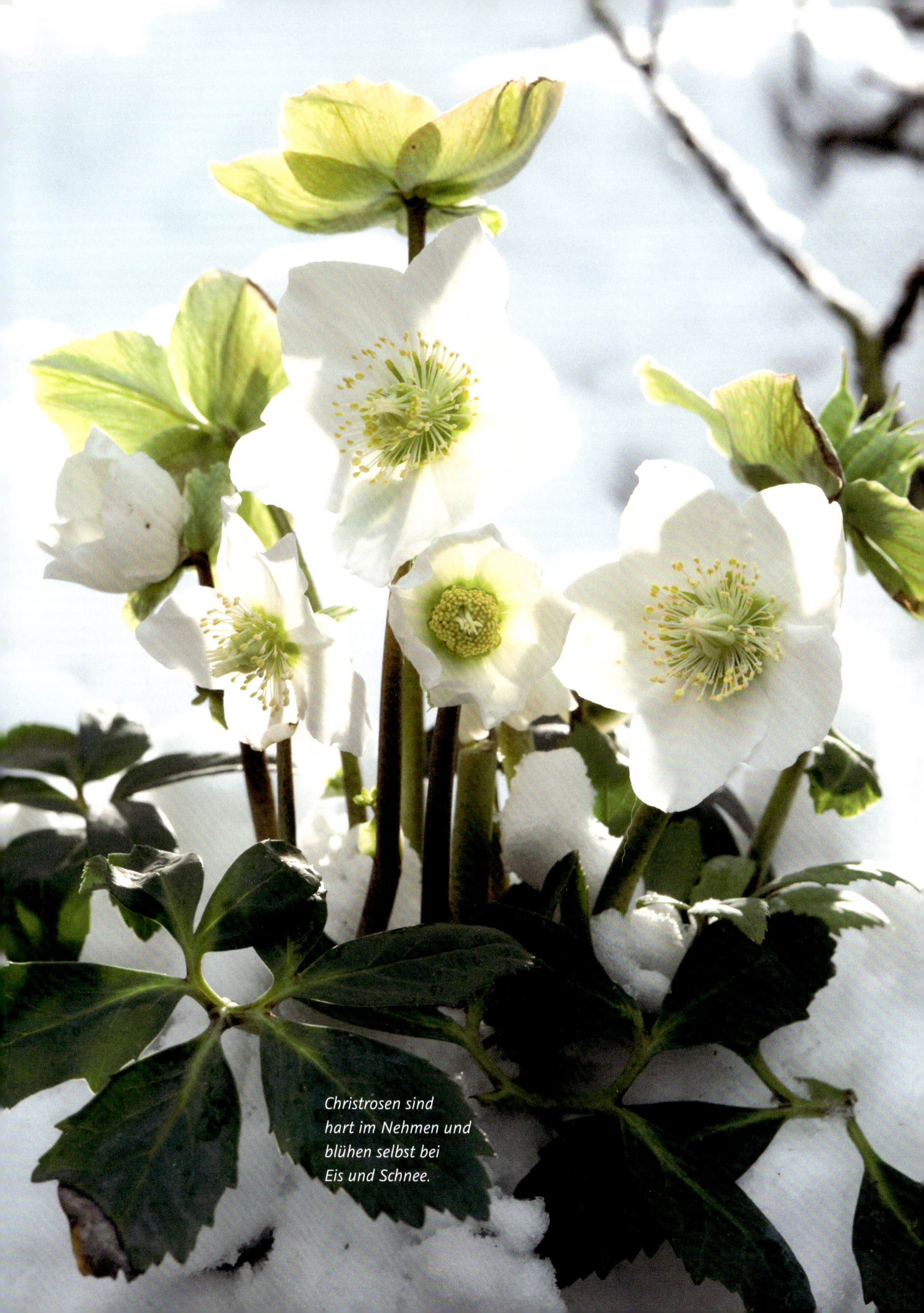

Christrosen sind
hart im Nehmen und
blühen selbst bei
Eis und Schnee.

Was kann ich tun, wenn ich Schädlinge auf Bäumen und an Stauden entdeckt habe?

Jetzt ist noch wenig los, die Schädlinge halten alle noch Winterschlaf. Das Einzige, was man jetzt bei genauem Hinschauen entdecken kann, sind Eier oder Puppen von Schadinsekten, wobei natürlich auch die Nützlinge irgendwo bleiben müssen. Was man jetzt gut machen kann, sind vorbeugende Spritzungen mit einem Öl, unter dem die Eier und Puppen zugrunde gehen, die dem Baum und der Umwelt aber nicht schaden. Wichtig ist hier nur, dass man die Äste wirklich von allen Seiten einsprüht, denn nur direkt getroffene Schadinsekten werden auch eliminiert. Was jetzt viel wichtiger ist: langsam an eine Wühlmausbekämpfung zu denken, denn die Tiere haben ihre Wintervorräte allmählich aufgebraucht und gehen nun bei offenen Böden verstärkt auf Nahrungssuche. Baumwurzeln mit ihren eingelagerten Wertstoffen sind jetzt besonders nahrhaft.

Die Obstbäume und Ziersträucher haben jetzt keine Blätter mehr. Jetzt kann ich krankes und altes Holz gut erkennen. Darf ich das jetzt wegschneiden oder soll ich bis zum Frühjahr damit warten?

Eine der wichtigsten Eigenschaften des Gärtners ist Geduld. Sollte es eine frostfreie Periode geben, ist die Versuchung natürlich groß, zu schneiden. Aber was ist, wenn es noch einmal einen heftigen Temperatursturz gibt? Dann kann der Frost tief in die Schnittwunden eindringen und Schaden anrichten. Also unbedingt noch warten. Erst ab Mitte Februar ist die Gefahr von starken Spätfrösten gering, bis dahin sollte man sich auf jeden Fall gedulden. Einzige Ausnahme sind Kiwis. Sie reagieren auf Schnitt mit starkem Saftverlust und sie bluten lange nach. Jetzt um die Jahreswende sind sie aber in absoluter Winterruhe, die Wunde hat somit viel Zeit, sich zu verschließen, denn Kiwis treiben recht spät aus.

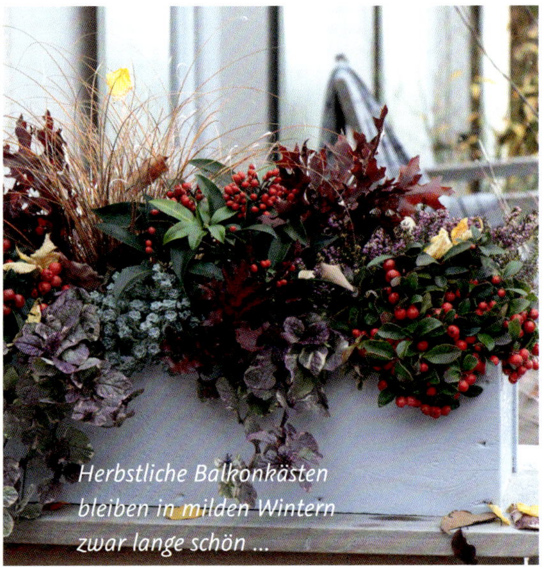

Herbstliche Balkonkästen bleiben in milden Wintern zwar lange schön ...

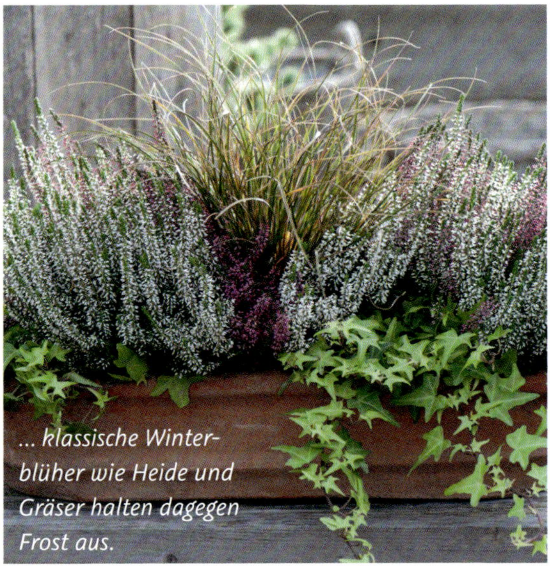

... klassische Winterblüher wie Heide und Gräser halten dagegen Frost aus.

Auf dem Balkon sieht es so nackt und kahl aus. Die Chrysanthemen sind inzwischen erfroren.

Tja, diese Form des Chrysanthemensterbens nennt man auch Winter. Jetzt blühen nur noch die ganz harten. Es gibt zwar viele Mitmenschen, die eine Aversion gegen Heidekräuter haben, aber sie bringen so ziemlich als Einzige immerhin noch Farbe in die Kästen. Wenn man sie geschickt mit derben Blattschmuckstauden oder Zwergkoniferen mischt, kann es noch sogar recht hübsch ausschauen.

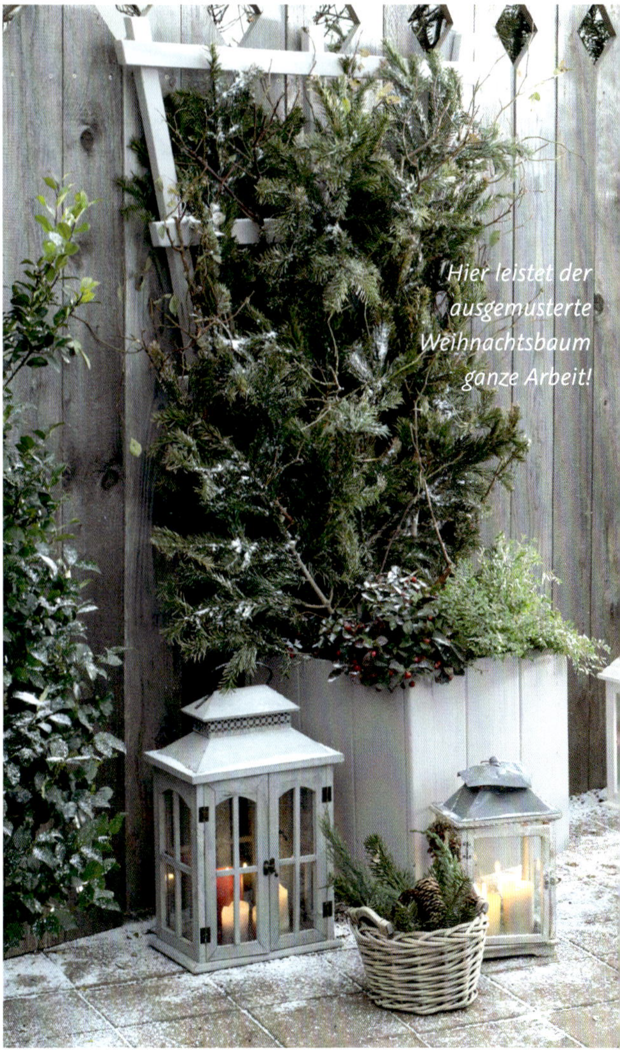

Hier leistet der ausgemusterte Weihnachtsbaum ganze Arbeit!

Ich könnte mir ja auch schon mal Gedanken machen, wie ich den Garten in diesem Jahr gestalten will, es trudeln ja langsam die Kataloge ein. Wie gehe ich denn am besten bei so einer Gartenplanung vor?

Da ist vor allem ein gutes Gedächtnis gefragt, oder man war schlau und hat den Garten in Abständen von zwei bis drei Wochen immer wieder fotografiert. Dann sieht man schnell, was sich nicht so entwickelt hat, wie erwartet, man erkennt Lücken oder man will mal etwas Neues ausprobieren und vielleicht die eine oder andere Allerweltspflanze dafür rausschmeißen. Bei der Planung unbedingt darauf achten, dass man sich über die Standortbedingungen, die Blühtermine, die Farben, die Blattstrukturen und die Wuchseigenschaften genau kundig macht, um sich nicht unnötig Arbeit aufzuhalsen oder um sich Enttäuschungen zu ersparen. Auch für das Nutzbeet sollte man sich jetzt schon Gedanken machen und ruhig mal mutig sein und Dinge ausprobieren, die man nicht kennt. Natürlich auch hier die genauen Ansprüche an Boden und Standort studieren und vor allem vorausschauend planen, um eine geschickte Fruchtfolge hinzukriegen. Wer gut plant, kann unter Umständen eine komplette Ernte mehr im Jahr einfahren! Dabei spielen Platzbedarf und Verträglichkeiten untereinander eine entscheidende Rolle.

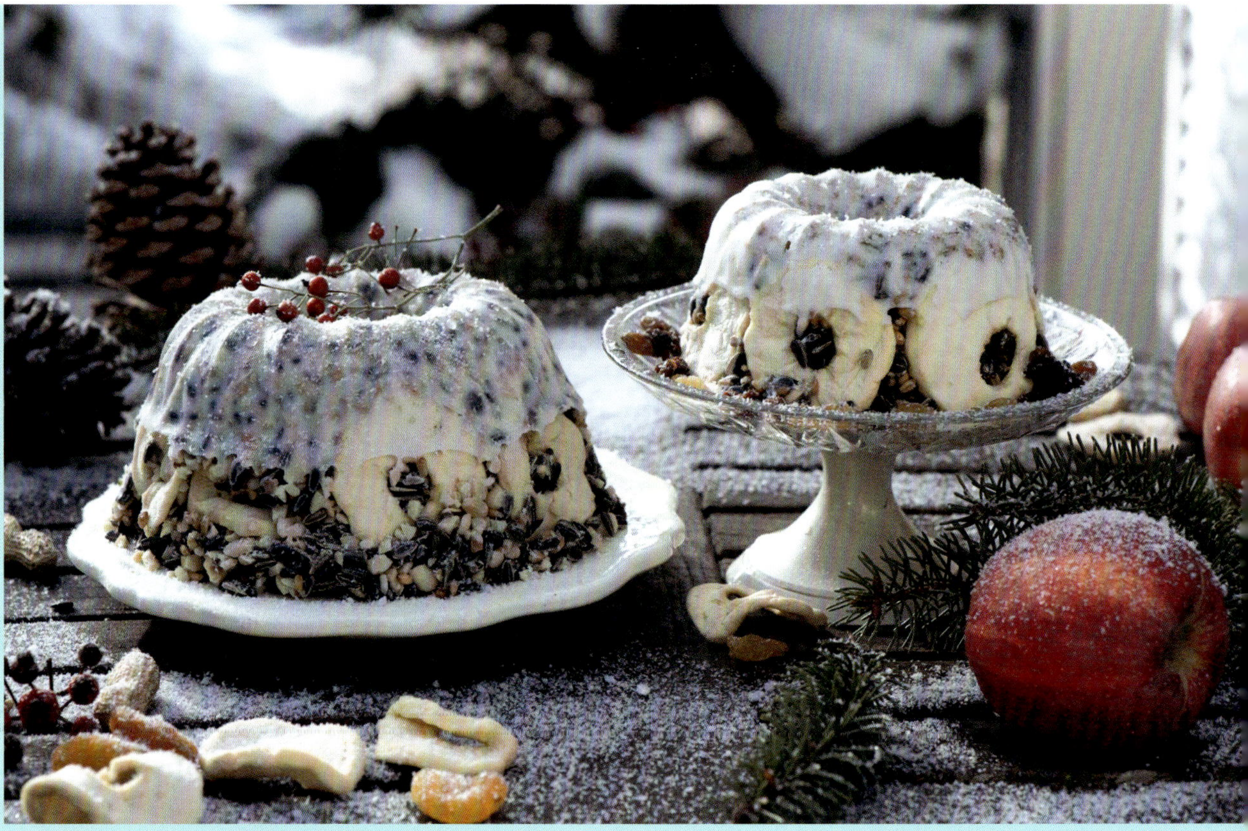

Extratipp von Andrea

Vogelfutter selbst gemacht

Kinder finden es toll, wenn sie dazu beitragen können, Tieren zu helfen. Im kalten Januar bei Dauerfrost brauchen die Vögel, die bei uns überwintern, Nahrung. Und die bekommen sie von unseren Kleinen, sobald es Dauerfrost oder eine geschlossene Schneedecke gibt. Am besten bereiten wir Mischfutter zu, dann können sich die „Körnerfresser", z.B. der Spatz, der Dompfaff oder der Kernbeißer, etwas herauspicken, ebenso wie die „Weichfresser" – Rotkehlchen, Meise, Amsel oder Zaunkönig. Sie können mit Ihren Kindern einen Kuchen für die Vögel backen und am Futterplatz aufstellen. Dafür brauchen Sie:

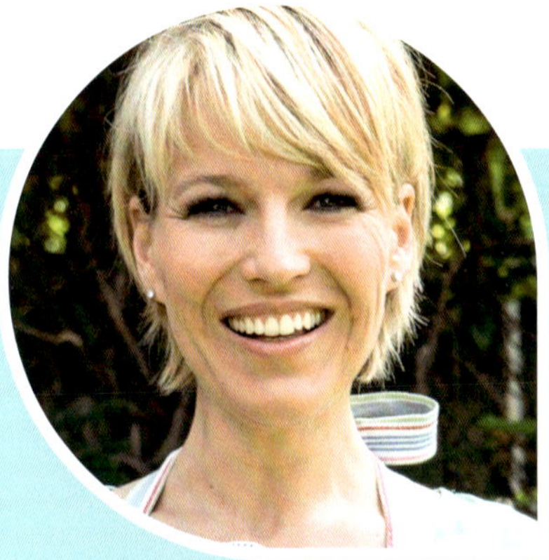

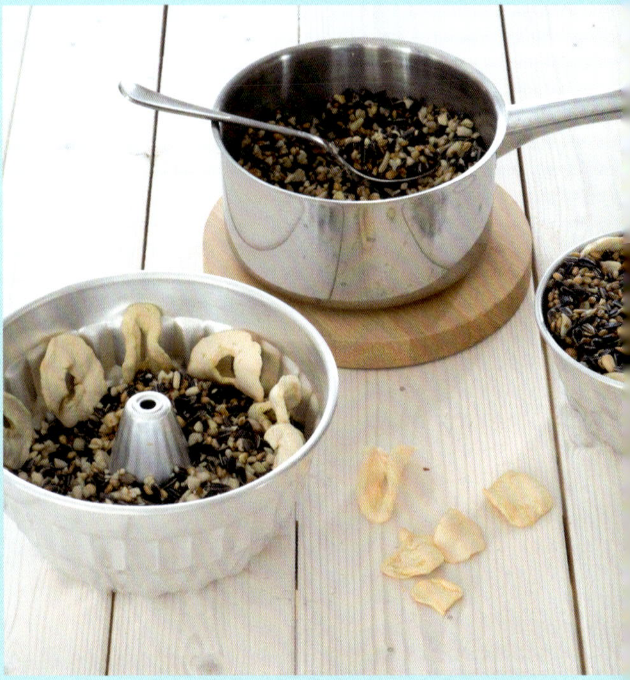

Vogelfutter (2 Teile Sonnenblumenkerne, 1 Teil kernige Haferflocken, 1 Teil Rosinen)
Guglhupf-Kuchenformen
Palm- oder Kokosfett
Getrocknete Apfelscheiben
Topf
Löffel

Schmelzen Sie das Fett im Topf, geben Sie das Vogelfutter dazu, verrühren Sie es gut und lassen Sie alles etwas anhärten.
Die Guglhupfformen legen Sie mit getrockneten Apfelscheiben aus und geben dann das noch nicht ganz ausgehärtete Fett-Vogelfutter-Gemisch hinein. (Sollte es schon zu hart sein, einfach wieder erwärmen). Lassen Sie es dann ganz aushärten.

Die ausgehärteten Vogelfutter-Guglhupfe auf einen Teller stürzen und an einen geschützten, trockenen und katzensicheren Ort stellen.

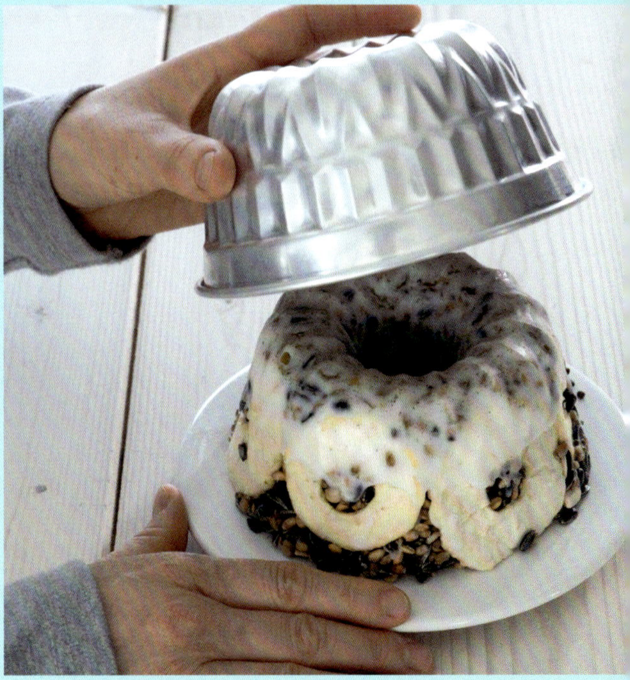

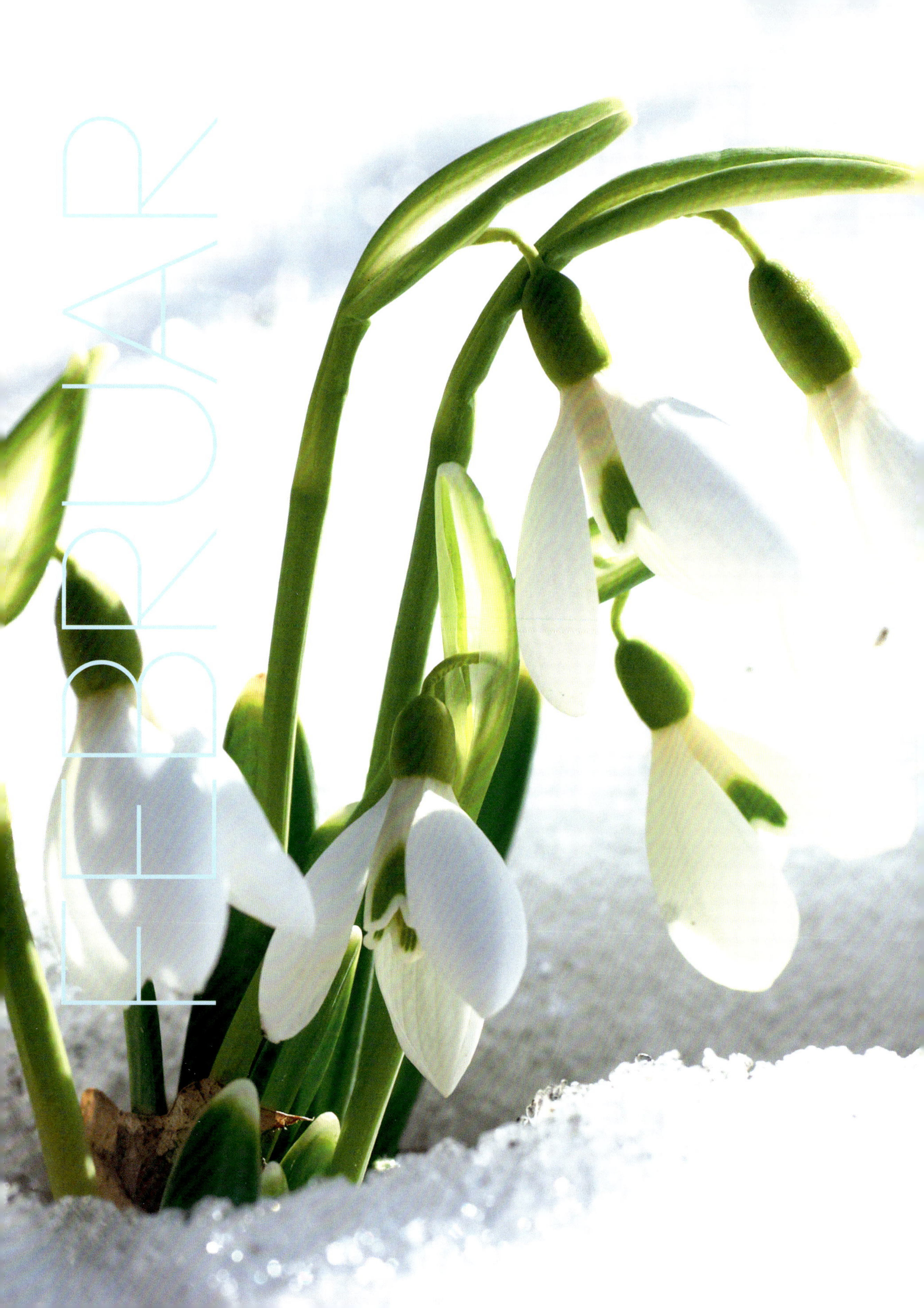
FEBRUAR

Was ist zu tun, wenn der Schnee weggetaut ist?

Sobald kein Schnee mehr liegt, sollte man seine Bäume und Sträucher auf Schneebruch hin untersuchen und beschädigte Äste sofort wegschneiden. Mitte Februar, sofern kein Frost herrscht, ist ohnehin die beste Zeit für den Gehölzschnitt.

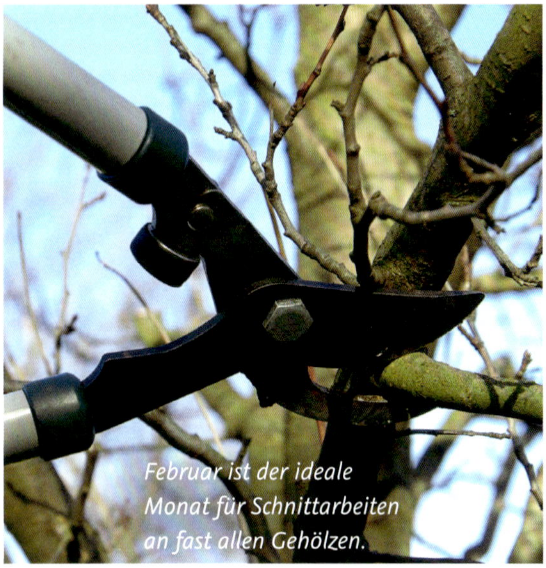
Februar ist der ideale Monat für Schnittarbeiten an fast allen Gehölzen.

Welche Pflanzen müssen denn jetzt geschnitten werden?

Wenn die stärksten Fröste vorbei sind, das ist meist Mitte Februar der Fall, kann man die meisten Gehölze ohne die Gefahr von Frostschäden schneiden, die beim Herbstschnitt in harten Wintern durchaus auftreten könnten. Kandidaten für einen Auslichtungsschnitt im März sind mit Ausnahme von Kirsche und Walnuss alle Obstgehölze. Ausnahmen sind auch alle früh blühenden Ziergehölze. Diese werden erst nach der Blüte ab März geschnitten.
Alle Sommerblüher dagegen wie Rosen, Schmetterlingsflieder, Hibiskus oder Hortensien, die erst in der zweiten Jahreshälfte blühen, sollte man unbedingt jetzt schneiden. Sie werden scharf zurückgenommen, weil sich bei ihnen nur an solchen Trieben, die im Frühjahr erscheinen, Blüten entwickeln. Außer Hortensien: Sie sollten nur mit Fingerspitzengefühl oberhalb der obersten dicken Knospe eingekürzt werden, weil sie dann mehr Triebe und daher mehr Blüten bringen. Bei Hortensien muss man auch zwischen Bauernhortensien und Rispenhortensien unterscheiden. Während die Bauernhortensien ihre Blüten schon im Herbst anlegen und daher im März nur vorsichtig geschnitten werden sollten, müssen die Rispenhortensien wie Rosen behandelt werden und bekommen einen kräftigen Frühjahrsschnitt verpasst.
Alle Obstbäume, außer Kirschen und Walnüssen, werden jetzt ebenfalls geschnitten. Beim Rückschnitt auf Frostschäden achten. Gesunde Äste sind elastisch, leicht biegsam und die Rinde muss beim Ankratzen mit dem Daumen darunter grün sein. Brechen sie beim Biegen knackend durch, sind sie abgestorben. Dann ist das Innere auch nicht weiß, sondern bräunlich. Natürlich müssen alle Äste mit Pilzinfektionen, etwa der Rotpustelkrankheit, schnellstens bis ins gesunde Holz entfernt werden. Die Diagnose ist einfach, denn auf der Rinde befallener Äste sind kleine, leuchtend rote Pünktchen zu sehen.
Bei Beerenobst entfernt man am besten die ältesten Triebe komplett entweder bodennah oder bei Hochstämmchen im Kroneninneren. Das Alter der Triebe lässt sich leicht an der dunklen und schorfigen Rinde erkennen.

Beeren können alternativ auch im Sommer nach der Ernte geschnitten werden.
Müssen Immergrüne im Volumen reduziert werden, ist der beste Zeitpunkt ebenfalls der Februar, auch wenn Rhododendren und Co dann in diesem Jahr keine oder nur wenige Blüten tragen. Dafür bringen sie umso mehr frische Austriebe.
Auch einige Stauden treiben schon recht früh aus. Da die Aufgabe der Stängel vom Vorjahr als Winterschutz jetzt erfüllt ist, sollte man sie ab Mitte Februar so kurz wie möglich abschneiden. Danach die Pflanze leicht mit Kompost anhäufeln, das gibt ihr Kraft für den bevorstehenden Austrieb.

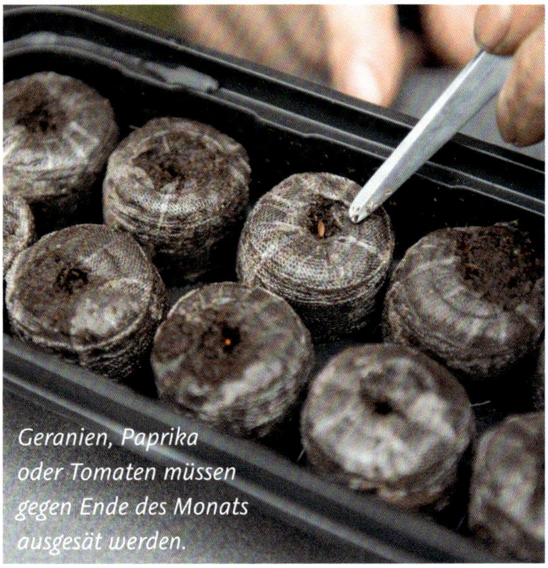
Geranien, Paprika oder Tomaten müssen gegen Ende des Monats ausgesät werden.

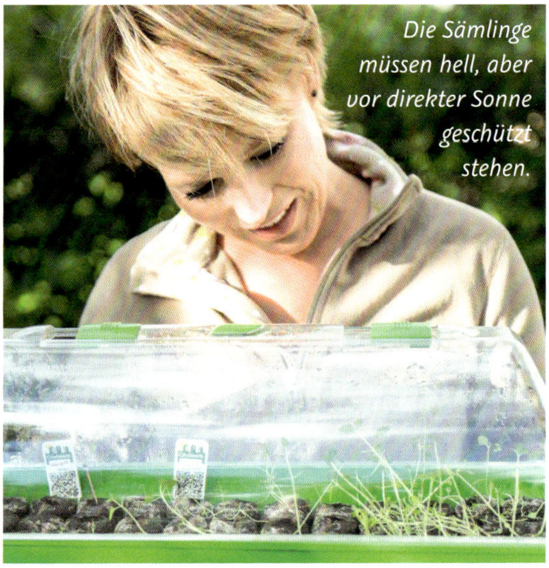
Die Sämlinge müssen hell, aber vor direkter Sonne geschützt stehen.

Die Gartenfreunde scharren schon mit den Hufen. Sie wollen endlich loslegen. Was kann ich jetzt schon für meine Gemüse- und Sommerbeete tun?

Der Februar ist die Zeit der trügerischen Ruhe. Denn wer Gemüse- oder Sommerblumenbeete im Garten hat, muss sich jetzt schleunigst um Pflanzpläne und das zugehörige Saatgut kümmern, wenn es nicht schon passiert ist. Denn im März geht alles plötzlich ganz schnell und die Zeit und Muße dafür fehlen. Auch sind zu Saisonbeginn erfahrungsgemäß viele Raritäten vergriffen. Einige Arten, wie Tomaten oder Geranien, müssen außerdem frühzeitig vorgezogen werden, sonst fruchten oder blühen sie erst sehr spät im Jahr.

Geranien sind wunderschön. Aber die gehen mir ja ein, wenn ich sie vor den Eisheiligen schon aussäe. Was ist die Lösung? Soll ich sie denn im Zimmer vorkultivieren?

Sie müssen sogar im Zimmer vorkultiviert werden. Sollen sie „just in time" blühen, ist dafür Ende Februar der letzte Aussaat-Termin. Geranien, aber auch Tomaten, kommen aus heißen Ländern und benötigen daher für die Keimung ausreichend Wärme und genügend Licht. Im Zimmer werden die Pflanzen am besten in einem Minigewächshaus vorkultiviert, weil die Raumluft durch die Zentralheizung viel zu trocken ist. Dazu gibt es auch viele Hilfsmittel, welche die Arbeit sehr erleichtern, etwa sogenannte Torfquelltabletten (z.B. von Jiffy). Sie können trocken gelagert und bei Bedarf mit Wasser aufgequollen werden. Darin keimen und wachsen die Pflanzen ohne großes Zutun des Anwenders. Hat man diese nicht zur Hand, sollte man keinesfalls normale Blumenerde und schon gar nicht Kompost verwenden, sondern Aussaaterde wählen. Sie ist keimfrei, enthält wenig Dünger und ist feinkrümelig. Vor dem Aussäen die Erde mit einem Brettchen gleichmäßig leicht andrücken. Mit einem spitzen Bleistift oder einem Pikierholz kleine Löcher in einigen Zentimetern Abstand in die Aussaaterde oder in die Mitte der Tabletten stechen und jeweils ein Samenkorn hineinlegen, aber nicht zu tief, einige Millimeter reichen. Dann ganz leicht zudrücken, noch einmal leicht überbrausen und den Deckel schließen. Achtung! Will man jetzt auch schon andere Arten vorkultivieren, unbedingt die Anleitung lesen, denn es gibt Lichtkeimer, die obenauf gelegt werden und nur hauchdünn mit Sand oder Erde bedeckt sein dürfen, Dunkelkeimer müssen dagegen recht tief in die Erde. Samen haben zur Keimung alles eingelagert, was sie brauchen. Daher sollte die Erde nährstoffarm sein. Die jungen Wurzeln müssen anfangs suchen, damit sie einen kräftigen Wurzelballen bilden, der dann die Pflanzen besser ernähren kann. Gedüngt wird erst später, wenn die Keimlinge deutlich wachsen. Vorsichtig mit einer Sprühflasche oder einer Gießbrause feucht, aber nie nass halten. Es ist viel Licht erforderlich, sonst wachsen die Sämlinge auf der Suche nach Licht untypisch lang, der Gärtner nennt das „vergeilen".

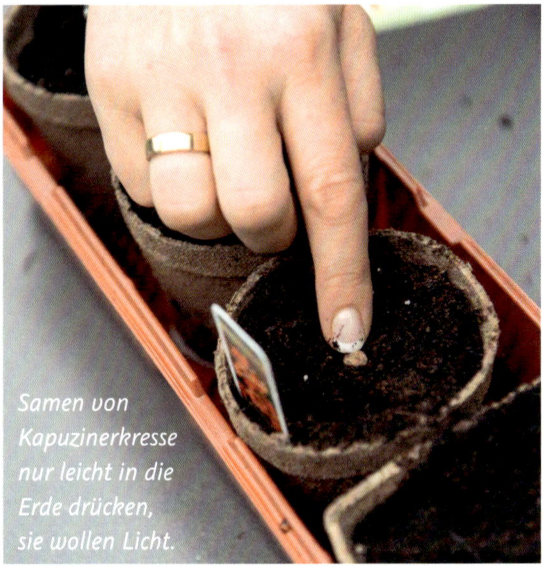
Samen von Kapuzinerkresse nur leicht in die Erde drücken, sie wollen Licht.

Welche Pflanzen müssen Ende Februar oder Anfang März sonst noch im Zimmer vorkultiviert werden?

Neben Blumen wie Geranien, Tagetes, Löwenmäulchen und vielen anderen sind jetzt auch Chilis oder Paprika an der Reihe, wenn sie im Sommer reichlich Früchte tragen sollen. Die Aussaattermine stehen immer auf der Tütenrückseite. Auch Basilikum und andere Kräuter können jetzt schon vorgezogen werden. Bei allen Arten, die aus den Tropen kommen, ist Bodenwärme für einen guten Keimerfolg unabdingbar. Dafür gibt es beheizbare Minigewächshäuser oder Heizmatten, die man unter das Häuschen legt. Natürlich ist auch ein Platz über der Heizung am Fensterbrett geeignet, oft aber wegen der isolierenden Wirkung der Fensterbank trotzdem zu kalt. Vorsicht, direkte Sonne vermeiden, denn das bedeutet den schnellen Tod der empfindlichen Keimlinge durch Überhitzung! Vorbeugend sollte also immer eine Lüftung vorhanden sein, damit feuchtwarme Luft entweichen und so ein Gasaustausch stattfinden kann. Stehende Luft fördert Pilzkrankheiten und Schimmelbildung, die einen Keimerfolg zunichtemachen können. Die gefürchtete „Umfallkrankheit" oder „Schwarzbeinigkeit" bei Sämlingen tritt immer dann auf, wenn die Aussaaterde nicht steril war oder wenn nicht ausreichend gelüftet wurde. Dann fallen die Sämlinge über Nacht um und der Stängel wird schwarz. Wichtig ist natürlich auch hochwertiges Saatgut.

Was passiert denn, wenn das Minigewächshaus in der Sonne steht?

Das ist das sichere Todesurteil für die empfindlichen Keimlinge, falls nicht wirklich sorgfältig gelüftet wird. Denn in der Sonne verdunstet sehr schnell viel Wasser. Der Dampf ist aber leichter als Luft und verdrängt diese aus dem Gewächshaus. Das Innere überhitzt und die Sämlinge habe keine Luft zum Atmen, sie ersticken. Im Gärtnerjargon nennt man das „verkochen".

Langsam muss die neue Gemüsesaison geplant werden. Wie gehe ich denn am besten vor?

Zuerst muss ich die verfügbare Fläche in bedarfsgerechte Felder einteilen. Habe ich viel Platz, lege ich mehrere getrennte Beete an, ansonsten unterteile ich die Fläche in sinnvolle Untereinheiten. Dann muss ich die gewünschten Kulturen in mehrere Gruppen unterteilen: in Stark-, Mittel- oder Schwachzehrer, in Arten mit frühen oder späten Aussaatterminen, in Arten mit langer oder kurzer Entwicklungsdauer und – ganz wichtig – in botanische Verwandtschaften.
Jetzt beginnt das „Schachspiel": Ist der Boden gut mit Nährstoffen versorgt, können alle Flächen zuerst mit Starkzehrern bepflanzt werden. Dabei sollte man solche mit kurzer Entwicklungsdauer in einem oder mehreren Beeten zusammenpflanzen und eine zweite Fläche für die langsamen Kulturen vorsehen. Wer clever ist, kann schon jetzt in die Lücken der langsamen Kulturen Schnellwachser hineinmogeln, weil die Arten mit der langen Kulturzeit ja langsam wachsen und sie den Platz erst dann brauchen, wenn die „Schnellen" schon geerntet sind. Ein Doppelnutzen also. Doch aufgepasst, dass nicht alle aus der gleichen Familie stammen. Das heißt, keine Radieschen zwischen Kohl setzen, denn das begünstigt sogenannte bodenbürtige Krankheiten, die man nur schwer wieder loswird. Also dann besser Pflück- oder Schnittsalat nehmen, oder Spinat in die Lücken pflanzen.
Für die Parzellen mit den kürzeren Kulturzeiten kann ich nach der Ernte als Nachfolger Mittelzehrer pflanzen, muss also nicht nach der ersten Ernte gleich wieder düngen. Für solche Kulturen eignen sich zum Beispiel Möhren, die bei zu starker Düngung ohnehin oft „mehrbeinig" würden, speziell wenn Stallmist verwendet wurde. Aber auch Spinat oder Mangold eignen sich als weniger anspruchsvolle Folgefrucht. Nach deren Ernte sind dann immer noch genügend Nährstoffe im Boden, sodass dort als dritte Kultur der genügsame Salat als Schwachzehrer in allen Varianten gedeihen kann. In günstigen Jahren lassen sich also auf *einer* Fläche drei Ernten erwirtschaften. Nicht zu vergessen die Wintergemüse wie Zwiebeln, Porree oder Feldsalat, die ich als Nachfolger auf den

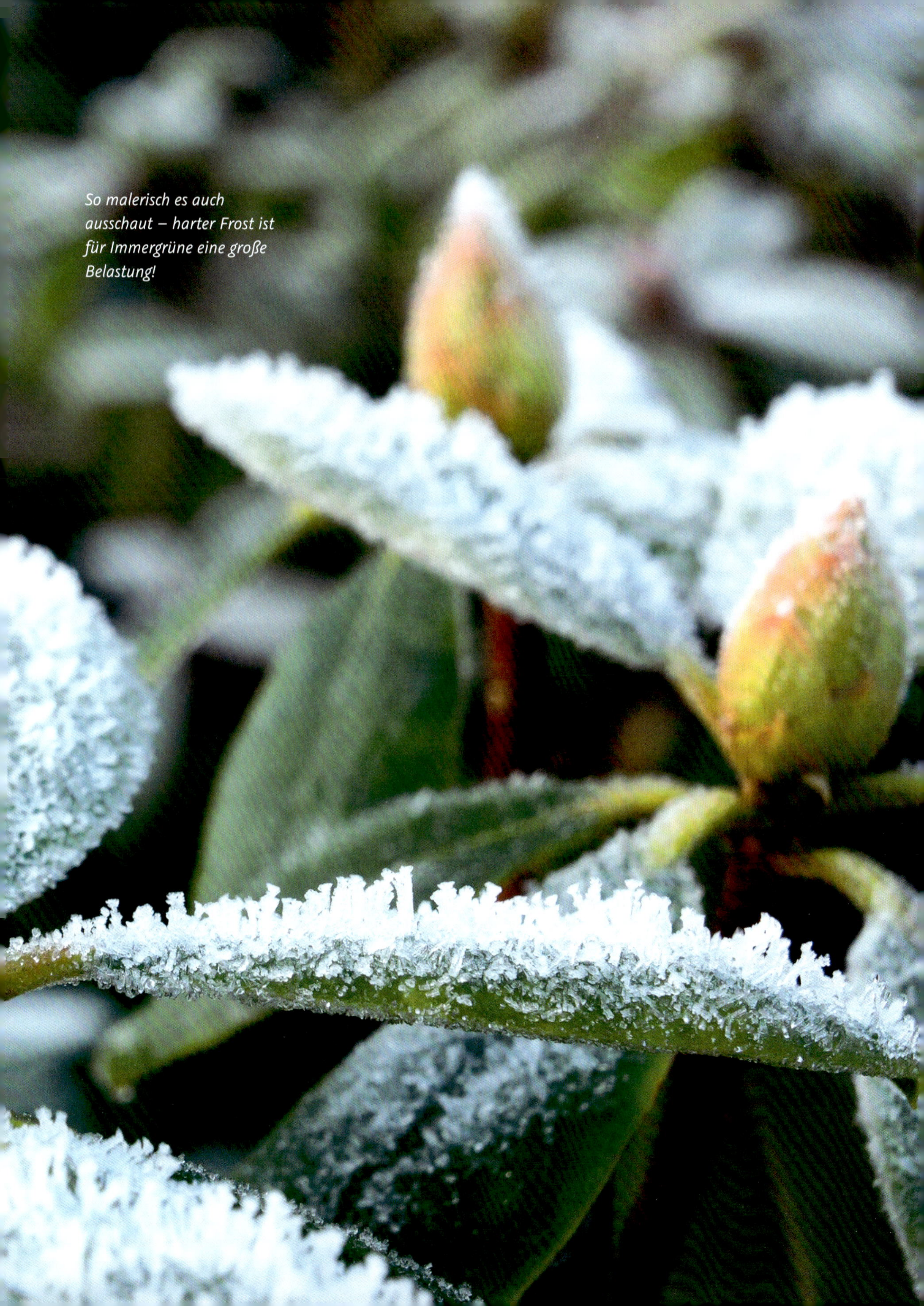

So malerisch es auch ausschaut – harter Frost ist für Immergrüne eine große Belastung!

Flächen mit den abgeernteten Langzeitkulturen vorsehen kann.
Das wäre eine Variante, die für Pflanzen mit etwa gleicher Wuchshöhe gilt. Will man allerdings auch Erbsen, Dicke Bohnen, Busch- oder Stangenbohnen und andere hoch wachsende Gemüse anbauen, muss man zusätzlich die Himmelsrichtung beachten und den Schattenwurf einkalkulieren. Es wäre nämlich ungeschickt, Bohnen direkt auf der Südseite zu setzen und der Rest müsste dann im Schatten vegetieren. Das gibt nix!

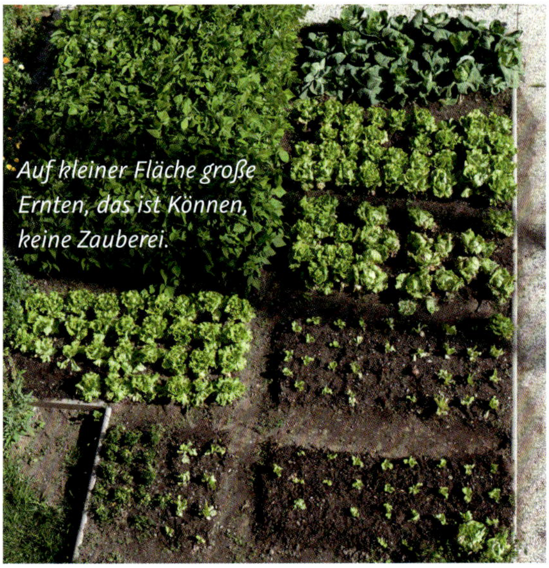
Auf kleiner Fläche große Ernten, das ist Können, keine Zauberei.

Kann ich diesen Pflanzplan dann für alle weiteren Jahre übernehmen?

Nein! Zumindest nicht in dieser räumlichen Anordnung. In den Folgejahren geht es im Rotationsverfahren reihum immer ein Beet oder eine Parzelle weiter, damit nur alle drei, besser alle vier Jahre die gleiche Art, z.B. Kohl oder Verwandte, auf die gleiche Stelle kommt. Das beugt Krankheiten und Bodenmüdigkeit vor.
Bis man das alles im Griff hat, muss man allerdings viele strategische Möglichkeiten durchspielen und seine Kulturen ganz genau kennenlernen. Schließlich hängt der Erfolg nicht nur von einer guten Planung ab, sondern auch von der Bodenart und dem regionalen Klima. Wollte man ganz penibel sein, müsste man sogar noch die Nachbarschaftsverhältnisse berücksichtigen, denn einige Gemüsearten vertragen sich in unmittelbarer Nachbarschaft nicht wirklich gut, andere dagegen fördern sich sogar gegenseitig. Zum Beispiel unterstützen sich Möhren und Zwiebeln in der Schädlingsabwehr. Beide haben jeweils eine spezielle Gemüsefliege als Schädling, die ihren Wirt vor allem über den Geruch findet. Möhren übertünchen dabei den Zwiebelgeruch und umgekehrt, sodass sowohl Möhrenfliegen als auch Zwiebelfliegen verwirrt werden, die Pflanzen schlecht finden und daher deutlich weniger befallen. Da gerät man schnell in die „hohe Schule des Biogärtnerns" mit all ihren Kniffen und Tricks bei den Mischkulturen, übrigens der intelligentesten Form des Gemüseanbaus. Biogärtner kommen fast ganz ohne Pflanzenschutz und Dünger aus und nutzen stattdessen die Regenerationskraft der Böden durch eine geschickte Pflanzenwahl und Fruchtfolge. Hier hat auch der Einsatz von Pflanzenjauchen und -brühen seinen Ursprung.

Kann ich eigentlich auch noch alte Samen aus den Vorjahren verwenden? Oft ist in den Tüten doch viel mehr drin, als ich brauche!

Wer Saatgut aus dem Vorjahr oder sogar noch älteres übrig hat, sollte jetzt eine

Keimprobe vornehmen. Manche Samen sind überraschend lange keimfähig, oft sogar weit über zehn Jahre, wenn sie sachgerecht gelagert wurden, d.h. kühl, trocken und dunkel, andere verlieren trotz fachgerechter Lagerung erstaunlich schnell ihre Keimfähigkeit. Um das herauszufinden, werden einige wenige Samenkörner ausgesät, das kann sogar auf einem feuchten Stück Küchenkrepp in einer Frischhaltedose erfolgen und das Ergebnis abgewartet werden. Keimen nur noch wenige Samen, schimmeln sie oder entwickeln sich die Keimlinge unregelmäßig, sollte man rechtzeitig Ersatz besorgen.

Wenn ich keinen Platz zum Selbst-Aussäen habe, kann ich ja Jungpflanzen kaufen. Die treiben doch genauso gut, wie Selbst-Ausgesätes. Oder?

Das stimmt. Mittlerweile haben sich Betriebe darauf spezialisiert, vorgezogene Jungpflanzen zu versenden. Sie nehmen einem die Arbeit der Vorkultur ab. Die einzige Einschränkung ist, dass nicht immer alles zu allen Zeiten verfügbar ist oder dass es, wenn ich nicht schnell genug war, vergriffen ist. Schließlich hat nicht jeder die Möglichkeit oder die Zeit für die eigene Jungpflanzenanzucht und greift auf diese vergleichsweise preiswerte Alternative zurück, obwohl ihm dabei einiges an Freude und Erlebnis entgeht.
Es gibt noch einen anderen Grund, speziell bei Zierpflanzen: Viele besondere Sorten kann man nicht aus Samen heranziehen, sie können nur vegetativ, das heißt über Zellkulturen oder Stecklinge, vermehrt werden, weil die besonderen Eigenschaften sonst wieder verlorengingen. Auch sind solche Sorten oft urheberrechtlich geschützt und dürfen nicht ohne Weiteres nachgebaut werden, weil der Züchter das Recht auf Lizenzgebühren hat. Schließlich ist die Zucht besonderer Sorten mit viel Zeit und Geld verbunden – und Gärtner betreiben ihren Beruf ja nicht als Hobby.

Kann ich jetzt schon die Blumenkästen auf dem Balkon bestücken oder ist es dafür noch zu früh?

Auch hier ist es noch zu früh, mit einer Ausnahme: Je nach Witterungsverlauf sind jetzt schon viele vorgezogene Zwiebelpflanzen im Angebot, die natürlich die ersten Farbtupfer in den Winterblues bringen. Wenn man ihnen noch ein paar immergrüne Begleitpflanzen dazusetzt, sieht es schöner aus, aber man darf sich nicht ärgern, wenn ein Frosteinbruch Schäden verursacht.

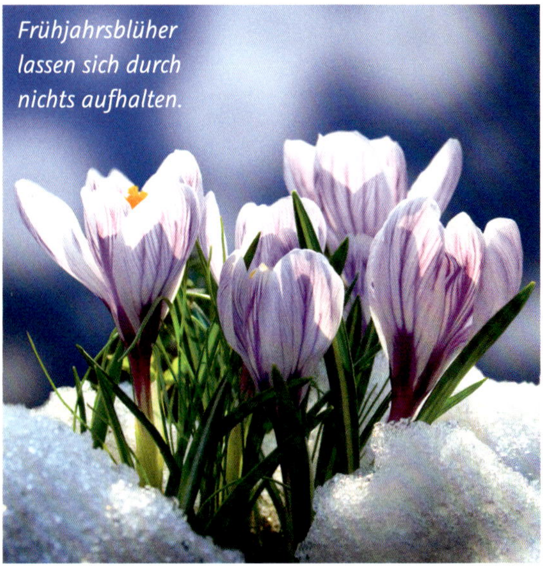
Frühjahrsblüher lassen sich durch nichts aufhalten.

Was mache ich mit den Kübelpflanzen im Winterquartier?

Jetzt werden die Tage wieder länger und die Kübelpflanzen im Winterquartier treiben aus, vor allem, wenn sie warm stehen. Infolge des Lichtmangels sprießen aber bei Geranie, Fuchsie oder Schönmalve nur lange und dünne Triebe, Gärtner nennen sie „Geiltriebe“. Diese Schösslinge müssen ganz ab, weil sie sich nur schwach und untypisch entwickeln und damit die Pflanzen ihre kompakte Form behalten. Beim Schnitt von Oleander und Engelstrompete sollte man vorsichtshalber Handschuhe tragen, denn der Pflanzensaft ist giftig und kann Hautreizungen verursachen.
Jetzt ist die Schädlingskontrolle ganz wichtig, denn auch Blattläuse und Weiße Fliegen erwachen aus dem Winterschlaf und haben bei den noch weichen Trieben leichtes Spiel. Auch abgestorbene Triebe und verwelktes Laub jetzt unbedingt entfernen. Die Pflanzen jetzt möglichst ins Helle an einen kühlen Platz stellen und ganz sparsam anfangen zu gießen, sobald der Austrieb einsetzt. Gedüngt und umgetopft wird erst in etwa sechs Wochen, bevor die Pflanzen ins Freie können, also frühestens Mitte April, denn sonst können die Wurzeln faulen. Die Pflanzen holen den Rückstand draußen in kürzester Zeit wieder auf!

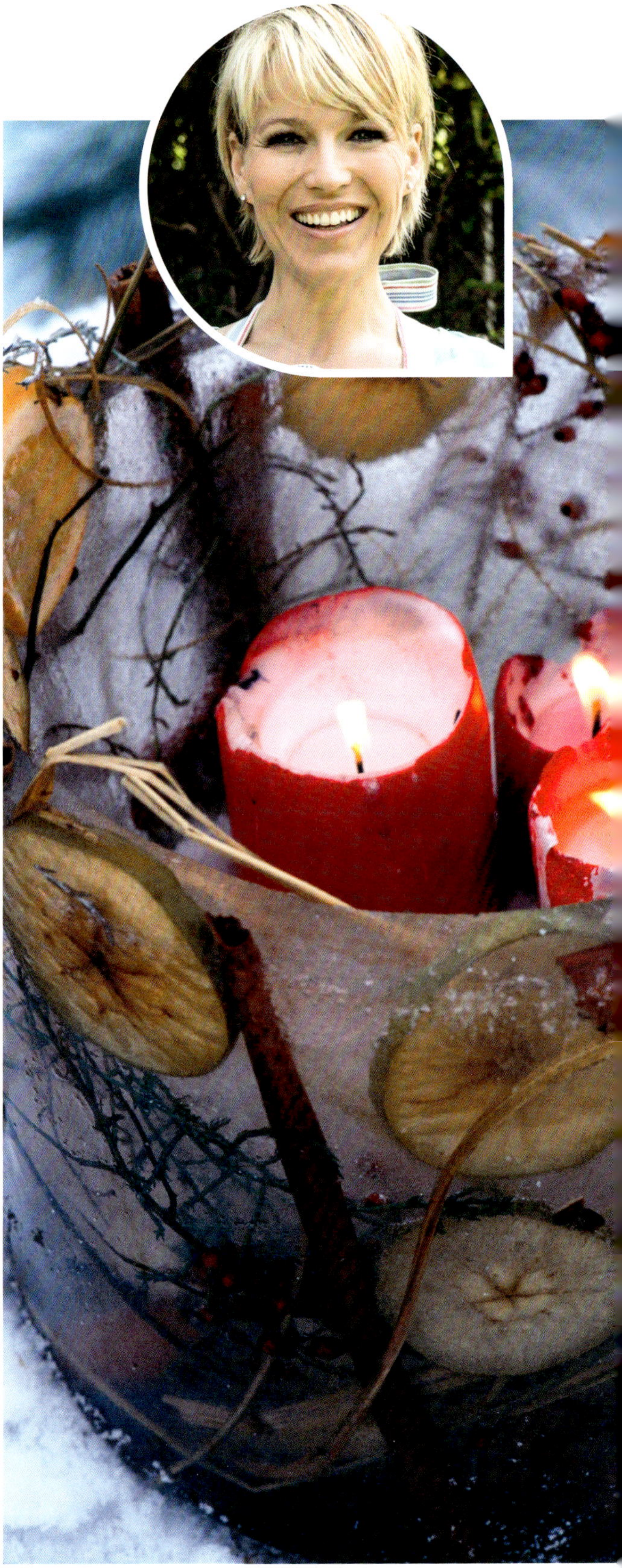

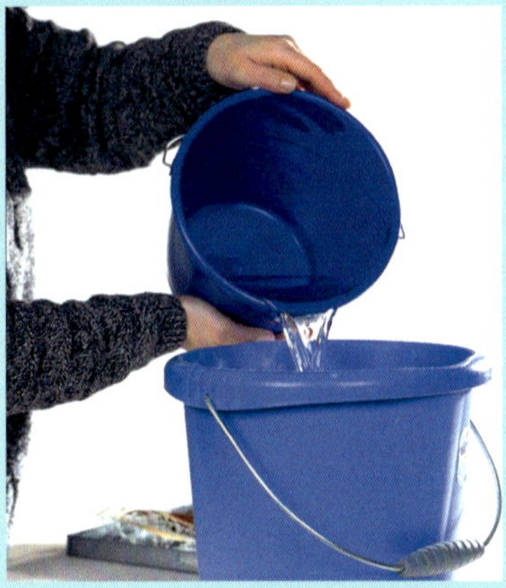

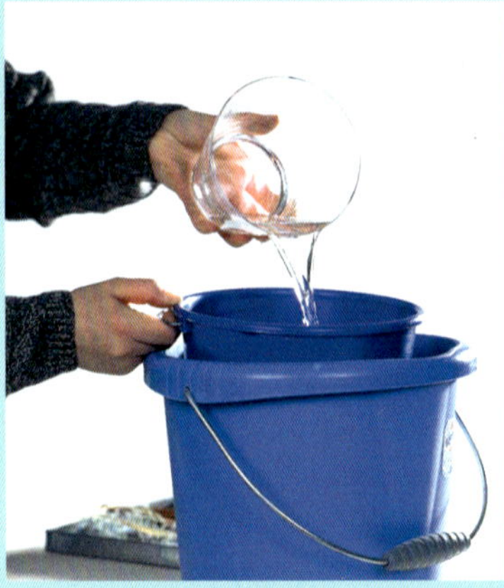

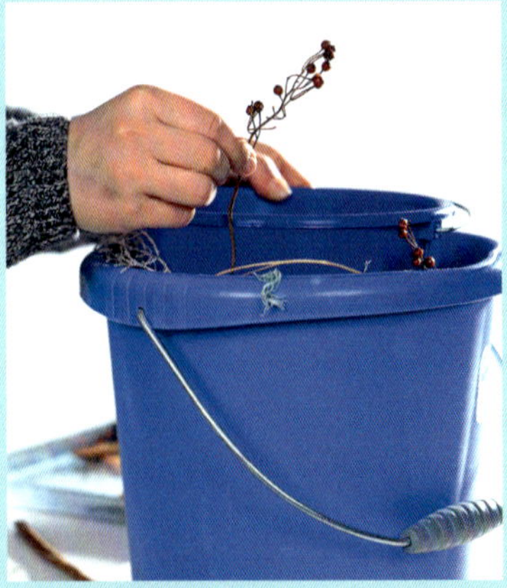

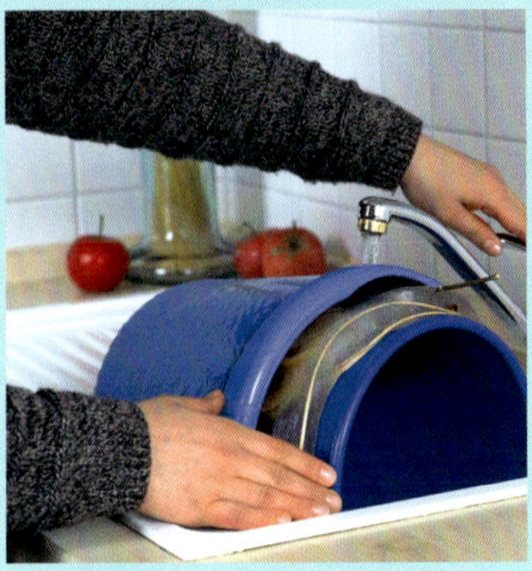

Extratipp von Andrea

Eiswindlichter

Wenn Sie im Wetterbericht sehen, dass es längere Zeit frostig bleibt, dann machen Sie zusammen mit Ihren Kindern doch mal Eiswindlichter!

Für die Eiswindlichter benötigen Sie Eimer, die mit circa zwei bis drei Zentimeter Abstand ineinanderpassen. Zuerst legen Sie das gewünschte Dekomaterial wie z.B. Blätter, Beerenzweige, Orangenschalen, Zimtsterne oder Blüten in das größere Gefäß und füllen etwas Wasser ein. Dann stellen Sie das kleinere Gefäß hinein und füllen so viel Wasser in beide Gefäße, dass der Rand der Gefäße auf gleicher Höhe ist. Sie können für den inneren Eimer auch Steine zum Beschweren nehmen. Wichtig ist nur, dass er durch sein Füllgewicht unten gehalten wird. Sobald das Wasser in beiden Gefäßen durchgefroren ist, lösen Sie mit warmem Wasser die Gefäße voneinander, sodass der Eiskörper übrig bleibt. Fertig ist das Eiswindlicht!

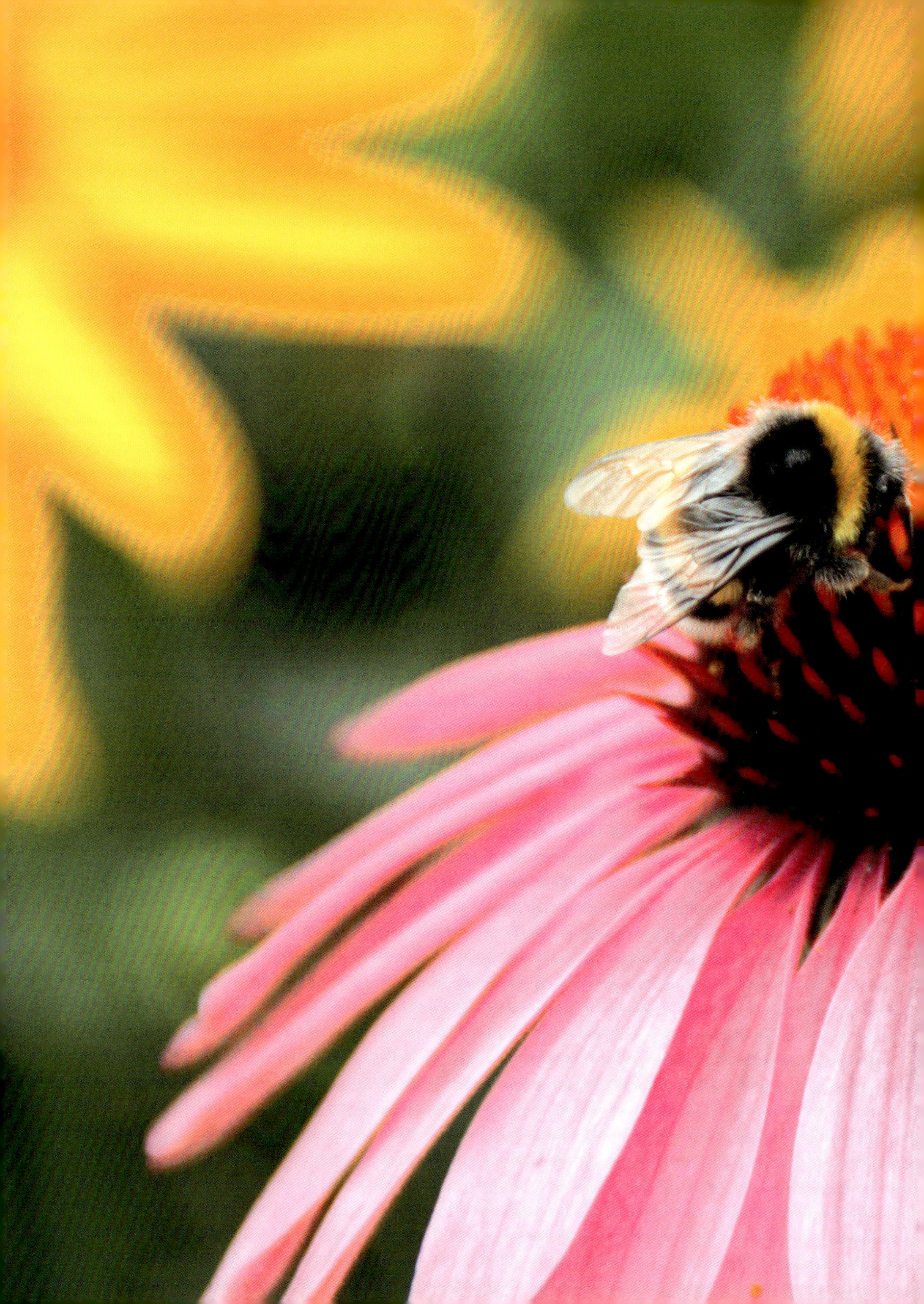

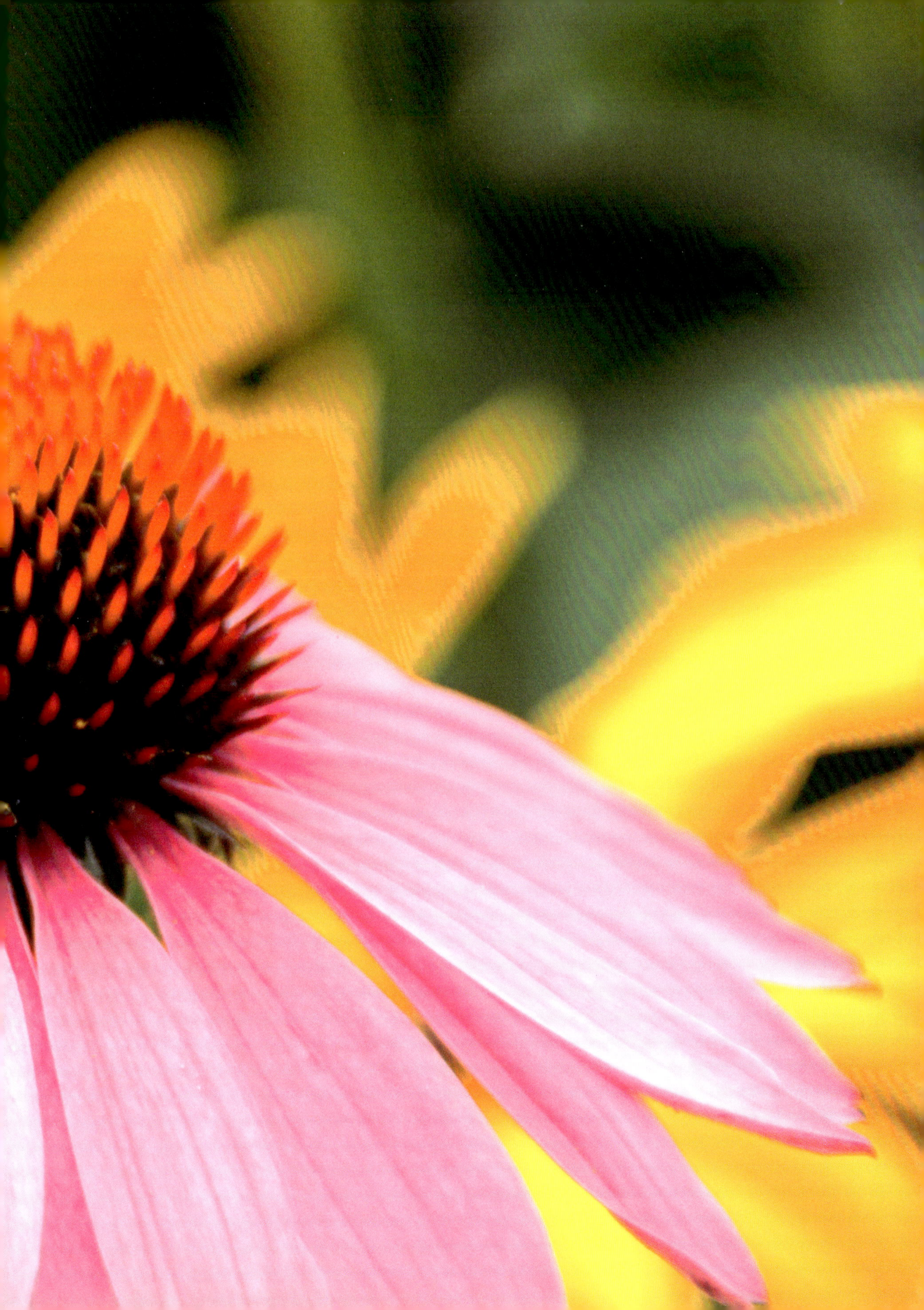

Blühtabelle

Stauden

	März bis April	Mai	Juni
Sonne	Schlüsselblume	Polsterphlox	Rittersporn
	Krokus	Schleifenblume	Bart-Iris
	Traubenhyazinthe	Vergissmeinnicht	Wolfsmilch
	Küchenschelle	Türken-Mohn	Pfingstrose
	Tulpen	Duftsteinerich	Blaukissen
Halbschatten	Märzenbecher	Bergenie	Heuchera
	Winterling	Beinwell	Hosta
	Leberblümchen	Tränendes Herz	Frauenmantel
	Narzissen	Salomonsiegel	Grasschwertlilie
	Buschwindröschen	Primel	Glockenblumen
Schatten	Lungenkraut	Brunnera	Schaublatt Rodgersia
	Lenzrose	Waldsteinie	Goldschuppenfarn
	Veilchen	Elfenblume	Pfauenradfarn
	Waldmeister	Steinsame	Himmelsleiter
	Bärlauch	Maiglöckchen	Purpurglöckchen

Ziergehölze

Blüte	Blüte	Blüte
Zaubernuss	Rhododendren	Rosen
Magnolien	Strauchpäonie	Jasmin
Scheinhasel	Blauregen	Blumenhartriegel
Seidelbast	Pieris	Bauernhortensie
Forsythie	Zierkirsche	Ginster

Juli	August	September	Oktober bis Februar
Phlox	Sonnenhut	Astern	Astern
Nelken	Helenium	Sedum	Freilandfuchsie
Lavendel	Mädchenauge	Chrysanthemen	Winterheide
Katzenminze	Karthäusernelke	Eupatorium	
Indianernessel	Staudensonnenblume	Gräser	

Geranium	Sterndolde	Krötenlilie	Herbststeinbrech
Taglilie	Wiesenraute	Silberkerze	Christrose
Kreuzkraut Ligularia	Fuchsie	Funkien	
Königskerze	Goldrute	Knöterich amplexicaule	
Goldfelberich		Myrtenaster	

Fingerhut	Herbstanemone	Japansegge	Cyclamen
Geißbart	Schildblume	Ligularia	
Prachtspiere	Eichenblatt-Rodgersia	Herbstzeitlose	
Sterndolde	Alpenveilchen	Liriope	

Blüte	Blüte	Beerenschmuck	Beerenschmuck
Schmetterlingsflieder	Hibiskus	Felsenbirne	Stechpalme
Tamariske	Hortensien	Felsmispel	Feuerdorn
Rispenhortensien	Sommerheide	Hartriegel	Zierapfel
	Sommerspiere	Kornelkirsche	

Adressen und Literatur

Staudengärtnereien (auch Versand)

Stauden Klingel & Luckhardt
www.stauden-klingel-luckhardt.de

Staudengärtnerei Allerlei Seltenes
www.alpine-peters.de

Stauden Junge
www.bluetenblatt.de

Arends Maubach
www.arends-maubach.de

Staudenkulturen Stade
www.stauden-stade.de

Gärtnerei Hügin
www.ewaldhuegin.com

Staudengärtnerei Gaißmayer
www.gaissmayer.de

De kleine Plantage
www.dekleineplantage.nl

Blühendes und Schmackhaftes

Clematis
www.clematis-westphal.de

Kräuter
www.herb-s.de
www.kraeuter-und-duftpflanzen.de
www.blu-blumen.de

Blumenzwiebeln
www.gewiehs-blumenzwiebeln.de
www.treppens.de
www.fluwel.nl

Beerensträucher, Obstgehölze
www.lubera.com
www.olerum.de

Kartoffeln
www.kartoffelvielfalt.de

Rosen
www.historische-rosen-schuett.de
www.rosenhof-schultheis.de
www.kordes-rosen.com
www.rosen-tantau.com

Saatgut
www.staudengaerten.de
www.keimzeit-saatgut.de
www.dreschflegel-saatgut.de

Zubehör

Ergonomische Gartengeräte
www.fiskars.de
www.wolf-garten.de
www.gardena.de

Aufblasbarer Winterschutz für Pflanzen
www.herbagard.de

Foliengewächshäuser
www.poetschke.de

Tomatendach
www.beckmann-kg.de

Alles für den Balkon
www.balkonerlebnis.de

Gartenausstattung
www.manufactum.de

Hochbeete
www.hochbeete-fischer.de
www.gartenallerlei.de

Gartenteiche
www.naturagart.de

Nützliche Links

www.jiffypot.com
www.meine-orangerie.de
www.gartenglueck.info
www.gartenzauber.com
www.was-wir-essen.de
www.bio-gaertner.de
www.gartentage.de
www.gruen-ist-leben.de
www.die-gruene-stadt.de
www.mein-traumgarten.de
www.mein-schoener-garten.de

Bodenuntersuchungen

Auskunft über Institutionen in Ihre Nähe bekommen Sie über den Verband Deutscher Landwirtschaftlicher Untersuchungs- und Forschungsanstalten (VDLUFA), Bismarckstraße 41a, 64293 Darmstadt.

Garten- und Pflanzentage

Ippenburger Gartenfestivals
auf Schloß Ippenburg in Bad Essen
www.ippenburg.de

Freisinger Gartentage
www.freisingergartentage.de

Gartenzauber auf Gut Bissenbrook
in Schleswig-Holstein
www.gartenzauber.com

Fürstenfelder Gartentage
in Fürstenfeldbruck
www.fuerstenfelder-gartentage.de

Modellgarten in den Niederlanden
www.appeltern.nl

Bücher

Natur sucht Garten: 35 Ideen für nachhaltiges Gärtnern. Heike Boomgaarden, Bärbel Oftring, Werner Ollig (Ulmer Verlag)

Garten-Design. Farben – Formen – Strukturen. Jacqueline van der Kloet (blv)

Vom Gärtnern in der Stadt – Die neue Landlust zwischen Beton und Asphalt. Martin Rasper (Oekom Verlag)

Kleine Gärten – das große Ideenbuch. Peter Janke und Jürgen Becker. (Becker Joest Volk Verlag)

Löwenzahn und Schmetterling. Ein Naturgartenbuch für Kinder. (Dorling Kindersley Verlag)

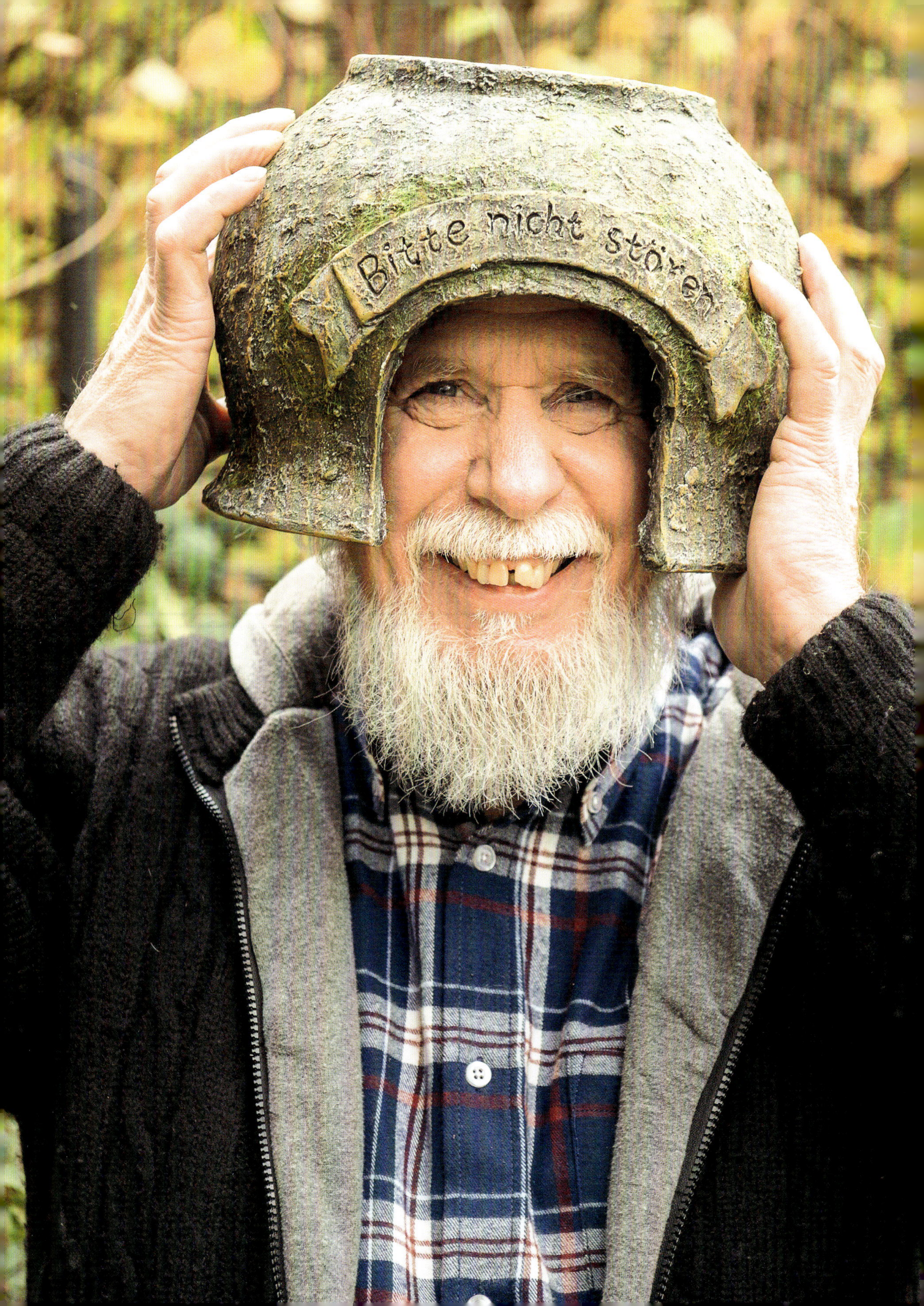
Bitte nicht stören

Register

A

B

C

D

E

F

G

H

I

J

K

L

M

Q

R

S

T

U

V

W

Z

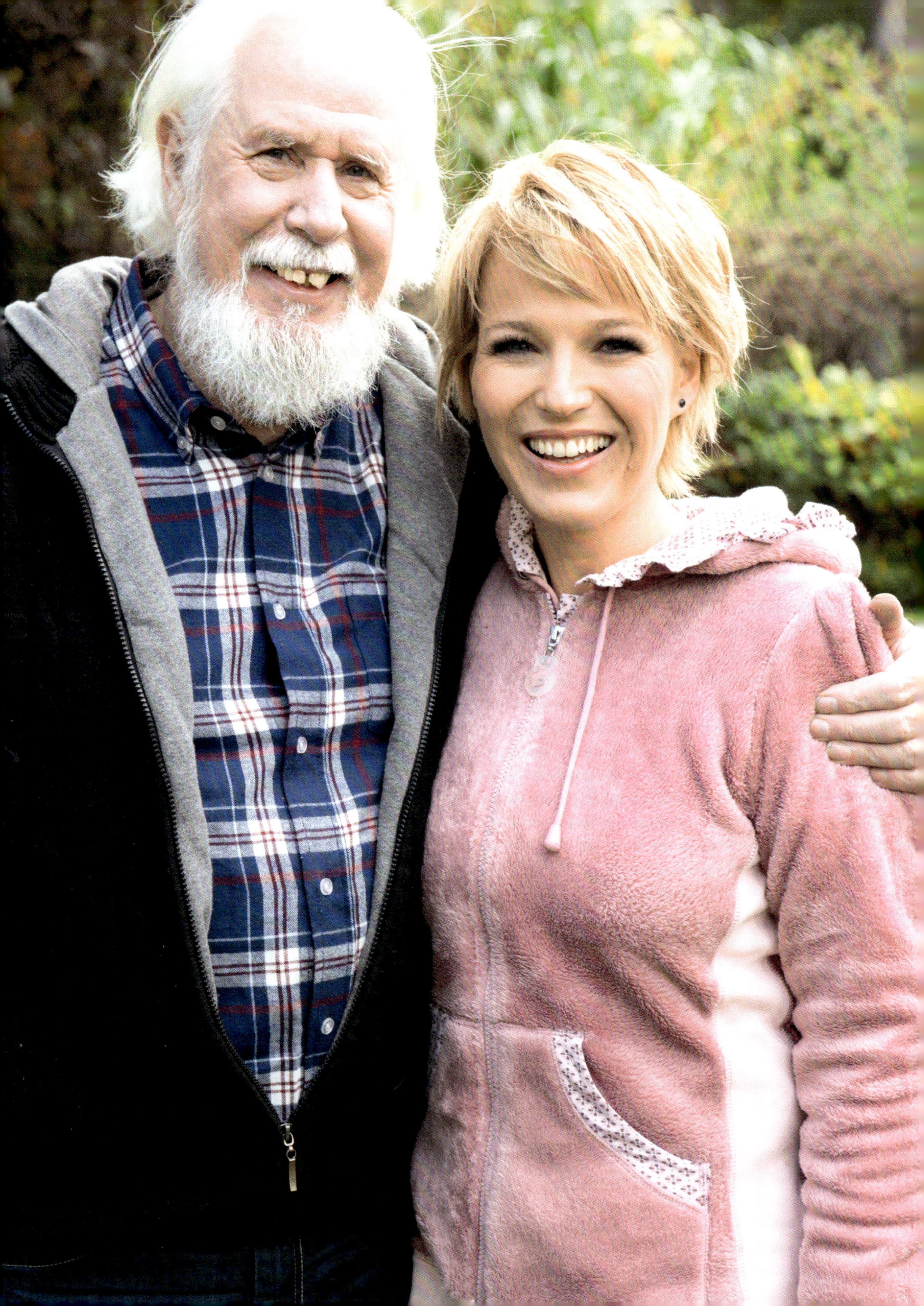

Nachwort.

Die Idee zum Buch kam mir während der Quizshow „Das NRW-Duell" im WDR, als der Schauspieler Hans Sigl versuchte, blind frische Kräuter zu erkennen. Ich dachte noch: „Der Kerl braucht ein bisschen Kräuter-Nachhilfeunterricht." Denn Thymian hielt er erst für Rosmarin, Salbei für Basilikum. Am Lorbeer ist er komplett gescheitert. (Aber sonst ist er ein sehr kluger Mann.)
In dem Moment wusste ich plötzlich, dass ich ein Gartenbuch für Gartenneulinge herausbringen muss.

Ich wollte dieses Buch unbedingt mit meinem Lieblings-Gartenexperten Elmar Mai und meinem Lieblingsfotografen Tom Lanzrath machen (obwohl Tom ein Gartenmuffel ist). Für mich grenzt es heute noch an ein Wunder, dass wir drei Arbeitstiere es wirklich geschafft haben, so viele gemeinsame freie Tage zum Fotografieren zu finden. Geschrieben wurde meist im Zug oder nachts nach der Arbeit.

Irgendwann saß Tom auf der Gartentreppe und beobachtete mich grinsend beim Zusammenrechen des Rasenfilzes. Er sah mich schnaufen (denn das geht nach einer gewissen Zeit ganz schön in die Arme).
Da meinte er süffisant: „Na? Ist es anstrengend?" Und ich antwortete: „Nö, Gärtnern ist mein Yoga." Und Elmar rief, während er den Winterjasmin beschnitt: „Hey, das ist der perfekte Titel fürs Buch!"

Ich habe oft geflucht über die Maulwurfshügel auf dem inzwischen recht ansehnlichen Rasen. Ich wollte die Flaschen und Hundehaare ja nicht ewig in den Löchern haben. Denn das sieht nicht wirklich prickelnd aus. Kaum war das weg, war der Maulwurf wieder da. Und damit eine neue unschöne Stelle im Rasen. Ich war aber auch gut darin, selbst den Rasen zu zerstören. Ich hatte nicht auf die Einstellung am Düngerwagen geschaut, die auf höchste Stufe gestellt war. Somit hat mein Rasen eine Überdosis bekommen. Vier kahle Stellen auf drei Metern Länge und 50 cm Breite waren das Ergebnis. Der Rasen sah aus wie verbrannt. Es war erbärmlich. Und peinlich für jemanden, der an einem Gartenbuch schreibt. Elmar hat's mit Rollrasen gerettet.

Dann wurde ich zur Salbeimörderin, weil ich zu viel gegossen hatte. Die Wurzeln waren ganz braun. Dabei sahen die Blätter so trocken aus und ich dachte, das arme Kraut brauche mehr Wasser ... Das alles wird mir sicher nicht wieder passieren, ich habe durch die Arbeit am Buch sehr viel dazugelernt. Auch unser Fotograf. Ich glaube, im nächsten Jahr wird sein Garten ein bisschen bunter werden.

Ich hoffe sehr, dass Sie auch Spaß an der Gartenarbeit finden und sich mutig und freudig in dieses Abenteuer stürzen, ausprobieren, nicht zu schnell aufgeben und die Veränderungen in den Jahreszeiten ebenso genießen können wie ich. Lassen Sie sich von Rückschlägen nur nicht entmutigen!
Der Garten ist so lebendig, er kann eine Oase sein, die Ruhe schenkt.
Der Garten birgt so viele Überraschungen und kann mit Kleinigkeiten so viel Freude bereiten, zum Beispiel mit einer neuen Rosenblüte mitten im November. Oder mit den ersten Knospen nach dem Winter. Gärtnern erdet. So wie Yoga. Ich wünsche Ihnen viel Spaß und viel Erfolg dabei!

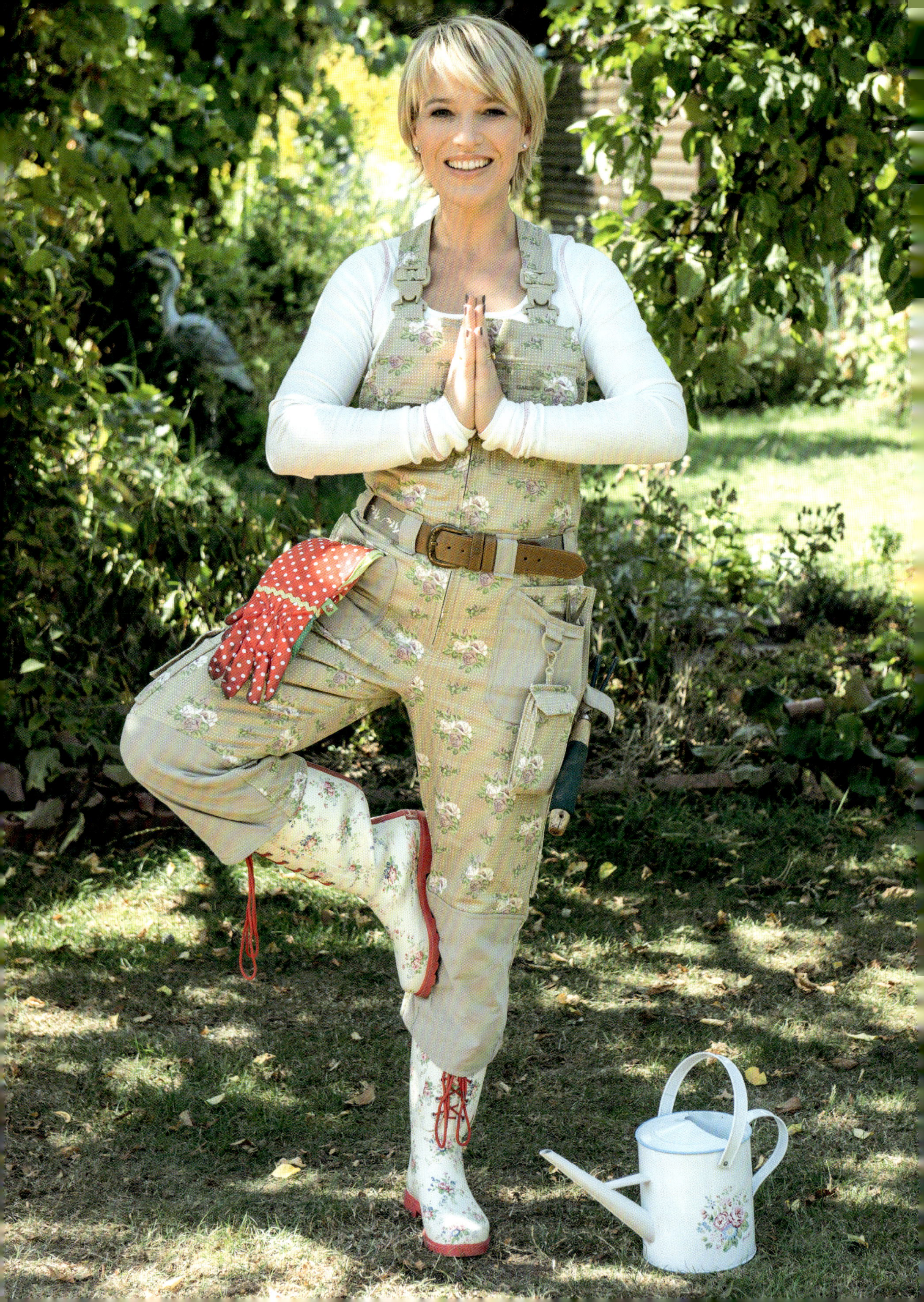